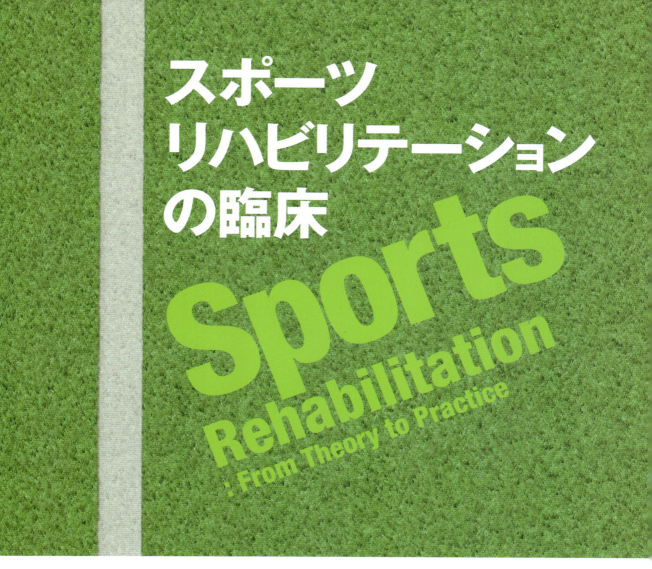

スポーツ
リハビリテーション
の臨床

Sports
Rehabilitation
: From Theory to Practice

監修 ● **青木治人**
　　　横浜市スポーツ医科学センター長
　　　清水邦明
　　　横浜市スポーツ医科学センター整形外科長
編集 ● **鈴川仁人**
　　　横浜市スポーツ医科学センターリハビリテーション科長

メディカル・サイエンス・インターナショナル

●執筆者

横浜市スポーツ医科学センターリハビリテーション科

青山真希子	塩田　真史	堤　　省吾
加藤　瑛美	柴田　真子	藤堂　　愛
菊川　大輔	清水　　結	中田　周兵
来住野麻美	高橋佐江子	永野　康治
窪田　智史	立川　真美	松田　匠生
坂田　　淳	玉置　龍也	

Sports Rehabilitation: From Theory to Practice
First Edition
Edited by Haruhito Aoki, Kuniaki Shimizu, Makoto Suzukawa

©2019 by Medical Sciences International, Ltd., Tokyo
All rights reserved.
ISBN 978-4-8157-0155-0

Printed and Bound in Japan

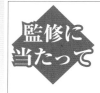
監修に当たって

　もうかなり昔の話にはなるが，わが国では，プロ野球の選手が肩や肘を故障すると，多くは米国に渡り手術を受けて帰ってくる，という時代があった．その大きな理由として，手術技術の差ではなく，むしろリハビリテーションのきめの細かさにおいて彼我の差が大きいことが挙げられていたのを覚えている．ことほど左様に，当時はスポーツ外傷・障害の治療におけるリハビリテーションの位置づけは低かったのである．

　しかし，現在ではリハビリテーションの重要性に関する認識は一変している．スポーツ外傷・障害に対して，リハビリテーションなくしては十分な治療効果を挙げられない，といっても過言ではないほど，その重要性は認識されている．

　スポーツ外傷・障害のリハビリテーションといった場合，大きく分けて，①発症直後，あるいは手術後（術前も当然あり得る）から始めるいわゆる医学的リハビリテーション，次いで②スポーツ活動復帰に向けた一般的アスレティック・リハビリテーションへ，そしてさらに進んで③種目特性に合わせた種目特異的リハビリテーションという3段階があるとされている．

　横浜市スポーツ医科学センターは，昨年2018年4月で開設20周年を迎えたが，この間，これらリハビリテーションの3段階を一貫して行ってきた単一の施設としては数少ないものの一つであると自負している．

　当センターの特色を挙げるとすれば，訪れる患者さんが，男女，年齢を問わず，またその目的も健康スポーツから，競技スポーツまで，さまざまであることである．このように多種多様な背景をもち，したがってその目的もさまざまである患者さんに対しては，同一診断であっても，一辺倒なリハビリテーション・プログラムでは対応できないのは当然である．つまり，個々の事例に合せたリハビリテーションを行うという工夫が求められるのである．

　本書は，当センターが20周年を迎えたのを機会に，リハビリテーション科の理学療法士が長年に渡って積み重ねてきたスポーツ（アスレティック）・リハビリテーションの分野における病態把握の考え方や，機能診断法，治療手技を部位別，種目別に分けて集大成したものである．

　ただし，リハビリテーションの経験を集大成したものである，といっても，当センター独自の経験則や考えに基づいた内容ではない．

　解剖学，神経・筋生理学，運動機能学などの医学的根拠，そして外傷や障害の病態について，当センターが永年実施してきた前向き研究やスポーツ現場への介入調査によって得られた知見などを根拠にして行ってきたものであることを強調したい．

　もちろん，当センターが行ってきたリハビリテーション治療を集大成したものである以上，すべての分野を万遍なく網羅することは難しい．経験が充分でないために治療成績について，自信をもって訴えるものがないような部分についても述べるとなると，結局は教科書的な記述になり，本書をまとめた意図が不明確になる．したがって，疾患，種目に若干の偏りがみられる点はご容赦いただきたい．

　本書によって，当センターがいかなる方針でスポーツ（アスレティック）・リハビリテーションに取り組んできたか，をご理解いただければ幸いである．

　　令和元年（2019年）8月

監修者を代表して
青木 治人
公益財団法人横浜市体育協会
横浜市スポーツ医科学センター長

序

　1998年に開設された横浜市スポーツ医科学センターは，「市民の健康づくりの推進」・「スポーツの振興」・「競技選手の競技力向上」を設置意義とした施設である．当センターのスポーツクリニックは開設当初より内科・整形外科・リハビリテーション科を標榜し，保険診療を行ってきた．当科は2018年3月31日までの20年間，総新患数125,379名のアスリートに対するリハビリテーションを担当し，国内に数少ない専門施設として多くの知見を得てきた．

　当科には年間に多くの医師や医療関係者が見学や視察に訪れ，リハビリテーションの実施内容についての議論を行ってきた．わが国の保険診療の中でアスリートが満足するリハビリテーションを提供することは困難も多い．アスリートには復帰に向けたアスレティックリハビリテーションが必須であるが，種目に特化した内容も多い．どの範囲を保険診療で行い，選手自身やトレーナーを含むチームスタッフにどの部分を引き継ぐかは難しい課題であり，個別性も高い．

　これまで幸いなことにいくつかの著書や雑誌などに当科の実施内容を部分的に掲載する機会をいただいた．しかしながら，先の議論において，まとまった資料の提示を求められた際にそれに応えることは困難であった．そのようなニーズに応えるということが本書執筆のきっかけとなり，その時期は先に述べた節目の時期が相応しいと感じ，企画を開始した．

　本書の主な特徴は以下である．

- 診療実績に忠実であるため，当科スタッフで分担して執筆した
- 実際の診療に応用可能な多くの知見を引用した
- 保険診療の範囲内で実施可能な内容を想定して記載した
- 総論　では本書の特徴や各論への繋がりを解説した
- 部位別　の章では各疾患の発生メカニズムに沿った評価や治療の考え方を記載した
- 競技別　の章では競技動作のバイオメカニクスからみた疾患の考え方と復帰基準について記載した

　本書発刊にあたり，当センターの開設準備室から従事され，当科の立ち上げ，そして軌道に乗るまでの責任者としてご指導いただいた蒲田和芳教授（広島国際大学）に深謝いたします．また，過去に当科に在籍し，多くの知見を残してくれたすべてのスタッフにお礼を申し上げます．そして，企画の段階からわれわれのコンセプトをすべて受け入れ，支援してくださった株式会社メディカル・サイエンス・インターナショナル編集部の後藤亮弘氏には感謝の念に堪えません．

　最後に当科に在籍し，日々の多忙な業務の中で高い使命感をもって執筆の労を担った当科スタッフに感謝したい．

　スポーツドクター，理学療法士，トレーナー，アスリートに関わる専門職の方々にとって役に立つ1冊となり，少しでもアスリートへの還元となれば幸いである．

　令和元年（2019年）5月1日

鈴川 仁人
公益財団法人横浜市体育協会
横浜市スポーツ医科学センター リハビリテーション科長

目　次

監修に当たって　青木治人……iii
序　鈴川仁人……v

総　論

スポーツ選手のリハビリテーションの考え方　　　2

1 はじめに……2　**2** 組織への負荷の考え方……2　**3** 機能評価の方法と解釈……5
4 臨床推論（情報の分析と統合）……9　**5** リハビリテーションの計画と進め方……15

NOTE 1 当センタークリニックにおける診療統計①　年齢・年代……19
NOTE 2 当センタークリニックにおける診療統計②　よくみられる疾患（部位別）……20
NOTE 3 当センタークリニックにおける診療統計③　よくみられる疾患（競技別）……21

部位別

第1章　股関節・骨盤　　　24

グローインペイン症候群，股関節インピンジメント ──────────── 24
1 発生メカニズム……24　**2** 主訴……24　**3** 疼痛検査……26　**4** 機能評価……29
5 リハビリテーションと予防……34

第2章　大腿部　　　38

2.1 ハムストリングス肉離れ ──────────────────────── 38
1 発生メカニズム……38　**2** 主訴……38　**3** 疼痛検査……40　**4** 機能評価……42
5 リハビリテーションと予防……46

2.2 大腿直筋肉離れ ──────────────────────────── 50
1 発生メカニズム……50　**2** 主訴……51　**3** 疼痛検査……51　**4** 機能評価……54
5 リハビリテーションと予防……57

第3章　膝関節　　　60

3.1 膝前十字靭帯損傷（再建術前） ──────────────────── 60

1 発生メカニズム……60　**2** 主訴……60　**3** 疼痛検査……61　**4** 機能評価……64
5 リハビリテーションと予防……71

3.2　膝前十字靱帯再建術後（ジョギング開始時期まで）　76

1 発生メカニズム……76　**2** 主訴……76　**3** 疼痛検査……77　**4** 機能評価……80
5 リハビリテーションと予防……84

3.3　膝内側側副靱帯損傷　88

1 発生メカニズム……88　**2** 主訴……88　**3** 疼痛検査……90　**4** 機能評価……92
5 リハビリテーションと予防……95

3.4　膝伸展機構障害（オスグッド-シュラッター病，膝蓋腱炎）　98

1 発生メカニズム……98　**2** 主訴……99　**3** 疼痛検査……100　**4** 機能評価……102
5 リハビリテーションと予防……106

3.5　腸脛靱帯炎，鵞足炎　110

1 発生メカニズム……110　**2** 主訴……111　**3** 疼痛検査……112　**4** 機能評価……116
5 リハビリテーションと予防……118

第4章　下腿部　122

4.1　脛骨過労性骨膜炎（MTSS），脛骨疲労骨折　122

1 発生メカニズム……122　**2** 主訴……123　**3** 疼痛検査……124　**4** 機能評価……127
5 リハビリテーションと予防……131

4.2　アキレス腱炎・滑液包炎　134

1 発生メカニズム……134　**2** 主訴……136　**3** 疼痛検査……137　**4** 機能評価……139
5 リハビリテーションと予防……144

第5章　足関節・足部　146

5.1　足関節捻挫　146

1 発生メカニズム……146　**2** 主訴……146　**3** 疼痛検査……148　**4** 機能評価……151
5 リハビリテーションと予防……158

5.2　後脛骨筋腱炎　162

1 発生メカニズム……162　**2** 主訴……162　**3** 疼痛検査……163　**4** 機能評価……166
5 リハビリテーションと予防……170

5.3　足底腱膜炎　172

1 発生メカニズム……172　**2** 主訴……172　**3** 疼痛検査……174　**4** 機能評価……176
5 リハビリテーションと予防……179

5.4　Jones 骨折　180

1 発生メカニズム……180　**2** 主訴……180　**3** 疼痛検査……181　**4** 機能評価……185
5 リハビリテーションと予防……187

第6章 腰背部 190

筋・筋膜性腰痛，腰椎椎間板ヘルニア，腰椎分離症 ——————— 190
1 発生メカニズム……190 **2** 主訴……194 **3** 疼痛検査……196 **4** 機能評価……202
5 リハビリテーションと予防……211

第7章 頚 部 218

頚椎捻挫，バーナー症候群 ——————————————————— 218
1 発生メカニズム……218 **2** 主訴……218 **3** 疼痛検査……220 **4** 機能評価……223
5 リハビリテーションと予防……227

第8章 肩関節 234

8.1 肩関節脱臼 ————————————————————————— 234
1 発生メカニズム……234 **2** 主訴……234 **3** 疼痛検査……236 **4** 機能評価……238
5 リハビリテーションと予防……242

8.2 投球障害肩 ————————————————————————— 248
1 発生メカニズム……248 **2** 主訴……249 **3** 疼痛検査……250 **4** 機能評価……255
5 リハビリテーションと予防……262

8.3 肩鎖関節脱臼 ———————————————————————— 266
1 発生メカニズム……266 **2** 主訴……266 **3** 疼痛検査……267 **4** 機能評価……270
5 リハビリテーションと予防……271

第9章 肘関節 274

9.1 野球肘 —————————————————————————— 274
1 発生メカニズム……274 **2** 主訴……274 **3** 疼痛検査……276 **4** 機能評価……280
5 リハビリテーションと予防……284

9.2 テニス肘（上腕骨外側上顆炎） ——————————————— 288
1 発生メカニズム……288 **2** 主訴……288 **3** 疼痛検査……290 **4** 機能評価……292
5 リハビリテーションと予防……295

9.3 肘関節脱臼 ————————————————————————— 298
1 発生メカニズム……298 **2** 主訴……298 **3** 疼痛検査……300 **4** 機能評価……302
5 リハビリテーションと予防……304

第10章 手関節 308

三角線維軟骨複合体（TFCC）損傷，尺側手根伸筋（ECU）腱損傷 ——— 308
1 発生メカニズム……308 **2** 主訴……310 **3** 疼痛検査……311 **4** 機能評価……313

5 リハビリテーションと予防……318

競技別

第11章 バスケットボール 322

1 はじめに……322　**2** 競技動作のバイオメカニクス……322
3 競技動作と外傷・障害……324　**4** 競技特性と外傷・障害……325　**5** 競技復帰……332

第12章 サッカー 334

1 はじめに……334　**2** 競技動作のバイオメカニクス……334
3 競技動作と外傷・障害……338　**4** 競技復帰……342

第13章 野　球 346

1 はじめに……346　**2** 競技動作のバイオメカニクス……346
3 競技動作と外傷・障害……350　**4** 競技復帰……358

第14章 陸上競技（ランニング） 360

1 はじめに……360　**2** 競技動作のバイオメカニクス……360
3 競技動作と外傷・障害……368　**4** 競技復帰……376

第15章 ラグビー 380

1 はじめに……380　**2** 競技動作のバイオメカニクス……380
3 競技動作と外傷・障害……382　**4** 競技復帰……392

第16章 テニス 394

1 はじめに……394　**2** 競技動作のバイオメカニクス……394
3 競技動作と外傷・障害……398　**4** 競技復帰……406

索　引 409

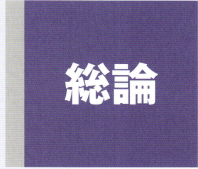

スポーツ選手のリハビリテーションの考え方

- **NOTE 1** 当センタークリニックにおける診療統計①　年齢・年代
- **NOTE 2** 当センタークリニックにおける診療統計②　よくみられる疾患（部位別）
- **NOTE 3** 当センタークリニックにおける診療統計③　よくみられる疾患（競技別）

総論

スポーツ選手の
リハビリテーションの考え方

1 はじめに

スポーツ選手のリハビリテーションにおいて重要なのは，選手が望むパフォーマンスを不安なく最短で発揮できるようにサポートすることである．そのためには，選手自身が感じる不具合を問題点として把握し，それを取り除いていく必要がある．そのうえで，選手の患部の状態，症状，機能に合わせて，患部に加わる負荷を適切にコントロールする．最終的には望むゴールまで段階的に負荷を上げていき，問題なくパフォーマンスが発揮できることを確認する．これがリハビリテーションの一連の流れとなる．「問題解決のための仮説が適正」であれば回り道をせずにゴールに到達でき，「復帰までの段階設定と進め方が適切」であれば可能な限り最短で安全に復帰することができる．

　セラピストとして重要なスキルとは，正しい方向性と段階づけを設定したリハビリテーションのための具体的な行動ができることである．すなわち，① 必要となる一般的情報を有すること（知識），② 選手自身の情報を収集すること（評価），③ 選手個別の状況を理解すること（分析），④ 選手個別の状況に合わせた解決策を効果として示せること（治療技術），などが必要となる．「知識」と「治療技術」がセラピストにとって重要であることはいうまでもないが，「評価」と「分析」の重要性についてはあらためて強調したい．スポーツ選手を取り巻く状況や選手自身の特徴はさまざまであって，選手の訴える症状は必ずしも教科書的な典型例ばかりでないからである．適切な評価と分析により選手個別の状況について全体像を把握したうえで治療ができれば，治療が滞りがちな典型的でない選手の症状にも対応が可能となる．この総論では上記のセラピストのスキルについての考え方から，主に「評価」と「分析」に必要な考え方をまとめる．

● セラピストとして
　重要なスキル
　① 知識
　② 評価
　③ 分析
　④ 治療技術

2 組織への負荷の考え方

スポーツ選手のリハビリテーションにおいて，治療の出発点は問題の部位[*1]の特定である．解剖学的に部位を特定することは，どのような負荷が組織治癒を

*1　損傷を負った部位や症状を発する部位.

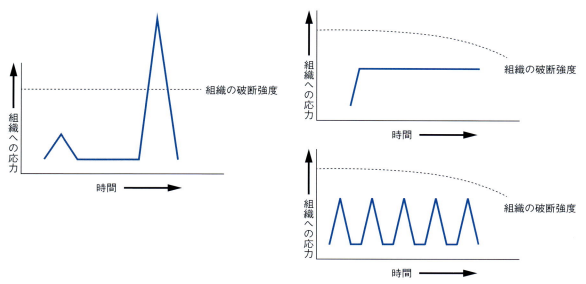

図1 組織損傷の発生と応力の関係（左：急性外傷，右：慢性外傷）

妨げるか，あるいは症状を発生させるかを理解することにつながる．問題の場所と組織は触診により推定する．スポーツ外傷・障害では，骨，関節包・靱帯，筋・腱などの運動器が運動に際して力の制御，発揮，伝達，吸収などを担い，負荷が加わり損傷することが多い．ただし，神経系についても症状に関連することがあるため，組織を特定しながら丁寧に触診を行う．

次いで問題が生じる原因となる負荷を推定する．負荷とは組織に加わるストレスのことであり，特定の組織に対して応力が集中することで生じると考えられる．急性外傷（外傷）は組織の破断強度を超える大きな応力が加わることで生じ（図1左），慢性外傷（障害）は，組織の破断強度以下の応力が長時間，あるいは断続的に加わることで，組織の強度を低下させて損傷に至る（図1右）．

特定の組織に応力が集中する現象の理解には，スポーツ活動を力学的な視点から捉える必要がある（図2）．スポーツ活動中の身体では筋が活動し筋力を発揮する．発揮した筋力は，関節を介して地面や水，ボールなどの外部に伝えられ，ランニングや水泳，投球などの動作としてパフォーマンスを発揮する．これがスポーツ動作である．この外部へ力を作用させるとき，同時に身体には反作用としての力が加わる．物体[*2]からの力や重力は，身体の外から加わる力ということで「外力」とよばれる．一方で，身体の内部では筋活動による張力，靱帯などの静的要素による張力，骨の接触による力などが生じており，外力と合わせてこれらすべての力が関節トルクとして各セグメントに作用し，運動に影響する．こうした関節の制動力（筋や静的要素による張力）や関節間力（骨接触による力）は身体という閉じた系の内側で作用する力であることから「内力」とよば

*2 地面や水，ボールなど．

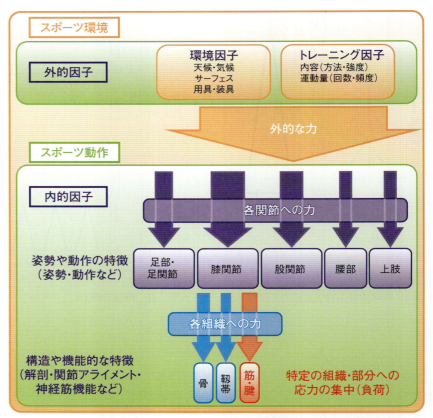

図2 力学的な視点に基づくスポーツ活動における組織への負荷の概念図

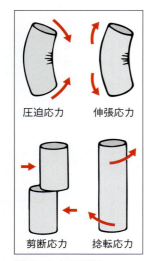

図3 応力の種類

れる.

　内力が過度に大きくなり，組織へ応力が集中することで問題が発生する．スポーツにおいては，筋・腱や靱帯への伸長応力，関節面への圧迫応力，圧迫応力に関節運動を伴うことで生じる剪断応力，セグメント両端に回旋力が加わる捻転応力などが代表的である（図3）．こうした組織への応力については，関節の構造や機能的な特徴が影響する．筋・腱への伸長応力を例に，応力が増大すると考えられる場合を例示する．

- 起始・停止が遠ざかる方向への関節アライメントの変化（組織の伸張）
- 変性部分のある腱や瘢痕組織を有する筋（特に異常組織の周囲）
- 組織の走向に沿った絞扼や癒着などの滑走不全の存在（正常な滑走部分の過伸長）
- 損傷後の防御反応などによる拮抗筋間の同時収縮（内力の増大）
- 筋の低緊張や萎縮などによる協働筋の過活動（内力の偏り）

　このように応力の種類と増大をもたらす要素を具体的に検討することで，特定の組織に応力が集中する原因を推察でき，臨床推論やゴール設定につながる．

スポーツ選手のリハビリテーションの考え方

なかでも関節アライメントは，関節の接触位置や接触圧にも影響するため，圧迫応力，剪断応力の増大に直接的に関連しうる．したがって，関節アライメントの問題は常態化する原因として，特に着目すべき要素である．

また，内力が過度に大きくなり応力が増大する原因としては，外力自体が大きい場合と，特定の関節に偏って関節トルクを配分して力を発揮する場合がある．前者では環境因子やトレーニング因子が関連する[*3]．後者では外部へ力を作用させる際に動作中の全身の姿勢や肢位に特徴として反映される．臨床的な動作の確認やスポーツ動作の分析によって力学的なパラメータの変化をある程度予測する[*4]．

最後に，損傷部位の特定のために確実であるのは，診断用画像である．単純X線，CT，MRI，超音波などによる画像を確認することで，損傷組織の種類，位置，重症度などを確認することが可能となり，経時的に変化を捉えることで治癒過程を追うこともできる．医師の診断と合わせたこれらの情報は，リハビリテーションの復帰までの見立てと進行の検討において非常に重要な役割を果たす．また，慢性的な組織変性，アライメント，関節運動に伴う各器官の動きなどを捉えることも可能であり，症状の発生要因を考察するうえでも有用な手段と位置づけられる．画像に関する知識は，セラピストにとっても考察を裏づける根拠として重要な位置を占めるが，詳細については他の専門書に譲り，本書では割愛している．

*3 「4〉臨床推論」の項（p.9）で後述する．

*4 次項「3〉機能評価の方法と解釈」で後述する．

3　機能評価の方法と解釈

リハビリテーションの構成要素は主に3つに分けられる．① 損傷部の組織治癒，② 損傷や慢性的な負荷による二次的な機能低下への対応，③ 根本原因の解決による予防，である．原則として，組織損傷の程度に応じて，活動レベルを落として組織治癒を優先させながら，状態に合わせて機能低下に対応し，徐々に活動レベルを上げることになる．また，組織損傷が明らかでなく，慢性的に痛みや違和感を生じるような症状の選手であれば，活動レベルはある程度保ちながら，機能低下への対応や原因の特定と解決が優先される場合もある．このようなリハビリテーションの流れのなかで実施する機能評価の項目として，アライメント，可動域・可動性，筋力・筋機能，動作分析について解説する．

■ アライメント（関節運動パターン）

関節のアライメントは先述のとおり，組織への負荷に関連するため，損傷部の組織治癒に対して非常に重要となる．一方で関節アライメントにより関節面の接触圧は変化し，周囲軟部組織の緊張に影響を与えることから，関節可動域に関連する．また，関節面の接触位置や接触圧の変化は関節の剛性に影響するため，徒手筋力検査（MMT）や荷重動作などにおける関節の安定性を左右する．

● 徒手筋力検査：manual muscle test（MMT）

このため，関節アライメントは負荷増減の因子のみでなく，機能的な因子としても重要であり，機能低下の回復，根本原因の解決に対しても評価が必要となる．

アライメントの評価は基本的に視診と触診で行い，ランドマークを指標に位置関係を確認する．また，関節アライメントは軟部組織のタイトネスの影響により特定の位置関係で固定化されていることが多い．不良アライメントが存在する場合，アライメントを改善する方向に対して可動性の低下がみられるため，後述する可動性の評価と合わせてアライメントを評価する．関節アライメントが変化すると，関節の運動パターンが変化するため，合わせて確認する．たとえば，膝関節で下腿外旋アライメントが存在する場合，膝の屈伸に伴う回旋の副運動が，通常は屈曲時内旋，伸展時最終域で外旋となるのに対し，屈曲時にも外旋位となり，異なる運動パターンを示す．関節運動パターンの評価を視診，触診による評価と合わせて行うことで，関節アライメントの差や変化をより鋭敏に捉えることができ，さらに実際の運動への影響を推察できる．

■ 可動域・可動性

可動域・可動性では，可動域検査（ROM-t）によって可動域を評価し，ROM-t に規定されていない関節運動，あるいは骨運動については可動性として評価する．スポーツ外傷・障害の場合，損傷や術後の影響による瘢痕化・癒着の形成，不動による軟部組織の伸張性低下や短縮，疼痛による筋の過緊張，過使用や損傷による腫脹，疼痛による運動制限などによって可動域は低下する．この可動域低下はいずれも損傷後や後遺症として形成された二次的な機能低下であり，ROM-t によって得られる数値によって，機能低下の程度や回復段階を評価することができる．

これに対し，影響する因子を特定し，治療の対象部位を絞るためには，ROM-t を行うなかで最終域感と触診が重要となる．最終域感を判断することで，可動域の制限因子を推定することができる．また，制限因子の推定ができれば，ROM-t を行う際に具体的な部位に触れて，軟部組織の緊張の変化を触知することができる．最も影響が強い場所は，緊張の増加が他よりも顕著であり，制限された可動域の最終域で組織に触れることで確認できる．制限因子は複数あることが通常であり，最終域感や緊張を最も触知できる部位は治療の進捗によって逐次変わるため，適宜確認を要する．

アライメントの影響で関節面の接触圧が変化し，骨運動が本来の運動域の手前で制限される場合は，ROM-t の最終域感は骨性の硬い感触に近くなる．また，アライメントの影響により周囲軟部組織が伸張されて緊張が増大し，可動域が制限される場合がある．このときの最終域感は軟部組織性の弾力のある感触となる．ただし，機能低下の場合と異なり，この場合では軟部組織はアライメントの影響で緊張を増していると考えられ，治療すべきポイントは軟部組織でなくアライメントということになる．したがって，ROM-t の結果は単独ではなく

● 可動域検査：range of motion test（ROM-t）

スポーツ選手のリハビリテーションの考え方

アライメントの評価と合わせて考察する必要がある．アライメントが原因と考えられる場合の治療では，アライメントの修正が優先される．

■ 筋力・筋機能

筋力・筋機能では，徒手筋力検査（MMT）によって筋力を評価し，筋に関連するその他の機能評価についてまとめて筋機能としている．MMTは，一般に筋出力の程度を評価する手技である．スポーツ外傷・障害の場合，損傷の影響による運動単位の興奮性の低下，痛みや違和感による筋力発揮の抑制，筋萎縮による出力の低下などが考えられる．すなわちMMTによって損傷などによる二次的な機能低下の程度や回復段階を評価することができる．一方でMMTは徒手抵抗を外乱とみなせば，関節安定性の評価手技でもある．安定性に寄与する関節の剛性には，神経筋活動により生じる筋張力の貢献以外に関節間力による貢献があり，関節面の接触位置や面積の変化により関節の剛性は変化しうる．すなわち，MMTにおける安定性に対しては神経筋が主要な制動要素であるが，骨や軟骨の形状および関節アライメントも影響する因子である．MMTはこの点を考慮して解釈することが重要であり，治療や徒手操作により関節アライメントの影響を排除することで，神経筋の機能について詳細で正確な評価が可能となる．

　筋機能としては，筋収縮の程度と筋による関節の安定化を評価する．筋収縮については確認する筋の筋腹を触知し，指腹で圧を加えて硬さを確認する．関節の安定化については，抵抗の加え方や関節角度・姿勢などを変えて多角的に評価する．抵抗の加え方は徐々に大きくなるように力を加える以外に，評価姿勢で等尺性に関節固定を促したうえで，軽微ではあるが急峻な力やわずかに方向を変えた力（他の方向の力を加算）を加える．スポーツで求められる急速な力の変化に対して，良好なアライメントと協調した協働筋の筋収縮により安定を得られるか評価できる．また，抵抗によって動揺がみられる場合や抵抗感がない場合には，近位関節を徒手操作により姿勢を変えたり固定したりすることで影響を確認する．たとえば下肢の場合では骨盤を操作し，上肢の場合には肩甲帯や胸郭を操作する．いずれの検査についても等尺性収縮，関節の自動運動や抵抗運動，動作中などさまざまな場面で確認を行い，左右の差異や治療前後の短期的な変化や，中長期の経時的な変化を比較する．さらに筋の収縮時の硬さについては，協働筋間や運動に対して同じ作用をもつ筋間でも差を比較する．

■ 動作分析

動作分析では，設定する環境や条件の中で，選手が持っている機能を統合しどのように動作として表現されるかを観察する．実際の現象として動作を観察することで，問題の起こる場面を具体的に把握し，不足する機能や順応が必要な環境や条件を推察できる．特に関節が，目的の運動方向ではない方向へ動揺し

たり動いたりする現象がみられれば，応力の集中という観点で問題といえる．運動中にみられる関節のアライメントは「ダイナミックアライメント」とよばれ，動作と外傷・障害を関連づける重要な視点である．また，目的の関節運動の方向であっても，過度や過少の関節運動や運動のぎこちなさ，運動連鎖の破綻がみられる場合は，関節の過剰なトルク発揮や外力の増大，パフォーマンス発揮などの点から問題とならないか検討する．

　動作分析においては，外傷・障害の発生機転を踏まえて，問題と考えられるスポーツ動作を分析の対象として選択する．競技の休止からの復帰段階，あるいは競技を継続しながらリハビリテーションを行う場合では，競技中の様子を確認するために動作を分析することがある．ただし，一連の動作を漠然と観察しても得られる有用な情報はごくわずかであり，その中に治療に結びつく情報が含まれているかも不確かである．限られた時間の中で動作全体を評価するのであれば，分析対象となる動作に関する体系的な知識に基づき，効率的に情報を収集する必要がある．一方で，現代では映像関連機器の発展と普及もあり，動画や写真をその場で撮影することも容易になってきた．個人情報保護の観点に配慮は要するが，評価項目として映像を記録し，必要に応じて分析や治療方針への反映，効果判定，選手へのフィードバックなどに適宜活用することもできる．

　動作全体を分析するのに対して，ある位相（phase）を抽出して部分的に動きを分析する場合がある．運動内容に制限があり運動による負荷への配慮が必要な場合や，ある位相に着目してより詳細に分析を行いたい場合には有効となる．情報を収集する前に問題として捉える動作を位相ごとに分類し，その位相に対応した特徴的な姿勢や運動を理解しておくことが必要である．評価を行う際の動作の条件の設定は，患部への負荷と動作への影響を考慮して詳細に決める必要がある．部位や種目により具体的内容は異なるものの，動作範囲の広さ，運動方向（前後や左右），力発揮の大きさ，動作速度，判断や動きの複雑さ，などの要素について検討する．たとえば，荷重位の踏み込み動作の前段階として最初に両脚スクワットから評価する場合，動作範囲は狭く，運動方向は上下動のみ，力発揮は片脚やステップ動作より小さく，動作速度を落として行うことができ，より安全で簡単な条件で実施ができる．条件の複雑さを加える場合，動きの組み合わせ，合図への反応，道具の利用，他者や物体との接触などの要素を追加する．さらにリハビリテーションの実施中や練習後などに動作の評価を行うことで，運動の継続による疲労や集中力の低下などの外的要因も検討できる．動作分析の条件設定については，評価だけでなくリハビリテーションの進行に対しても同様の考え方が適用できる．問題を生じる動作の位相や条件は，治療やトレーニングの要素として組み込むことができる．

スポーツ選手のリハビリテーションの考え方

4 臨床推論（情報の分析と統合）

■ 問題点の因果関係の整理

リハビリテーションで改善すべき問題点は，① 組織損傷や疼痛，② 二次的な機能低下，③ 発生要因に分けられる．組織損傷や疼痛によって，軟部組織の癒着や滑走不全，可動域低下，異常筋緊張（過緊張や収縮不全），関節の不良アライメント，逃避性跛行のような不良動作などの二次的な機能低下が生じることがある．損傷後や疼痛発生後の不適切な管理によって，これらの二次的な機能低下は相互に作用して常態化し，疼痛の悪化や慢性化，二次的な疼痛の出現などにつながる悪循環がもたらされる．リハビリテーション初期に患部の適切な保護や疼痛の管理を行うことは，こうした状態に陥らないために重要である．二次的な機能低下への対応は，悪循環の連鎖を断ち切ることにつながる．

一方で，組織損傷や疼痛を中心に捉えると，二次的な機能低下はあくまで結果にすぎない．結果としての問題点への治療は，悪化あるいは慢性化した症状の改善につながるため，競技復帰に向けて必要である．しかし，負荷を段階的に上げ，復帰に向けて安全に活動レベルを上げるためには，組織損傷や疼痛の発生原因を特定し，その対応を治療に組み込み再発を予防していくことが重要となる．このような判断のためには，ある問題点が組織損傷や疼痛の発生に対して原因，結果，無関係のいずれであるのかを見極めねばならない．すなわち，評価に基づき因果関係を整理することが必要である．

こうした関連性や因果関係は，組織損傷や疼痛に向かうフローチャートとして整理ができる（図4）．アライメントを中心に関節運動パターン，軟部組織の問題（可動域，可動性），筋機能，動作などの機能的な評価に基づく問題についても，関連性を整理してフローチャートに組み込む．症状に近い位置に配置される問題点は，症状に対して直接的な応力集中をもたらす要因であり，改善による症状の変化が期待できる．そのため即時的に症状を軽減するという短期的な目線で改善を図ることになる．症状から離れた位置に配置される問題点は，直接的な要因ではないが，運動の負荷の増大や繰り返しの運動において応力集中をもたらす問題を惹起し，症状につながる．そのため機能の維持や再発の予防という長期的視野に立って，改善を図ることになる．症状から最も離れた位置にある問題点は，症状への影響は大きくないが，発生メカニズムの全体像からは根本的な原因といえる要素である．このようにフローチャートは得られた情報を統合して整理し，症状の発生メカニズムについての仮説を可視化することができる．リハビリテーションの進行にかかわるさまざまな判断[*5]において有効に活用できる．

初回の治療で症例の全体像のすべてを明らかにする必要はない．症状との関連から優先順位の高い問題点となりうる評価項目を選択して実施し，情報収集

*5 ゴール設定，復帰段階の設定，治療の選択，仮説の修正．

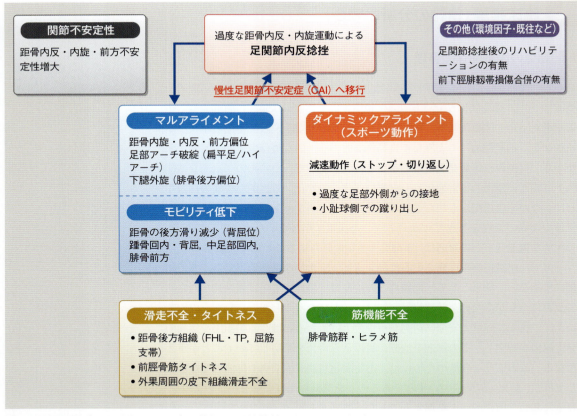

図4 評価に基づいた発生メカニズム（例：足関節捻挫からCAIへ移行）

と分析を丁寧に行う．こうすることでリハビリテーションを正しい方向へ進めることができる．逆に解決を焦って，観察される事象の因果関係を確認せずやみくもに評価や治療範囲を広げることは望ましくない．病態の全体像を整理できず，問題点の優先順位をつけられないため，結果的にリハビリテーションの計画も方向性が定められず回り道が多くなる．リハビリテーションの進行速度は，知識，経験，技術によって自然と速まるので，治療時間を確保できる範囲で評価と分析は丁寧に行うべきである．

■ 疼痛誘発/疼痛増悪・減弱テスト

組織損傷や疼痛に対する疼痛誘発や疼痛の増悪および減弱テストは，事象の因果関係の整理に有用な評価である．このテストは応力の増大や減少をもたらすように条件を設定し，異なる条件下での症状の変化により，設定した条件と疼痛の因果関係を評価するものである．条件を変化させることが可能で，応力の増大や減少をもたらす要因は，「2〉組織への負荷の考え方」で述べたように，① 外力の変化，② 姿勢や肢位の変化，③ 関節アライメントの変化，の3通りが

●慢性足関節不安定症：chronic ankle instability（CAI）
●長母趾屈筋：flexor hallucus longus muscle（FHL）
●後脛骨筋：tibials posterior muscle（TP）

ある.

　外力の変化については，徒手操作と実施する動作の選択により，患部に加わる応力の種類と大きさを変化させる．たとえば，疲労骨折した患部に対して，伸張，圧迫，捻転の応力が加わるように非荷重位で徒手的に操作を行い，いずれの応力が症状を誘発するかで問題となる応力を推定できる（図5）．荷重位でも関節へ外力を加える徒手操作により，どの方向の外力が患部に負荷をもたらすか検証できる（図6）．また，動作時に生じる床反力などの外力を利用することで，いくつかの動作を実施して比較することで，問題となる応力や症状が誘発される外力の程度を検討できる（図7）．動作選択の際は，「3）機能評価の方法と解釈」の動作分析で述べたのと同じ考え方で条件を設定できる．すなわち，動作範囲の広さ，運動方向（前後や左右），力発揮の大きさ，動作速度などの条件を変化させ，どの程度の外力（運動レベル）で症状が誘発されるかを確認する．

　姿勢や肢位の変化については，重心の位置，体幹の姿勢，上下肢の肢位を変化させ，疼痛への影響を検証する．たとえば，膝関節前面に疼痛を訴える選手を考えると，身体重心の前後位置は，膝関節の伸展・屈曲トルクの大きさに影

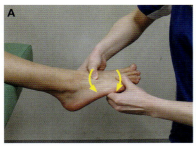 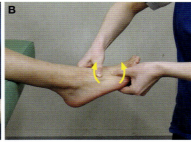 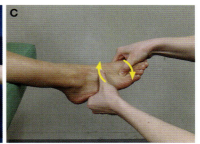

図5　外力の変化（非荷重位での徒手操作）を用いた疼痛誘発テスト
A：第3中足骨背側の疲労骨折に対する徒手操作（伸張）．B：第3中足骨背側の疲労骨折に対する徒手操作（圧迫）．C：第3中足骨背側の疲労骨折に対する徒手操作（捻転）．

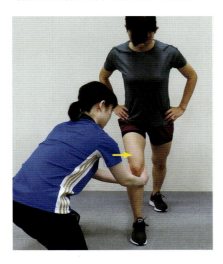

図6　外力の変化（荷重位での徒手操作）を用いた疼痛誘発テスト
スプリットスクワット時に膝外反方向への外乱を加える徒手操作を利用した疼痛誘発．

響し，症状が誘発されやすい．また，体幹の前傾角度や肢位の変化による膝の前後位置も，同様に膝関節に影響する．口頭指示により選手自身に姿勢を調整してもらう場合と，評価者が姿勢を徒手的に誘導する場合がある．症状の減弱がみられる場合，動作パターンを修正する方向性が正しいかどうか判断できる．

関節アライメントの変化については，関節の徒手操作により局所への応力集中を変化させ，疼痛への影響を検証する．たとえば，スポーツ動作中の膝屈曲運動で膝関節の疼痛を訴える選手に対して，下腿外旋アライメントを助長する方向へ徒手操作を行い，症状の変化を確認する（図8）．この操作で疼痛が誘発

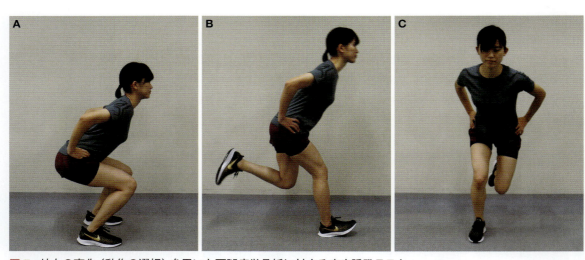

図7　外力の変化（動作の選択）を用いた下腿疲労骨折に対する疼痛誘発テスト
A：下腿疲労骨折に対する荷重を利用した疼痛誘発（その場ジャンプ＋スクワット：伸長）．B：下腿疲労骨折に対する荷重を利用した疼痛誘発（前方ホップ＋踵接地：圧迫）．C：下腿疲労骨折に対する荷重を利用した疼痛誘発（サイドキック：捻転）．

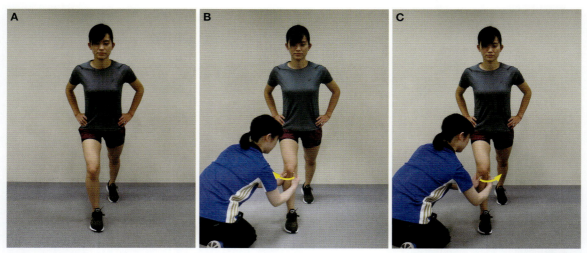

図8　下腿アライメントの操作による疼痛誘発（増悪）・減弱テスト
A：スプリットスクワット．B：スプリットスクワット＋下腿外旋の誘導．C：スプリットスクワット＋下腿内旋の誘導．

あるいは増悪する場合，下腿外旋アライメントが症状の原因となっている可能性がある．さらに，下腿を内旋に誘導する方向へ操作を行い，疼痛が減弱すれば下腿アライメントの治療が有効であることが示唆される．一方，外旋への誘導で症状が誘発（増悪）され，内旋への誘導で症状に変化がない場合，徒手操作で誘導できないほどの可動性の問題が存在することもある．一度の評価で判断をせず，関節の不良アライメントを形成する要因に対して治療を行った後に疼痛減弱テストを再度行う．また，疼痛の出現する動作が動きを伴って徒手操作の実施が難しい場合，テーピングやインソールなどを用いて関節運動を誘導することで症状の変化を確認することもできる．

■ 問診時の情報収集の工夫

フローチャートの作成にあたり，スポーツ外傷・障害の根本的な発生要因として位置づけられることの多い要素がある．① 傷害の既往歴，② 姿勢や骨格の特徴，③ 動作習慣や生活習慣，④ トレーニング要因や環境要因の変化，などである．実際に評価で確認可能な姿勢や骨格の特徴を除けば，これらの情報は積極的に聴取しなければ把握できない情報である．関連性が疑われた場合は，初期の問診や評価中の本人への確認などにより情報を収集することが望ましい．

傷害の既往歴は問診票や選手カードなどで事前に聴取している場合もあるが，機能評価のなかで既往が疑われるような組織の癒着や瘢痕化の存在が見つかった場合に，あらためて本人に確認して把握できるケースもある．特に足関節の捻挫や軟部組織の打撲などは，本人が軽視して既往歴として申告がない場合もある．

動作習慣は，スポーツ特性により同じ動作の反復がなされる場合に検討を要する．ポジションや利き手・利き足，練習内容と時間の配分などにもよるため，動作習慣への影響を念頭に置きながら問診で確認する．場合によって日常生活での生活習慣を確認する必要がある．具体的な例としては，座業で座ることが多く大腿部や殿部に組織の滑走不全がある，片側にカバンをかけて長時間歩くことが多く肩甲帯の姿勢に左右差がある，脚を組んで座るため骨盤アライメントに非対称性がある，スマートフォンや携帯ゲームで下を見る機会が多く頭部が前方に突出した姿勢をしている，などである．

最後のトレーニング要因や環境要因の変化については，選手自身が意図的に変更する場合とそうでない場合がある．特に意図せずに変化が生じている場合には，問診によりうまく情報を引き出す必要がある．以下に負荷に影響する環境要因とトレーニング要因の具体例を挙げる．

■ 環境要因による負荷への影響

環境には，主にスポーツを行う場所，使用する用具や装具，天候や季節による影響などが含まれる．

陸上で行うスポーツでは，サーフェス（surface）の特性を無視することはできない．屋外で行う競技では土，天然芝，人工芝などのサーフェスが用いられ，それぞれ硬度（反発力）や摩擦が異なる．密な土のグラウンドは硬度が高く，芝生のグラウンドは硬度が低く，人工芝は種類にもよるがその中間程度である．サーフェスの硬度が増加すれば必然的に接地時の瞬間的な床反力は大きくなり，外傷の発生率は硬度の高いグラウンドで多い．また，サーフェスとシューズの間の摩擦力の増加も外傷発生に関連する．サーフェスの状態は気候や天候によって変化し，気温や降雨の影響による湿った状態では，サーフェス硬度は下がる傾向にある．硬度以外で考慮すべき点として，サーフェスの形状，傾斜，凹凸がある．たとえば，ロードランニングにおいては道路の傾斜が加わり，土のグラウンドも使用状況によっては凹凸が存在する．足部から加わる床反力の向きや大きさは，平坦なサーフェスとは異なる可能性がある．

用具や装具の大きさや重さは，それを使用または装着する競技者の動作に影響する．カッティング動作時にボールや用具を手にすることにより，膝関節に加わる側方の関節トルクは増加し，カッティングの方向に対していずれの手で持つかも影響する．この例からも，用具は動作の力学に影響を与え，さらにその用具をどのように扱うかによっても力学的な変化が生じうる．運動環境や用具は競技種目ごとに多彩であるため，競技動作を行うなかで用具がどの程度影響するかは個別の検討を要する．一方で，環境に応じて使用する用具を適切に変更すれば，状況の改善につながる場合もある．たとえば，サーフェスの状態に合わせてシューズを変更することにより，強すぎる摩擦力を軽減し関節に加わる力を減らしたり，摩擦力が弱すぎることで滑り，バランスを崩すリスクを減らしたりできる可能性がある．また，道具の使用方法（技術）が身体の負担を軽減させる可能性もある．

季節や天候による気温や湿度の変化は，内科的な問題の発生やそれによる疲労や集中力の問題を引き起こす可能性がある．また，筋組織や腱組織の粘弾性の変化や筋活動の生理学的な変化を招くことも考えられる．天気や気温，湿度によりサーフェスの状態が変化（滑りやすくなる，硬度が増すなど）し，動作や外力に変化が生じる可能性も念頭に置く．

■ トレーニング要因による負荷への影響

競技種目ごとに反復される動作や周囲の環境や状況は異なる．野球での投打，サッカーやバスケットボールのストップやカット動作，バレーボールのジャンプ，長距離走のランニングなど，競技特性に応じて特定の動作が繰り返される．動作の反復により，一定の力が繰り返し生じることは避けられない．一方，ラグビーやアメリカンフットボールなどのコリジョンスポーツでは，他者との衝突により直接大きな力を受けやすい．また，前項で述べたサーフェスなどの運動の実施環境や，使用用具は競技種目によって異なるものであり，これらも広

い意味での競技特性といえる．さらに，ルールは使用用具や動作方法にも影響を与えるため，間接的に身体への力の大きさや力を受ける頻度に影響を及ぼす．
　競技動作による力の発生は，練習や試合に対しどのように取り組むかという運動の内容によっても異なってくる．練習においては，運動の内容を選択できるため，運動方法の組み合わせや強度の設定によって力の大きさは変化する．疫学的にみると，種目によらずスポーツ外傷の発生は練習より試合で高い．その原因として心理的な影響や疲労の影響も考えられるが，試合において高強度のパフォーマンスで運動を行うこと自体が大きな力を生み出し，受傷リスクを高めている可能性がある．また，練習中に行われる運動の回数や頻度の増加は，同じ力を繰り返し受ける組織へのストレスの総量増加を招く．

5 リハビリテーションの計画と進め方

問題点の抽出とゴール設定

フローチャートとして整理された情報に基づき，解決すべき問題点を抽出する．フローチャートに含まれる情報から抽出される問題点は，何かしら症状との関連をもっており，症状との関連性がない見かけの問題点を除外することができる．症状につながる真の問題点について，さらに優先順位をつけて列挙し，リハビリテーションの計画に反映させる．問題点抽出と優先順位をつけるポイントは以下のとおりである．
1) 症例の病態に関連する問題（組織損傷）
2) 選手が不都合に感じている問題（疼痛や違和感など）
3) 上記2つの問題点と関連の強い問題（不良アライメントなど）
4) 不良アライメントを形成する原因（筋機能低下，動作パターンなど）
5) 上記の問題点に影響があり，解決に時間のかかる問題（既往による後遺症，筋萎縮や収縮不全，習慣化された不良動作など）

　問題点を整理した後，ゴール設定をする．ゴールは短期，中期，長期に分け，それぞれのゴールに対する目標と，達成に必要な期間を設定する．ゴールを設定することで，スポーツ活動への段階的な復帰に向けた具体的なスケジュールを立案することができる．短期ゴールは主に症状の改善のための問題点の解決を挙げる．中期ゴールではランニングなどある程度の運動レベルでスポーツを開始するための問題点の解決を挙げる．長期ゴールでは競技に完全に復帰し，再発を予防するための問題点の解決を挙げる．最後にそれぞれのゴールの到達までに要する期間を，組織治癒に要する時間と機能的な問題の改善に要する期間から設定する．ゴール到達までの時間は解決すべき問題点の多さ，改善に時間のかかる問題点の存在によって長期化し，セラピストの介入頻度や介入時間が増すことで短縮する．ゴール達成までの期間の短縮を選手が求める場合，単

純にゴール設定を短くし，復帰を早めるだけでは再発のリスクが高まる．問題解決によりゴール達成を早めるには，できる限りリハビリテーションの実施頻度を増やし，セラピストによる介入を増やすことも相談する．

■ リハビリテーションの進め方

スポーツ外傷・障害のリハビリテーションは，組織損傷があれば治癒が優先され，可能であれば，二次的な機能低下の回復をできるだけ早期から実施する．症状の発生を抑えながら負荷を上げるために，症状の原因解決の要素が治療の中心となる．組織損傷が明らかでない症例では，初期から原因としての問題点への対応が治療で行われる．

　組織治癒のための一般的な方針は患部への負荷を適切に管理して負担を軽減することであり，活動休止や活動量の減少，免荷，固定などによる，負荷管理が行われる．テーピングを用いて関節アライメントの修正や関節運動の制限を行い，組織への応力を軽減することもある．一方で，組織の種類に合わせて物理療法によるエネルギーを選択して刺激することで，組織の治癒過程は促進される．すなわち負担を軽減して待つだけでなく，積極的な働きかけが組織の治癒期間の短縮に有効な場合もある．本書では機能的な問題点に対する評価と運動療法に重きを置いているが，初期の患部に対する負荷管理と物理療法は，早期復帰を目指すうえで重要である．

　二次的な機能低下はスポーツ外傷・障害後の腫脹や疼痛により生じうる．機能低下は結果として起こってから対応するのではなく，受傷直後の徹底した炎症管理と，低下が予測される機能への早期からの対応により，まず予防的に対処する．杜撰な管理は二次的な問題と疼痛の増悪を招き，その後の回復に多くの時間を要する．一方で，既往の結果，後遺症として機能低下が残存し，現在の症状の原因となっている症例も少なくない．症状の改善には直結しないものの，見逃されることで関節アライメントや動作の不良を招き，機能の改善を遅らせ，症状の再発につながることがある．既往の後遺症による問題点は，フローチャートではより根本的な原因として位置づけられる．関連のある既往の後遺症を見つけた場合は，治療に組み込むタイミングを見極めつつ対応していく必要がある．

　症状の原因となる要素は，フローチャート作成に基づき問題点として抽出される項目である．なかでも関節の不良アライメントは応力集中により症状に影響するだけでなく，可動性や安定性を低下させることから，可動域，筋機能や動作パターンなどの機能的側面への影響が大きい．不良アライメントの修正は，症状の軽減とその後の機能改善への前提として，比較的早い段階から取り組む．疼痛の管理が必要な初期の段階では，運動療法が難しい場合もあるが，不良アライメントの形成に関与する軟部組織のタイトネスへの治療は可能なこともある．そこで，治療の進め方としては，軟部組織のタイトネスの治療から開始し，

スポーツ選手のリハビリテーションの考え方

症状の軽減に合わせて不良アライメントを修正する運動療法を導入する．さらに，適切なアライメントを維持するための筋機能の改善のための運動療法，ダイナミックアライメント修正のための動作トレーニング，競技復帰に向けた負荷の漸増を目的とした動作トレーニングと運動の内容を発展させていく．

運動療法により改善が期待できない関節の不安定性に対しては，テーピングや足底板などを用いることができる．テーピングや足底板は関節アライメントの維持を目的として用いる場合もある．選手自身の機能の改善が不十分な段階でも関節アライメントのコントロールがある程度可能となり，応力集中の軽減や動作パターンの改善などにより，リハビリテーションの進行に好循環をもたらす場合がある．ただし，過剰な運動の制動や正常な関節運動の維持が目的であり，主たるリハビリテーションの目的をサポートする補助的な手段という位置づけになる．

■ 運動内容の段階設定

リハビリテーションの進行に合わせて，運動療法が導入されるが，治療目的および負荷の面で内容を徐々に発展させる必要がある．目的に合わせた治療内容の発展はすでに述べたとおりで，ここでは復帰に向けて段階的に負荷を上げるための原則的な考え方を示す．各部位の段階づけは以下のようになる．組織治癒の段階においてその修復期に行う機能回復のための運動は，1）もしくは2）の段階に含まれ，ウエイトトレーニングや競技に近い練習は4）もしくは5）に進んだ段階で開始する．あくまで基本的な考え方であり，組織損傷，症状，発生メカニズム，競技などに応じて個別に運動内容を選択し，リハビリテーションとして組み立てる必要がある．

＜下肢の場合＞
1）非荷重での運動（患部に体重のかからない座位や臥位での運動など）
2）その場の荷重動作（スクワットや片脚スクワットなど）
3）狭い範囲の移動動作（前方や側方ホップなど）
4）ゆっくりで広い範囲の移動動作（ジョグやステップワークなど）
5）速い移動動作（スプリント，カッティングなど）

＜体幹の場合＞
1）体幹の関節運動を伴わない軽負荷の運動（筋収縮の確認）
2）狭い範囲の体幹の関節運動（上肢や下肢の運動も含む体幹の安定化）
3）ゆっくりでやや負荷を上げた運動（上肢のトレーニングや荷重動作での固定）
4）ゆっくりで広範囲の体幹の関節運動を伴う動作（さらに体幹の屈伸や回旋運動を追加）

5) 速く大きな関節運動を伴う動作（競技レベルの運動）

＜上肢の場合＞

1) 肩・肘の関節運動を伴わない周囲関節の運動（肩甲骨運動，手関節運動）
2) 関節運動を伴わないあるいは狭い範囲の肩や肘の関節運動（筋収縮の確認）
3) 広範囲でやや負荷を上げた肩・肘の運動（インナーマッスルトレーニング）
4) 周囲関節の運動を伴った肩・肘の高負荷運動（抵抗下でのトレーニング）
5) 速く大きな関節運動を伴う動作（競技レベルの運動）

競技への復帰基準

スポーツ活動への安全な復帰のためには，動作の実施やスポーツ活動への参加に対し，問題がないことをできるだけ事前に確認する必要がある．動作内容や活動レベルの段階を設定し，それぞれに開始の基準となるスクリーニング項目を定め，基準の達成を条件とすることで安全に負荷を漸増できる．運動の段階とスクリーニング項目の設定は，復帰を目指す競技種目によっても異なるが，共通する考え方は以下のとおりである．

- ●動作内容や活動レベルに応じて運動の段階を設定する
  - ・損傷部位や症状に対して負荷になる運動を抽出する
  - ・動作については負荷の種類や大きさが漸増するように選択する[6]
  - ・活動レベルについては競技動作の種類や練習内容に基づき設定する
- ●スクリーニング項目として以下の内容を選択する
  - ・設定した運動に必要な可動域や筋力などの機能評価
  - ・設定した運動で生じる負荷の種類や大きさの特徴を再現する動作
- ●それぞれの項目で達成基準を定める
  - ・機能評価は必要な数値を定める
  - ・動作の実施時に症状が出現しないこと
  - ・動作の実施時に問題となるダイナミックアライメントがみられないこと

選手の立場ではスクリーニング項目が客観的な指標となるため，次の段階の開始の可否について判断を受け入れやすくなる．また，受傷場面に関連する動作や練習内容については特に注意を払い，段階を細かく設定したり，スクリーニングの項目を多めに設定したり，基準の判断を慎重にしたりするなどの対応も考えられる．具体的な基準の設定については，「競技別」の章に示す．

*6 負荷設定の考え方は前述の「動作分析」の項（p.7）を参照．

NOTE 1 当センタークリニックにおける診療統計 ① 年齢・年代

　開設当初の 1998 年 4 月から 2018 年 3 月までの 20 年間で，公益財団法人横浜市体育協会横浜市スポーツ医科学センタークリニックを受診し，整形外科診察後に理学療法士によるリハビリテーションを行った総新患数は 125,379 名（男性 64,282 名，女性 61,097 名）であった．リハビリテーションの対象となった疾患の約 6 割がスポーツ活動によるものであり，クラブ活動・運動部活動が盛んな 16 歳の受診が最も多かった（図 A）．
　小学生から大学生（6〜22 歳）におけるスポーツ活動による障害・外傷 48,161 件を対象として集計した結果を NOTE 2 および NOTE 3 にまとめた．

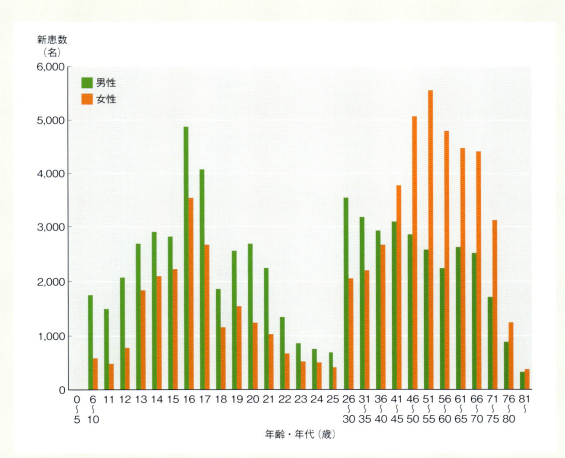

図 A　年齢・年代別新患数
（1998 年 4 月〜2018 年 3 月，横浜市スポーツ医科学センタークリニック）

NOTE 2　当センタークリニックにおける診療統計 ②
よくみられる疾患（部位別）

表Aに，部位ごとの代表的な疾患名と受診者数を示した．部位別の割合は膝関節（26.0％），足関節・足部（20.6％），腰背部（13.5％）の順に多かった．受診者数の多い疾患は，足関節捻挫（17歳），筋・筋膜性腰痛（16歳），野球肘（11歳），脛骨疲労性骨膜炎（16歳），膝蓋靱帯炎（16歳）であった．（　）内はそれぞれの好発年齢を示す．

表A　受傷部位と疾患名，受診者数
（1998年4月〜2018年3月，横浜市スポーツ医科学センタークリニック）

部位・疾患名	部位(%)	疾患名	受診者数（件）		
			男性	女性	総計
頚部	1.1	頚椎捻挫・バーナー症候群	99	44	143
		頚肩腕症候群	46	64	110
		胸郭出口症候群	6	12	18
		その他	170	75	245
		総計	321	195	516
腰背部	13.5	筋・筋膜性腰痛症	1,581	1,060	2,641
		腰椎分離症・すべり症	1,061	442	1,503
		腰椎椎間板症	628	400	1,028
		腰椎椎間板ヘルニア	511	268	779
		その他	332	239	571
		総計	4,113	2,409	6,522
肩関節上腕	7.9	投球障害肩	1,810	66	1,876
		肩関節脱臼・亜脱臼	374	128	502
		肩鎖関節脱臼	50	3	53
		その他	796	577	1,373
		総計	3,030	774	3,804
肘関節前腕	6.8	野球肘	2,135	53	2,188
		肘離断性骨軟骨炎	244	7	251
		上腕骨外側上顆炎	35	27	62
		肘関節脱臼	23	27	50
		その他	434	304	738
		総計	2,871	418	3,289
手関節手指	2.3	三角線維軟骨複合体損傷	90	61	151
		尺側手根伸筋腱損傷	10	6	16
		その他	616	344	960
		総計	716	411	1,127
股関節骨盤	5.6	グローインペイン症候群	917	359	1,276
		股関節インピンジメント症候群	49	131	180
		その他	765	496	1,261
		総計	1,731	986	2,717
大腿部	5.4	ハムストリングス肉離れ	620	224	844
		大腿四頭筋肉離れ	192	99	291
		その他	1,004	464	1,468
		総計	1,816	787	2,603
膝関節	26.0	膝蓋靱帯炎	1,143	797	1,940
		膝前十字靱帯損傷	749	1,170	1,919
		オスグット病	1,218	252	1,470
		膝半月板損傷	684	459	1,143
		腸脛靱帯炎	393	235	628
		膝内側側副靱帯損傷	191	416	607
		膝蓋大腿関節障害	250	338	588
		鵞足炎	233	232	465
		膝後十字靱帯損傷	104	37	141
		シンディングラーセン病	50	5	55
		その他	1,519	2,048	3,567
		総計	7,288	5,235	12,523
下腿部	9.1	脛骨疲労性骨膜炎	842	1,104	1,946
		アキレス腱炎	467	360	827
		下腿疲労骨折	215	218	433
		腓腹筋肉離れ	117	57	174
		その他	595	399	994
		総計	2,236	2,138	4,374
足関節足部	21.5	足関節捻挫	1,996	1,404	3,400
		外脛骨障害	280	240	520
		シーバー病	389	57	446
		足底腱膜炎	187	223	410
		後脛骨筋腱炎	87	76	163
		ジョーンズ骨折	109	32	141
		その他	2,881	2,383	5,264
		総計	5,929	4,415	10,344
その他	0.7		226	116	342
総計	100.0		30,277	17,884	48,161

※対象：小学生から大学生（6〜22歳）におけるスポーツ活動による障害・外傷48,161件

NOTE 3 当センタークリニックにおける診療統計 ③ よくみられる疾患（競技別）

表 B に，競技別の代表的な疾患と受診者数を示した．競技の特徴や動作パターンから競技ごとに多くみられる疾患は異なり，受診者数が最も多かったサッカーは下肢や体幹の疾患，野球は上肢の慢性障害が多く，バスケットボールは足関節捻挫や膝前十字靱帯損傷といった下肢の急性外傷が上位を占め，陸上競技は下肢や体幹の慢性障害，ラグビーは上下肢の急性外傷，テニスは体幹や上下肢の慢性障害が多かった．

表 B 競技別疾患名

（1998 年 4 月～2018 年 3 月，横浜市スポーツ医科学センタークリニック）

競技名	疾患名	受診者数	%
サッカー	足関節捻挫	883	10.7
	オスグット病	497	6.0
	グローインペイン症候群	486	5.9
	筋・筋膜性腰痛症	426	5.2
	腰椎分離症・すべり症	299	3.6
	その他	5,649	68.6
	総計	8,240	100.0
野球	野球肘	2,113	26.6
	投球障害肩	1,808	22.7
	筋・筋膜性腰痛症	388	4.9
	腰椎分離症・すべり症	308	3.9
	オスグット病	305	3.8
	その他	3,034	38.1
	総計	7,956	100.0
バスケットボール	足関節捻挫	877	11.9
	膝前十字靱帯損傷	676	9.1
	膝蓋靱帯炎	491	6.6
	脛骨疲労性骨膜炎	411	5.6
	筋・筋膜性腰痛症	363	4.9
	その他	4,579	61.9
	総計	7,397	100.0
陸上競技	脛骨疲労性骨膜炎	714	9.9
	筋・筋膜性腰痛症	391	5.4
	膝蓋靱帯炎	308	4.3
	ハムストリングス肉離れ	294	4.1
	足関節捻挫	260	3.6
	その他	5,230	72.7
	総計	7,197	100.0
ラグビー	足関節捻挫	214	9.4
	肩関節脱臼・亜脱臼	183	8.1
	膝前十字靱帯損傷	162	7.1
	ハムストリングス肉離れ	107	4.7
	筋・筋膜性腰痛症	83	3.7
	その他	1,523	67.0
	総計	2,272	100.0
テニス	筋・筋膜性腰痛症	153	8.3
	足関節捻挫	100	5.4
	膝蓋靱帯炎	77	4.2
	腰椎分離症・すべり症	68	3.7
	脛骨疲労性骨膜炎	62	3.4
	その他	1,387	75.1
	総計	1,847	100.0

※対象：小学生から大学生（6～22 歳）におけるスポーツ活動による障害・外傷 48,161 件

部位別

第1章 股関節・骨盤
グローインペイン症候群，股関節インピンジメント

第2章 大腿部
2.1 ハムストリングス肉離れ／2.2 大腿直筋肉離れ

第3章 膝関節
3.1 膝前十字靱帯損傷（再建術前）／3.2 膝前十字靱帯再建術後（ジョギング開始時期まで）／
3.3 膝内側側副靱帯損傷／3.4 膝伸展機構障害（オスグッド-シュラッター病，膝蓋腱炎）／
3.5 腸脛靱帯炎，鵞足炎

第4章 下腿部
4.1 脛骨過労性骨膜炎（MTSS），脛骨疲労骨折／4.2 アキレス腱炎・滑液包炎

第5章 足関節・足部
5.1 足関節捻挫／5.2 後脛骨筋腱炎／5.3 足底腱膜炎／5.4 Jones骨折

第6章 腰背部
筋・筋膜性腰痛，腰椎椎間板ヘルニア，腰椎分離症

第7章 頚部
頚椎捻挫，バーナー症候群

第8章 肩関節
8.1 肩関節脱臼／8.2 投球障害肩／8.3 肩鎖関節脱臼

第9章 肘関節
9.1 野球肘／9.2 テニス肘（上腕骨外側上顆炎）／9.3 肘関節脱臼

第10章 手関節
三角線維軟骨複合体（TFCC）損傷，尺側手根伸筋（ECU）腱損傷

部位別

股関節・骨盤

第**1**章

グローインペイン症候群，股関節インピンジメント

1　発生メカニズム（図1）

股関節周囲の疼痛が生じる疾患として，グローインペイン症候群と股関節インピンジメントが好発する．グローインペイン症候群は，股関節内転筋付着部に由来する鼠径部痛と腹直筋痛に分けられる．股関節インピンジメントは，関節内のインピンジメントが主要因となる．これらはいずれも胸郭・骨盤のアライメント不良と動作時の特定筋の過使用や動的マルアライメントに起因する．

図1に，具体的な発生メカニズムを示す．鼠径部痛は，寛骨（恥骨）のマルアライメント（図1①）によって股関節内転筋（屈筋含む）の走行変化が生じることに加えて[1]，体幹筋機能が低下し，ランニング動作時のrecovery phaseにて股関節外旋位でスイング（swing）すること（図1④）で股関節内転筋（屈筋）が過使用状態となり発生する．また，腹直筋痛は付着部である恥骨のマルアライメント（図1①）と，マルアライメントによる腹横筋・腹斜筋機能不全によって，動作中（図1③④）の腹直筋過使用が生じることに起因する．関節内インピンジメントは，股関節臼蓋側の寛骨アライメント不良（図1①）と，股関節運動時の大腿骨頭の求心位の逸脱（図1②）によって特定の関節部へのストレスが集中し疼痛が生じる．

理学療法評価時には，まず疼痛部位（組織）を特定し，その後，疼痛減弱テストを用いて起因となる骨盤のマルアライメントや機能を抽出する．また，疼痛組織へのストレスを増大させる可能性のあるダイナミックアライメントや機能の評価へと進める[2]．

2　主訴

疼痛発生場面

疼痛の急性発症/慢性発症および疼痛が出現する動作場面を聴取する．具体的には，ランニングやキック時の急性発症なのか慢性発症なのかを聴取し，急性

● 文献
1) Omar IM, et al : Athletic pubalgia and "sports hernia" : optimal MR imaging technique and findings. Radiographics 2008 ; 28 : 1415-1438.
2) 仁賀定雄：鼠径部痛症候群：治療の変遷と展望を語る．SportsMedicine 2014 ; 157 : 2-15.

● グローインペイン症候群：groin pain syndrome（GPS）
● 股関節インピンジメント：femoroacetabular impingement（FAI）

グローインペイン症候群，股関節インピンジメント

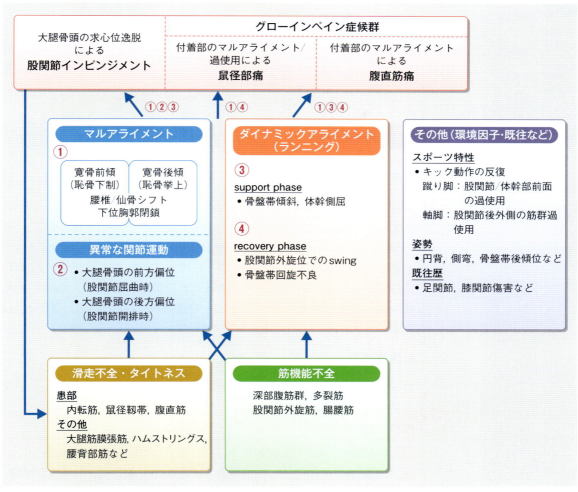

図1 グローインペイン症候群（鼠径部痛，腹直筋痛），股関節インピンジメントの発生メカニズム

発症であれば筋損傷を疑う．また，ランニングのrecovery phaseで痛いかsupport phaseで痛いか，キック時の蹴り脚の疼痛なのか軸脚の疼痛なのかを聴取する．recovery phase・蹴り脚の疼痛であれば遊脚側機能に，support phase・軸脚の疼痛であれば支持側機能に着目して機能評価を行う．

■ 疼痛の種類

受傷後の症状の種類を聴取し，患部の状態を推定する．鋭い痛みは筋損傷を疑うべきであり，鈍い痛みは慢性痛の場合が多い．また，股関節インピンジメントなど関節内病変の場合，引っかかり感やつまり感，安静時痛を訴えることが多い．

部位別 第1章 股関節・骨盤

■ ADL上の疼痛の有無

歩行時の遊脚相の疼痛であれば，筋損傷や遊脚側機能の問題に由来する慢性痛を疑い，立脚相の疼痛であれば，筋損傷や関節内病変，支持側機能の問題に由来する慢性痛を疑うべきである．

3 疼痛検査

■ 圧痛（図2）

股関節疾患では，損傷組織を特定するスペシャルテストが限られているため，圧痛による損傷部位の詳細な確認が必要である．骨・関節の圧痛を確認し，その後に軟部組織の圧痛を確認する．中学生年代で裂離骨折の好発部位である下前腸骨棘，疲労骨折の疑いのある恥骨上枝/下枝・坐骨，恥骨結合炎の確認のため恥骨結合の圧痛を確認する．軟部組織では，腹直筋，腸腰筋，大腿直筋，内転筋群，ハムストリングス，深層外旋六筋，鼠径靱帯の圧痛を評価し，筋であれば肉離れ・炎症・筋スパスム，鼠径靱帯であれば炎症・滑走不全を疑う．

■ 疼痛誘発

以下に挙げた筋組織の伸張時痛・収縮時痛，および関節運動時のインピンジメントを評価する．

CHECK POINT

- ☐ **伸張時痛**：他動的な股関節伸展・外転・開排・内旋，SLR，体幹伸展
- ☐ **収縮時痛**[1]：抵抗下SLR・股関節内転（屈曲0°，45°，90°），股関節外旋（股関節90°屈曲位），上体起こし
- ☐ **関節運動時のインピンジメント**：Patrick testやhip apprehension test，股関節屈曲時のつまり感有無

伸張時痛は他動的な股関節伸展で股関節屈筋群，外転・開排で内転筋群，内旋で外旋筋群，SLRでハムストリングス，体幹伸展で腹直筋の疼痛を確認する．

　収縮時痛は抵抗下SLRを行い，股関節屈曲，内転筋群や閉鎖筋の収縮時痛を確認する．股関節内転では屈曲0°にて薄筋，屈曲45°にて長/短内転筋，屈曲90°にて恥骨筋の疼痛を確認する．股関節外旋（股関節90°屈曲位）では深層外旋六筋，上体起こしでは腹直筋の収縮時痛を確認する．

　股関節インピンジメントでは，Patrick testやhip apprehension test，股関節屈曲時のつまり感を確認し，どの運動方向でインピンジメント症状が誘発されるのか評価する．

- ●日常生活動作：activities of daily living（ADL）
- ●下肢伸展挙上：straight leg raising（SLR）

グローインペイン症候群，股関節インピンジメント

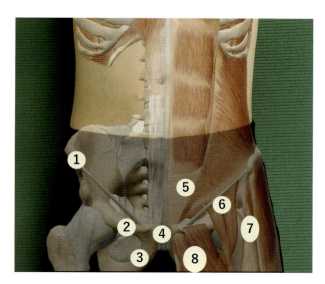

図2　背臥位での圧痛部位の確認
① 上前腸骨棘
② 恥骨上枝
③ 恥骨下枝
④ 恥骨結合
⑤ 腹直筋
⑥ 腸腰筋
⑦ 大腿直筋
⑧ 内転筋群

■ 疼痛増悪・減弱テスト

疼痛誘発で陽性であった収縮時痛に対し，徒手的に以下のアライメント操作を行い，疼痛減弱の有無を確認する．疼痛減弱の程度を元にリハビリテーションプログラムにおける優先順位の参考とする．

CHECK POINT
- □ 寛骨前傾/後傾
- □ 胸郭拡張
- □ 腰椎シフトの修正
- □ 骨頭運動（後下方）の誘導

寛骨において前傾/後傾操作を徒手的に行い，収縮時痛の減弱・増悪の有無をみる（図3, 4）．寛骨の操作によって疼痛が減弱された場合は，次の機能評価で仙骨・腰椎・恥骨位置も含めた詳細なアライメントを確認する．

　胸郭の拡張操作では，肋骨弓に沿って手掌部を当て，外側方向へ開くよう操作する（図5）．この操作によって腹横筋・腹斜筋の収縮を促す．また，腰椎は正中方向へ誘導する（図6）ことによって，腸腰筋・多裂筋の収縮を促す．

　また，股関節屈曲時のつまり感に対しても，寛骨前傾/後傾操作，および大腿骨頭の股関節後方へのすべり運動を誘導することでのつまり感減弱の有無を確認する．

　大腿骨頭の操作は，大腿骨近位部を後下方へ引きながら股関節屈曲運動を行う．疼痛の減弱の有無によってインピンジメントが骨盤アライメントに起因するのか，骨頭異常運動に起因するのかが推定できる．

部位別　第1章　股関節・骨盤

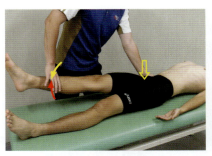 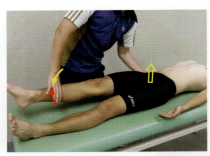

図3　寛骨後傾方向への徒手的誘導と抵抗下 SLR
上前腸骨棘（ASIS）付近を後方へ押し込むことで，寛骨後傾を誘導する．検者は下肢遠位部に抵抗をかけ，被験者は抵抗に対して下肢を挙上する（抵抗下 SLR）．

図4　寛骨前傾方向への徒手的誘導と抵抗下 SLR
腸骨稜を後方から前方へ持ち上げることで，寛骨前傾を誘導する．

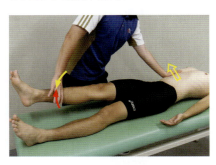

図5　胸郭拡張方向への徒手的誘導と抵抗下 SLR
肋骨弓を外側方向へ開くように操作し，胸郭拡張を誘導する．

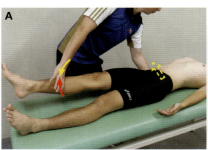 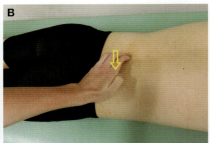

図6　腰椎正中位への徒手的誘導と抵抗下 SLR
A：検者の左手で腰椎を操作し，右手で徒手抵抗を行う．
B：背面から見た腰椎操作手技．腰椎を手指で引っかけるように操作する．

- 下肢伸展挙上：straight leg raising（SLR）
- 上前腸骨棘：anterior superior iliac spine（ASIS）

4 機能評価

■ アライメント（問題となるアライメントの把握）[3, 4]

評価項目
- □ 骨盤帯：寛骨前傾/後傾，恥骨挙上/下制，坐骨挙上/下制，仙骨左右傾斜
- □ 大腿骨（大転子）：前方偏位/後方偏位
- □ 体幹部：腰椎側方シフト・回旋，胸郭吸気時の横径拡張

寛骨のアライメント評価は，腸骨・恥骨・坐骨それぞれの位置関係を確認する．腸骨は左右の上前腸骨棘（ASIS）の高さと腸骨稜の傾斜を触診し，前傾/後傾を評価する（図7）．恥骨は左右の恥骨稜を触診し挙上/下制の評価を行う（図8）．坐骨は左右の坐骨結節を触診し，挙上/下制を評価する（図9）．一般的に，寛骨前傾側では腸骨の前傾，恥骨の下制，坐骨の挙上がみられ，寛骨後傾側では腸骨の後傾，恥骨の挙上，坐骨の下制がみられることが多い．また，寛骨のアライメントは，骨盤内での左右の非対称性なのか，骨盤帯全体としての空間内での

● 文献
3) 蒲田和芳：リアライン・トレーニング〈体幹・股関節編〉．講談社，2014：24, 121.
4) 平沼憲治ほか：コアセラピーの理論と実践．講談社，2011：23, 40.

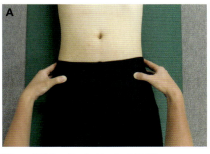 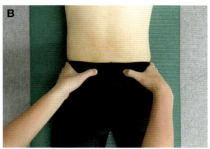

図7　腸骨アライメントの評価
左右のASISを触診し，左右の高さの違いを評価する．Aの場合，右のASISが低位，左のASISが高位にあるため，右の腸骨の前傾，左の腸骨の後傾アライメントが確認できる．腹臥位（B）では，腸骨稜に沿って手掌を当て，母指でPSISを触診し傾斜を評価する．

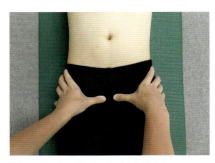 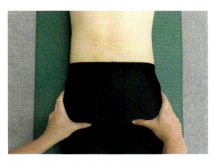

図8　恥骨アライメントの評価
左右の恥骨稜を触診し，左右の高さの違いを評価する．

図9　坐骨アライメントの評価
左右の坐骨結節を触診し，左右の高さの違いを評価する．

- 腸骨：ilium
- 恥骨：pubis
- 坐骨：ischium
- 上後腸骨棘：posterior superior iliac spine（PSIS）

部位別 第1章 股関節・骨盤

アライメントなのかに留意する必要がある．大腿骨は大腿骨頭の触診による相対的な位置関係の把握が困難であるため，大転子を触診し前方偏位/後方偏位を評価する（**図10**）．加えて，寛骨アライメントに影響する仙骨（**図11**）・胸腰椎・胸郭アライメントを評価する．

■ 関節運動パターン（異常なパターンの把握）

評価項目
☐ 股関節屈曲・開排時の骨頭運動

股関節屈曲時の大転子の運動を触診し，大腿骨頭の後下方への運動の減少の有無を評価する．後下方へのすべり運動が減少している場合，前上方の関節面へのインピンジメントが助長される．その原因としては，殿筋群やハムストリングスを含めた股関節後方の軟部組織のタイトネスが疑われる．股関節開排時には骨頭の前方移動減少の有無を評価する．前方移動の減少がみられる場合，内転筋のタイトネスのみではなく，大転子周囲の軟部組織のタイトネスが疑われる（**図12**）．

■ 可動域・可動性（制限因子の確認）

評価項目
☐ 寛骨前傾/後傾可動性
☐ 股関節屈曲/伸展可動域
☐ SLR，股関節外転，開排可動域

寛骨前傾マルアライメントが存在する場合，寛骨後傾方向への可動性を評価する（**図13**）．後傾方向へ誘導する際の仙骨・腰椎可動性や後傾運動を制限する股関節前面筋・内転筋・大腿筋膜張筋（TFL）・腰背筋の筋緊張を触診する．また寛骨後傾アライメントの場合，最初に坐骨の挙上可動性の評価を行い，次に腸骨前傾方向への可動性を評価する．坐骨の可動性を評価する際にハムストリングスを同時に触診し，可動性に影響を与えるハムストリングスの筋緊張を確認する．同様に，腸骨前傾方向への可動性を確認しながら，中殿筋，TFL後部線維の筋緊張の評価，仙骨・腰椎可動性も評価する．

　次に，股関節屈曲・伸展可動域と代償運動を確認する．股関節屈曲時に制限があり外転外旋方向への代償運動が生じる場合，股関節後方組織のタイトネスが疑われる．股関節伸展時に外転への代償運動を伴う場合には，TFLのタイトネスが疑われる．また，SLRや股関節外転，開排可動域を評価することで，ハムストリングス，内転筋群のタイトネスを確認する．

● 下肢伸展挙上：straight leg raising（SLR）
● 大腿筋膜張筋：tensor fasciae latae（TFL）

グローインペイン症候群，股関節インピンジメント

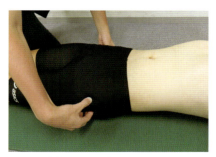

図10 大転子アライメントの評価
大転子の腹側縁と背側縁を触診し，ベッドからの距離の左右差やASISからの距離を評価する．

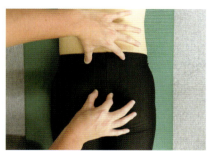

図11 仙骨アライメントの評価
左右の下後腸骨棘・尾骨を触診し，左右への傾斜の評価を行う．

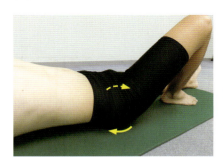

図12 股関節開排時の関節運動
内転筋タイトネスによる骨頭前面の運動低下（破線矢印）や，大転子周囲のタイトネスによってすべり運動が抑制（実線矢印）され，可動域制限が生じる．

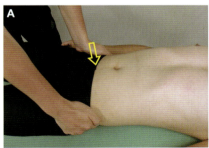
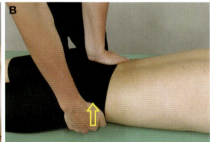

図13 寛骨後傾方向への可動性評価
A：背臥位で右寛骨を後傾方向へ押し込み，可動性を確認する．
B：腹臥位で右寛骨を後傾方向へ引っ張りあげ，可動性を確認する．

■ 筋力・筋機能検査

評価項目
☐ ドローイン（深部腹筋）
☐ 体幹回旋＋屈曲（腹横筋，腹斜筋，腹直筋）
☐ 自動/抵抗下SLR（骨盤固定性）
☐ 股関節屈曲・伸展・外転・外旋

● 上前腸骨棘：anterior superior iliac spine（ASIS）

部位別　第1章　股関節・骨盤

腹筋群評価として，ドローインにて深部腹筋（腹横筋，腹斜筋）の収縮を確認
する．また，背臥位で体幹回旋＋屈曲を行い，腹横筋・腹斜筋・腹直筋の収縮
をそれぞれ触診によって確認し，体幹部の筋収縮バランスを評価する．さらに
自動運動・抵抗下 SLR を行い（図14），骨盤の運動を観察し，その固定性を
評価する．

　股関節周囲筋では股関節屈曲・伸展・外転・外旋の筋力検査を行う．左右差
をみるだけでなく，「骨盤帯を徒手的に固定（補助）した場合」と「固定してな
い場合」での筋出力の差を評価する（図15）．骨盤帯を固定した際に股関節運
動の筋出力が向上した場合は骨盤固定力の問題，筋出力が変化しない場合は腸
腰筋・大殿筋・中殿筋・外旋筋の問題として捉える．股関節伸展筋力を評価す
る際は，四つ這い位で抵抗下股関節伸展運動を確認することで，体幹固定力も
含めた評価が行いやすい（図16）．

■ 動作分析

評価項目
□ 片脚立位/片脚スクワット
□ 歩行

片脚立位，片脚スクワット，歩行を観察し，骨盤のダイナミックアライメント
の不良を確認する．ベッド上での静的アライメントが改善されていても，不良
動作が残存している場合はマルアライメントが再度形成される可能性が高いた
め，マルアライメントに関連する不良動作を注意深く分析する．片脚立位では，
矢状面上の寛骨の前後傾，前額面上の骨盤帯（寛骨・仙骨）の傾斜とそれに伴う
腰椎の側屈，体幹部の側屈を評価する（図17）．

　次に，片脚スクワットの評価を行い，片脚立位でみられた異常運動が増強し
ないかを確認するとともに，水平面での骨盤帯回旋増大を確認する．片脚スク
ワットは片脚立位と比較して股関節が屈曲位となるため，骨盤帯の異常運動は
股関節屈曲位で機能する股関節外旋筋機能の影響を受けやすい．

　歩行では，上述した立脚相での骨盤異常運動に加え，遊脚相での骨盤運動も
評価する．遊脚側骨盤帯の前方への回旋が過剰に生じている場合，遊脚側の骨
盤帯固定性低下と股関節屈曲の機能不全，もしくは立脚側の股関節伸展不足な
どが影響する．

● ドローイン：draw in
● 下肢伸展挙上：straight leg raising（SLR）

グローインペイン症候群，股関節インピンジメント

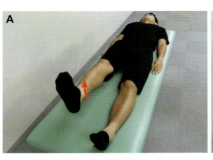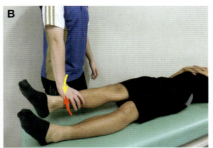

図14　SLR時の寛骨運動の評価
A：自動SLR時の骨盤帯の動揺を評価する．
B：被検者は下肢遠位部に抵抗をかけ，被検者は抵抗に対して下肢を挙上する（抵抗下SLR）．その際の骨盤帯の動揺を評価する．

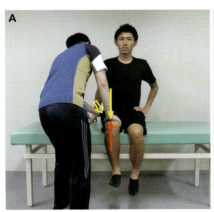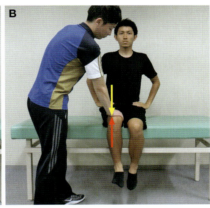

図15　腸腰筋筋力検査
検者は大腿前面に抵抗をかけ，被検者は抵抗に対して下肢を挙上する．体幹固定を補助する場合（A）と補助しない場合（B）で筋出力を比較する．

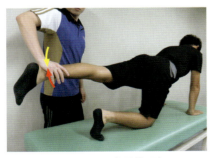

図16　四つ這いでの大殿筋評価
四つ這い位で下肢を伸展させ抵抗を加える．体幹機能低下がある場合，腹臥位と比較して筋出力が低下する．

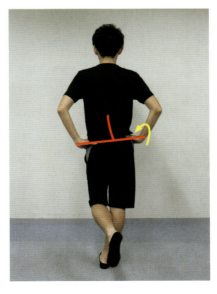

図17　片脚立位の評価
図の場合，右寛骨前傾，骨盤帯対側傾斜，腰椎左シフトの不良アライメントが観察される．前後傾には静的アライメントに加え，殿筋群と大腿筋膜張筋の収縮バランスが影響するため，各筋の収縮を触診で確認する．骨盤帯・体幹部の前額面上の傾斜には殿筋，体幹筋機能が影響する．

5 リハビリテーションと予防

ゴール設定（スポーツ動作開始まで）

鼠径部の熱感があり，疼痛減弱テストを行っても疼痛に変化がない場合には，股関節内に炎症が認められる可能性があり，1～2週間の安静を要する．疼痛減弱テストで疼痛の減弱がみられ，機能的な問題によると考えられる場合には，疼痛誘発を消失させしだい，可及的早期にジョギングなどを開始する．

リハビリテーションは，①骨盤帯・腰椎マルアライメントと股関節運動の正常化を獲得し，②体幹・骨盤帯固定筋機能[5]を改善させた後，③片脚立位から片脚スクワットまでのダイナミックアライメントを改善させる（図18）．

● 文献

5) Pel JJ, et al：Biomechanical analysis of reducing sacroiliac joint shear load by optimization of pelvic muscle and ligament forces. Ann Biomed Eng 2008；36：415-424.

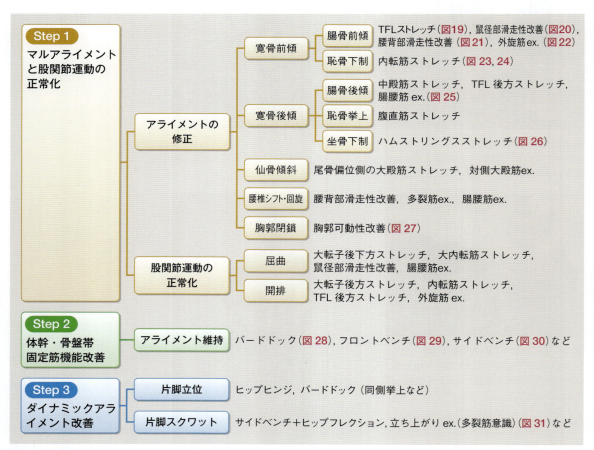

図18　グローインペイン症候群と股関節インピンジメントに対するリハビリテーションのツリーダイアグラム

● 大腿筋膜張筋：tensor fasciae latae（TFL）

グローインペイン症候群，股関節インピンジメント

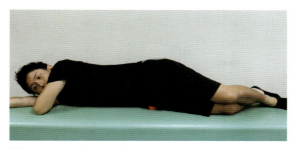

図19 TFLストレッチ
側臥位でTFL部位にボールを当てる．実施者になるべくリラックスしてもらい，ボールが奥まで届くイメージで行うと効果が出やすい．

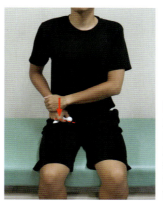

図20 鼠径部滑走性改善
座位でタイトネスとなっている鼠径部の筋を圧迫し，股関節の軽度屈曲と脱力を繰り返す．股関節屈曲で疼痛が生じる場合は，寛骨の前後傾運動を行う．

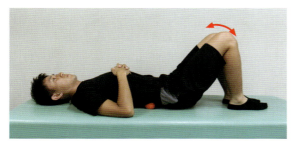

図21 腰背部滑走性改善
背臥位で腰背部筋の下にボールを置き，膝を左右にスイングすることで腰背部筋を緩める．

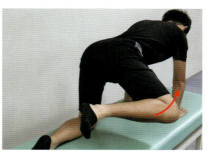

図22 外旋筋エクササイズ
四つ這いで股関節を開排させる．四つ這いで行うことで体幹筋との協調的なトレーニングとなる．

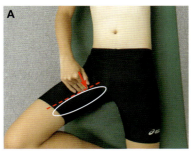
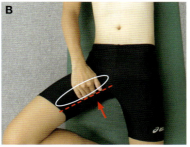

図23 内転筋ストレッチ（セルフ）
長内転筋の上方（A）と下方（B）から他の組織と分けるように圧迫し，股関節開排運動を行う．

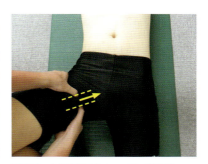

図24 内転筋ストレッチ（徒手）
セルフと同様に長内転筋の上下から指を滑り込ませる．恥骨下制アライメントが確認された場合は，恥骨を挙上方向へモビライゼーションするように動かす．

部位別

1 股関節・骨盤

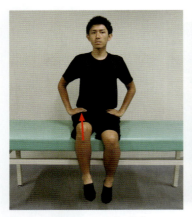

図 25　腸腰筋エクササイズ
深部腹筋で寛骨・脊柱の固定を行ったうえで股関節を屈曲する．骨盤後傾や後方重心，体幹側屈などの代償運動に注意する．

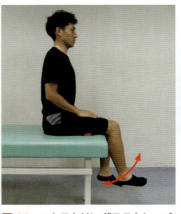

図 26　ハムストリングスストレッチ
端座位でハムストリングスの下面にボールを置き，軽く膝をスイングすることでハムストリングスを緩める．坐骨結節を触診し，坐骨結節のハムストリングス付着部付近を緩めると，寛骨アライメントに影響を与えやすい．

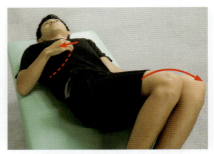

図 27　胸郭可動性改善
肋骨弓の裏まで手指を入れた状態で膝を対側へ揺らし，圧迫部のストレッチを行う．手指は横径拡張方向へ引くと，より効果的である．

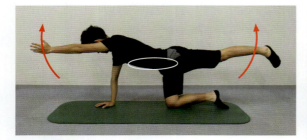

図 28　バードドック
四つ這いになり，腹圧を高めて骨盤帯・腰部を固定した状態で下肢と対角上肢を挙上する．下肢挙上の対側の多裂筋の収縮が得られやすい．難しい場合は，下肢のみや上肢のみで行う．

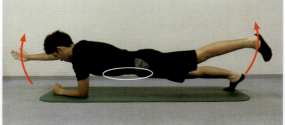

図 29　フロントベンチ
フロントベンチの状態から対側の上下肢を挙上する．支持側の下肢前面筋と深部腹筋群の協調的収縮を促せる．深部腹筋群の収縮が弱い選手は意識的に収縮させるとより効果が高い．

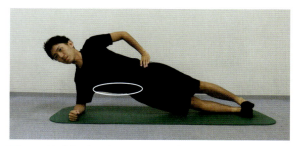

図30 サイドベンチ
フロントベンチ同様に，深部腹筋の特に内腹斜筋と殿筋の協調的収縮を意識して行う．

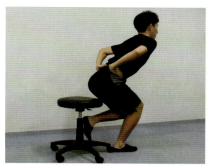

図31 片脚立ち上がりエクササイズ
座位で多裂筋部を触診し，多裂筋の収縮を確認しながら骨盤帯を前傾し離殿する．深部腹筋と多裂筋により骨盤帯と腰椎が固定されていることを確認しながら行う．

部位別

第2章

大腿部

2.1 ハムストリングス肉離れ

1 発生メカニズム（図1）

ハムストリングス肉離れは股関節伸展可動域制限（対側含む）による大殿筋の機能不全（図1①），寛骨前傾（坐骨挙上）アライメント（図1②）による持続的なハムストリングス伸張位での活動，ハムストリングスのコンディション不良（柔軟性低下，滑走不全，筋萎縮，硬結）などにより惹起されると考えられる（図1③）．ランニング動作を例にすると，上記した身体状態に加えて遊脚後期のオーバーストライドや，体幹の過前傾（フィニッシュ，コンタクト）時に発生しやすい（図1④）．また再発率に関しては，13%といった報告がなされており，決して低くない[1]．ハムストリングス肉離れの既往歴は，再発の危険因子の一つであることが明らかとなっている．このことから，再発率が高い要因として，肉離れ後のハムストリングスのコンディション不良が残存した状態での競技復帰が考えられる．再発予防のためには初発の介入が非常に重要となる．疼痛のみを基準に介入するのではなく，ハムストリングスのコンディションや患部外の機能まで踏まえた，段階的・包括的なリハビリテーションが理想である．

● 文献
1) Ekstrand J, et al：Hamstring injuries have increased by 4% annually in men's professional football, since 2001：a 13-year longitudinal analysis of the UEFA Elite Club injury study. Br J Sports Med 2016：50：731-737.

2 主訴

疼痛発生場面

まず初めに疼痛の急性発症/慢性発症および疼痛が出現する動作場面を聴取する．急性発症の具体例では，ハムストリングスの急激なストレッチ（股関節屈曲＋膝関節伸展），短距離走のフィニッシュ時や相手とのコンタクトによる過伸張（膝関節伸展位での股関節屈曲強制）などがあり，同様のフェーズで慢性痛も生じうる．ハムストリングス肉離れは，疼痛発生からの期間により症状が異なる．急性痛の場合は炎症所見により重症度を把握した後，起因となるアライメントや機能を抽出する．慢性痛であれば主訴の原因となる組織のコンディションの把握，ストレスを増大させる可能性のあるダイナミックアライメントや

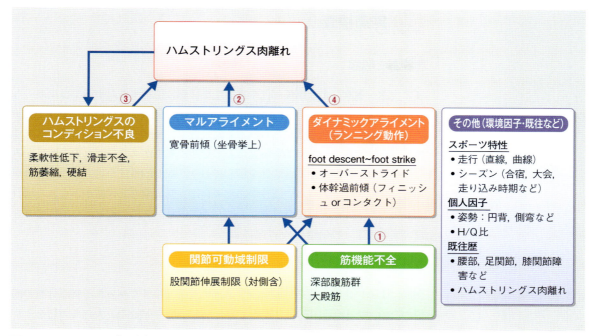

図1　ハムストリングス肉離れの発生メカニズム

機能の評価へと進める．ランニング時の急性発症もしくは慢性的な疼痛がある場合は，recovery phase前半/後半で痛いか，support phaseで痛いかを把握することでハムストリングスへのストレスを推察する．

疼痛の種類

受傷後の症状の種類を聴取し，患部の状態を推定する．鋭い痛みは急性の肉離れを疑うべきであり，鈍い痛みや違和感・不快感を訴える場合は，肉離れ後の慢性痛の場合が多い．また肉離れの既往の有無を聴取し，肉離れ既往がある場合は，機能不全を起因とした患部へのストレス増大の可能性を推定する．

ADL上の疼痛の有無

歩行時の遊脚相の疼痛であれば，遊脚側機能の問題，対側下肢の支持機能に由来する慢性痛を疑い，立脚相の疼痛であれば支持側機能の問題に由来する慢性痛を疑うべきである．座位保持時に坐骨結節周囲の疼痛を訴える場合は，近位部のハムストリングスの損傷を疑う．

- H/Q比：hamstring/quadriceps ratio
- 日常生活動作：activities of daily living（ADL）

部位別 第2章 大腿部

3 疼痛検査

■ 視診・触診

まず視診，触診により損傷部位や重症度を詳細に把握する．視診では出血の有無や範囲を確認する．可視的な出血がみられる場合は重度の損傷を疑う．触診では，肉離れ急性発症後にみられる筋緊張低下や腫脹，熱感を左右差で確認する．また，肉離れに特徴的な所見として陥凹や膨隆がある．これらの所見がみられる場合は重症度が高いことを示しており，観血的療法が適応となる場合がある．慢性発症や肉離れの既往がある場合は，筋萎縮や筋硬結がみられる場合が多い．疼痛の訴え部位だけでなく，ハムストリングスの近位から遠位までをなでまわすように確認し，左右差を詳細に評価する（図2）.

■ 圧痛

圧痛により損傷部位を詳細に確認する．坐骨結節に多くみられる剝離骨折の確認のため，坐骨結節の圧痛を確認する．半腱様筋，半膜様筋，大腿二頭筋をそれぞれ近位・中央・遠位部にて評価する．

■ 疼痛誘発

以下に挙げた筋組織の伸張時痛・抵抗時痛を確認し，重症度を評価する．

CHECK POINT

- □ **伸張時痛**：他動的な股関節屈曲（SLR），自動的な膝関節伸展（AKET）（素早く反復）
- □ **抵抗時痛**：等尺性，求心性，遠心性，遠心性→求心性の切り換え，の順で評価

伸張時痛は他動的なSLRでハムストリングスの疼痛を確認する（図3）. ここでは伸張感と疼痛のどちらを先に感じるか聴取する．伸張感よりも疼痛を先に訴える場合は，筋組織の強度が伸張ストレスに耐えられない状況であると推察する．AKETの肢位は背臥位，股・膝関節90°であり，股関節前面筋は弛緩しているためハムストリングを純粋に評価できる（図4）. 疼痛と同時に違和感や左右差を確認する．また，ハムストリングスの修復が進み，高速度での筋のコンディションを評価する際は，AKETを素早く反復することで，急激なハムストリングスの伸張による疼痛・違和感が確認できる．

　抵抗時痛は，まず等尺性収縮で確認する．膝関節軽度屈曲位では大腿二頭筋・半膜様筋，90°屈曲位では半腱様筋の収縮が優先されるため，膝関節屈曲角度を分けて評価する（図5, 6）. また股関節伸展では近位部の疼痛を確認する．次に背臥位にて，股関節屈曲位から「踵落とし」のように収縮を加え，股関節屈曲位

● 他動的な股関節屈曲：straight leg raising（SLR）
● 自動的な膝関節伸展：active knee extension test（AKET）

2.1 ハムストリングス肉離れ

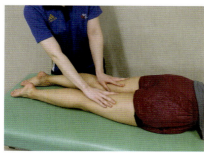

図2 ハムストリングスの触診
筋緊張低下，腫脹，熱感を確認する．慢性発症の場合は筋萎縮や硬結の存在を疑い，筋全体を細かく触診する．

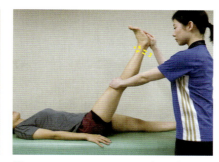

図3 straight leg raising（SLR）
股関節屈曲角度，ハムストリングスの伸張感と疼痛の有無を確認する．伸張感よりも疼痛の訴えが先の場合，重症度の高さを疑う．

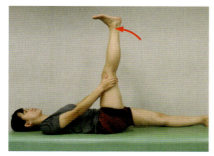

図4 active knee extension test（AKET）
背臥位，股・膝関節90°屈曲位からの自動膝伸展時痛や違和感の有無を確認する．

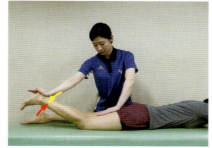

図5 抵抗時痛の確認（浅屈曲位）
腹臥位，膝浅屈曲位での抵抗時痛の有無を確認する．浅屈曲位では大腿二頭筋・半膜様筋の収縮が優先される．筋収縮を触診にて確認する．

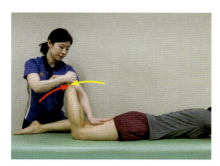

図6 抵抗時痛の確認（深屈曲位）
腹臥位，膝深屈曲位での抵抗時痛の有無を確認する．深屈曲位では半腱様筋の収縮が優先される．筋収縮を触診にて確認する．

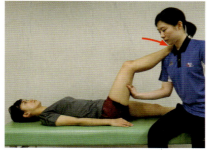

図7 「踵落とし」（股関節屈曲位での収縮時痛）
検査者の肩に踵をのせ，下方へ押すよう指示する．膝屈曲が可能であれば殿部を離地するよう指示し，股関節伸展も含めた収縮時痛を確認する．

での疼痛を確認する（図7）．等尺性収縮で異常がなければ求心性収縮での評価に移行し，腹臥位にて膝関節屈曲運動を実施する．運動速度は遅めから開始し，

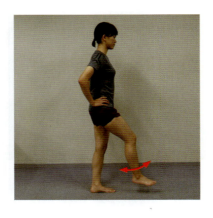

図8 遠心性から求心性への切り換え時の疼痛評価
立位，股関節屈曲位にて膝屈曲伸展を素早く行う．疼痛，違和感の有無を確認する．

徐々に上げていくことで速度に依存した疼痛の評価を行う．求心性で異常がなければ遠心性収縮での評価に移行する．まずは腹臥位にて速度に依存した疼痛の評価を行う．順序は求心性の際と同様に徐々に速度を上げていく．異常がなければ，立位にて膝伸展位から素早く屈曲させることで，遠心性から求心性への切り換え時の疼痛を評価できる（図8）．

4 機能評価

■ アライメント（問題となるアライメントの把握）

評価項目
□ 骨盤帯：坐骨挙上（寛骨前傾）
□ 体幹部：側方シフト

アライメント評価よりハムストリングへのストレスを推察する．寛骨前傾位に伴う坐骨挙上がみられる場合，ハムストリングの伸張ストレスを増加させる．体幹部は側方シフトの確認をする．対側方向へのシフトがみられる場合，患側の腸腰筋，深部腹筋群の機能不全による体幹固定筋の低下を疑う．

　骨盤帯アライメントの評価法は「第6章 腰背部」（p.190）を参照．

■ 関節運動パターン（異常なパターンの把握）

評価項目
□ 股関節屈曲・開排・伸展時の骨頭運動
□ 膝関節屈曲・伸展時の下腿回旋

大腿骨の骨頭運動の評価では，股関節屈曲時の大転子の運動を触診し，大腿骨頭の後下方への運動の減少の有無を確認する．後下方へのすべり運動が減少し

ている場合，ハムストリングへの伸張ストレスが増大し，その原因として殿筋群やハムストリングを含めた股関節後方の軟部組織のタイトネスが疑われる．

　膝関節屈曲・伸展時の下腿回旋の評価では，膝関節屈曲・伸展の自動運動に伴って過度な下腿回旋がみられないかを確認する．外旋が強くみられる場合は大腿二頭筋に依存した収縮パターンを疑い，半膜様筋，半腱様筋へは過剰な伸張ストレスが生じる．

可動域・可動性（制限因子の確認）

評価項目
- □ SLR
- □ 股関節屈曲/伸展可動域
- □ 股関節内旋・外旋

急性期の場合は疼痛が強くみられる可能性が高いため，リスク管理には十分注意を払う．SLRではハムストリングの筋損傷の程度，もしくはタイトネスを確認する．次に，股関節屈曲・伸展可動域と代償運動を確認する．肉離れ受傷機転に多いオーバーストライドは，対側の股関節伸展可動域制限による可能性も考えられるため，患側だけでなく，対側も同時に評価する．股関節屈曲時に制限があり外転・外旋方向への代償運動が生じる場合，股関節後方組織のタイトネスが疑われる．股関節伸展時に外転への代償運動を伴う場合には，大腿筋膜張筋のタイトネスが疑われる．股関節内旋では股関節外旋筋，外旋では股関節内旋筋のタイトネスを確認する．また大転子周囲のタイトネスは股関節回旋運動を制限する危険性がある．

　また股関節伸展時には仙腸関節の可動性も確認する．患側の過可動性がみられる場合，仙結節靱帯の機能不全が疑われ，股関節伸展時の大殿筋機能不全，大腿二頭筋長頭の過活動が疑われる[2]．

筋力・筋機能検査

評価項目
- □ 自動膝関節屈曲/伸展
- □ 抵抗下膝関節屈曲（軽度屈曲位）
- □ 抵抗下膝関節屈曲（深屈曲位）
- □ 膝関節屈曲＋腹圧
- □ 膝関節屈曲＋殿筋群収縮
- □ 股関節伸展（腹臥位）
- □ ヒップリフト

急性期の場合は疼痛が強くみられる可能性が高いため，リスク管理には十分注

● 文献
2) Panayi S：The need for lumbar-pelvic assessment in the resolution of chronic hamstring strain. J Bodyw Mov Ther 2010：14：294-298.

● SLR：straight leg raising

部位別　第2章　大腿部

意を払う.

　はじめに腹臥位, 膝軽度屈曲位にて膝屈曲時のハムストリングのコンディションを確認する. 腹臥位にて膝関節屈曲・伸展の自動運動時のハムストリング滑走性を触診にて確認する（図9）. 関節運動に伴う筋の異常な収縮（膨隆）や筋収縮のタイミングを触知し, 内外側中央部の膨隆が強い場合は, 内側−外側ハムストリング間, 内側の深層・浅層部の膨隆は半腱様筋−半膜様筋間, 大腿二頭筋外側部の膨隆が強い場合は外側広筋−大腿二頭筋間, 膝窩周囲の可動性低下は腓腹筋−ハムストリング間の滑走性低下を疑う. その他にも特定の箇所の可動性が低下していないか, 近位部から遠位部までなでまわすように確認する. ハムストリングス肉離れの既往歴を有している場合は, 局所的な筋硬結の存在や, 滑走性低下を疑って評価する. 左右同時に触診すると滑走性, 収縮の異常が触知しやすい.

　次いで, 抵抗下での膝関節屈曲運動を評価する. 抵抗に対して十分に抗せない場合, 膝関節軽度屈曲位では大腿二頭筋・半膜様筋の, 膝90°屈曲位では半腱様筋の機能低下が疑われる. 膝関節深屈曲域での屈曲抵抗時には, 股関節屈曲の代償がみられることが多く, その場合はハムストリング短縮位での収縮機能の低下を疑う（図10）.

　膝関節屈曲時に収縮機能の明らかな左右差がみられた場合は, 腹圧を高めた状態で再度筋機能の評価を行う. 腹圧下で膝屈曲の筋出力が改善される場合は, 腹筋群の機能低下を疑う. 同様に殿筋群の収縮下で改善される場合には, 殿筋群の機能低下を疑う.

　股関節伸展筋の筋力検査は, まずハムストリングス・大殿筋の収縮バランスを左右差で確認する（図11）. 腹臥位にて股関節伸展位（膝関節伸展位）を保持した際, ハムストリングスと大殿筋に収縮機能低下や左右差がみられないかを確認する. 同時に大殿筋の萎縮も触診にて確認する. 筋萎縮がみられる場合は, 大殿筋の代償としてハムストリングに過剰な負担がかかることが考えられる. 既往歴として股関節周囲のエピソードがある場合は, 特に注意を払って確認する. また左右差をみるだけでなく,「骨盤帯を徒手的に固定（補助）した場合」と「固定してない場合」での筋出力の差を評価する[*1].

　OKCでの筋機能に異常がみられなければ, CKCの検査に移行する. まずはヒップリフトを両脚, 可能であれば片脚で評価する（図12）. 一般的にヒップリフトでは膝関節屈曲角度が浅いほどハムストリングの負担は高まるため, 膝関節屈曲角度を変化させながら評価を行う. その後, 両脚・片脚スクワットでの収縮, 素早い遠心性収縮を伴うランジ動作を評価する. CKC評価の際は大殿筋・ハムストリングの収縮バランスとして, スプリットスクワットにおいてどちらも十分な収縮が得られているのか触知する（図13）. また内側−外側ハムストリング間の収縮バランスとして, 過剰な股関節や下腿の回旋, 外側荷重がみられないか評価する.

*1　「第6章 腰背部」（p.190）を参照.

●開放性運動連鎖：open kinetic chain（OKC）
●閉鎖性運動連鎖：closed kinetic chain（CKC）

2.1 ハムストリングス肉離れ

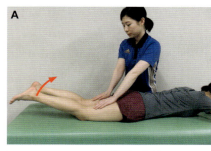
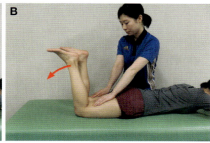

図9　ハムストリングス滑走性の評価
A：浅屈曲位での触診，B：深屈曲位での触診．自動膝関節屈曲・伸展運動に伴う筋の異常な膨隆や収縮のタイミング，収縮が抜ける感じがないかなどを触知する．必ず左右差で確認する．

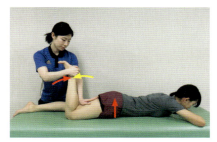
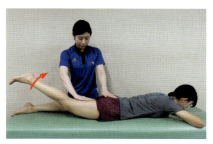

図10　膝屈曲抵抗時の尻上がりによる代償動作
股関節屈曲運動が出現する場合は，ハムストリングの短縮位での収縮機能低下を疑う．

図11　股関節伸展時のハムストリング・大殿筋の収縮バランス
股関節伸展制限などにより大殿筋の収縮が低下している場合は，ハムストリングの過活動が推察される．大殿筋の萎縮も同時に確認するとよい．

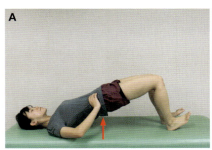
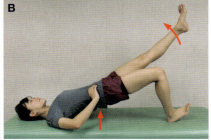

図12　ヒップリフト
A：両脚，B：片脚．ハムストリングは膝関節屈曲角度が浅いほど収縮を要する．代償としては下腿の回旋や開排動作が生じやすい．両脚で異常がみられなければ，片脚で可能か確認する．

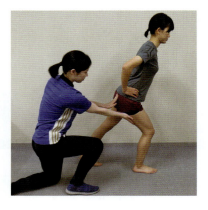

図13 スプリットスクワット時の収縮確認
スプリットスクワット時に大殿筋とハムストリングが十分に収縮できているか触知する．異常がなければ健側（左脚）を離地し，負荷を高めた状態で同様に確認する．

■ 動作分析

評価項目
□ 片脚立位/片脚スクワット
□ 歩行

　片脚立位，片脚スクワット，歩行を観察し，骨盤のダイナミックアライメントの不良を確認する．ベッド上での静的アライメントが改善されていても，不良動作が残存している場合はマルアライメントが再度形成される可能性が高いため，マルアライメントに関連する不良動作を注意深く分析する．片脚立位では，矢状面上の寛骨の前後傾，前額面上の骨盤帯（寛骨・仙骨）の傾斜とそれに伴う腰椎の側屈，体幹部の側屈を評価する．

　次に，片脚スクワットの評価を行い，片脚立位でみられた異常運動が増強しないかを確認するとともに，水平面での骨盤帯の回旋増大を確認する．骨盤帯の過度な内旋がみられる場合は大腿二頭筋の，過度な外旋がみられる場合は半腱様筋，半膜様筋の伸張ストレス増大が生じる．

　歩行では，上述した立脚相での骨盤異常運動に加え，遊脚相での骨盤運動も評価する．遊脚側骨盤帯の前方への回旋が過剰に生じている場合，遊脚側の骨盤帯固定性低下と股関節屈曲の機能不全，もしくは立脚側の股関節伸展不足などが影響する．また腕振りの左右差が生じている場合，胸郭可動性の低下を疑う．

5 リハビリテーションと予防

■ ゴール設定（スポーツ動作開始まで）（図14）

　奥脇らによるMR重症度分類では，競技復帰までにⅠ度は1〜2週，Ⅱ度（筋腱移行部損傷）は3〜8週，Ⅲ度（断裂）は数か月以上要することが報告されている[3]．機能不全の観点からの段階的リハビリテーションとしては，ストレッ

● 文献
3）奥脇 徹：トップアスリートにおける肉離れの実態. 日本臨床スポーツ医学会誌 2010；17：497-504.

ングは筋の伸張痛が消失しだい開始する．筋収縮に関しては，受傷直後に伴う疼痛と筋緊張低下の改善後，等尺性収縮から開始する．収縮改善に合わせて徐々に求心性，遠心性収縮の順に変更していく．一般的に，伸張痛消失よりも軽負荷の収縮痛消失のほうが早いことが多いため，筋収縮は可及的早期に開始する．膝深屈曲位でのヒップリフトなどは比較的早期に開始することができる．ジョギングは伸張痛（SLR）消失，抵抗時痛（股関節屈曲位，遠心性）消失，また動作としては降段動作，片脚スクワットが疼痛なく可能，かつ体幹固定筋機能が改善されていることを基準として開始する．開始初期に関してはハムストリングスへの負荷を考慮し，オーバーストライドにならないよう（上体の真下で足部接地）指導する．高負荷のジョギング，アジリティトレーニングで疼痛，違和感がみられず，収縮機能の改善（伸張・短縮位，内-外側間の収縮バランス，

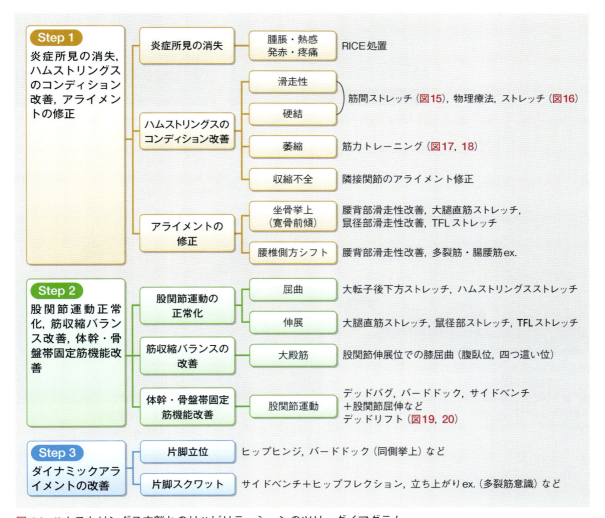

図14 ハムストリングス肉離れのリハビリテーションのツリーダイアグラム

- RICE：rest, icing, compression, elevation
- 大腿筋膜張筋：tensor fasciae latae（TFL）
- 傍脊椎筋：paravertebral muscle（PVM）

● 文献

4) Croisier JL, et al : Strength imbalances and prevention of hamstring injury in professional soccer players : a prospective study. Am J Sports Med 2008 ; 36 : 1469-1475.

収縮スピード）も得られているようであればスプリントに移行する．直線走で問題がなければ曲線走も開始する．遠心性収縮機能のさらなる改善がみられれば，アスレティックリハビリテーションとしてバウンディングを取り入れることもある．完全合流はスプリントで疼痛，違和感なし，柔軟性・筋機能の左右差なしを基準とするのが理想である．等速性筋力が測定できる場合は，hamstring/quadriceps ratio（H/Q比）0.5以上を復帰基準値として用いる[4]．

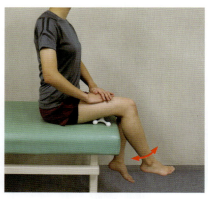

図15 ハムストリングのストレッチ
ハムストリングにマッサージ機器を当て，膝関節の屈曲伸展運動を行うことでハムストリングスをほぐす．

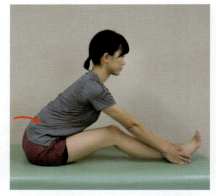

図16 ハムストリングのストレッチ
SLR時にハムストリングの伸張感が出現してきたころから徐々にストレッチを開始する．開始時は過剰なストレッチによる修復過程の阻害に注意する．膝屈曲位では大腿近位部に伸張感を得られやすい．

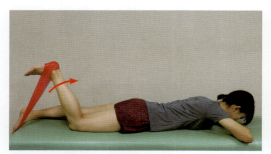

図17 ハムストリングの筋力トレーニング（レッグカール）
等尺性，求心性，遠心性の順に実施する．股関節の屈曲運動が生じないようにする．

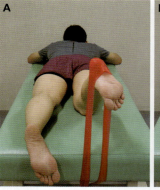

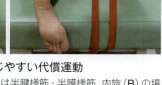

図18 レッグカール中に生じやすい代償運動
下腿の外旋（A）が生じている場合は半腱様筋・半膜様筋，内旋（B）の場合は大腿二頭筋の収縮不全を疑う．

2.1　ハムストリングス肉離れ

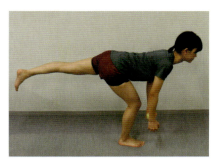 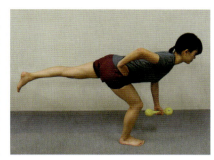

図19　片脚デッドリフト ＋ 両手ダンベル

大殿筋，ハムストリングの遠心性収縮トレーニング．膝関節は軽度屈曲位にとどめる．ダンベルを把持することで，重心を前方に偏位させやすい．

図20　片脚デッドリフト ＋ 片手ダンベル

股関節外旋筋の遠心性収縮トレーニング．筋力低下がある場合，股関節内旋の減少や体幹の回旋・側屈代償が生じやすい．

部位別

第2章 大腿部

2.2 大腿直筋肉離れ

1 発生メカニズム（図1）

大腿直筋肉離れは広筋群，深部腹筋群，腸腰筋の機能不全を有する場合が多い（図1①）．ランニング動作では，これらの筋機能不全を起因として下肢の後方への流れが増大（take off～follow through）することや，寛骨固定力低下により骨盤帯後傾位での下肢引き付け動作（follow through～forward swing）の際に，大腿直筋が過活動となり，肉離れが発生しうる（図1②）．肉離れ発生後は大腿直筋などのタイトネスにより，静的アライメントは寛骨前傾位となることが多く（図1③），寛骨前傾マルアライメントが大腿直筋のコンディション不良や筋機能不全に影響を与える（図1④）．

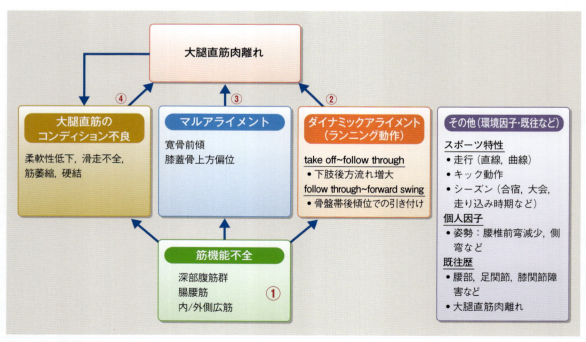

図1　大腿直筋肉離れの発生メカニズム

50

2 主訴

■ 疼痛発生場面

疼痛の急性発症/慢性発症および疼痛が出現する動作場面を聴取する．具体的には，スプリント時のsupport phase前期（減速期：股関節伸展および膝関節屈曲の遠心性収縮），recovery phase前期（加速期：膝関節屈曲の減速および股関節屈曲の加速）や，サッカーのキック動作のswing phase（股関節伸展位での最大膝屈曲）での発症が多い．

■ 疼痛の種類

受傷後の症状の種類を聴取し，患部の状態を推定する．鋭い痛みは急性の肉離れを疑うべきであり，鈍い痛みや違和感・不快感を訴える場合は肉離れ後の慢性痛の場合が多い．また肉離れの既往の有無を聴取し，肉離れ既往がある場合は機能不全を起因とした患部へのストレス増大の可能性を推定する．

■ ADL上の疼痛の有無

歩行時の遊脚相の疼痛であれば，遊脚側機能の問題に由来する疼痛を疑い，立脚相の疼痛であれば支持側機能の問題に由来する疼痛を疑うべきである．

3 疼痛検査

■ 視診・触診

近位部損傷の場合は下前腸骨棘の圧痛を確認し，剝離骨折との鑑別を行う．視診，触診では損傷部位や重症度を詳細に把握する．視診では出血の有無や範囲を確認する．可視的な出血がみられる場合は重度の損傷を疑う．触診では，肉離れ急性発症後にみられる筋緊張低下や腫脹，熱感を左右差で確認する．また，肉離れに特徴的な所見として陥凹や膨隆がある．これらの所見がみられる場合は重症度が高いことを示しており，まれに観血的療法が適応となる場合がある．慢性発症や肉離れの既往がある場合は，筋萎縮や硬結がみられる場合が多い．疼痛の訴え部位だけでなく，大腿直筋の近位から遠位までをなでまわすように確認し，左右差を含めて詳細に評価する．

■ 圧痛

肉離れでは圧痛により損傷部位を詳細に確認する．大腿直筋をそれぞれ近位・中央・遠位部にて評価する．

● 日常生活動作：activities of daily living（ADL）

疼痛誘発

以下に挙げた筋組織の伸張時痛・運動時痛・荷重時痛を確認し，重症度を評価する．

CHECK POINT

- □ **伸張時痛**　背臥位：膝関節屈曲
  　　　　　　腹臥位：膝関節屈曲，股関節伸展，股関節伸展＋膝関節屈曲
- □ **膝関節運動時痛**：等尺性，求心性，遠心性，遠心性→求心性の切り換え，の順で評価
- □ **股関節運動時痛**：等尺性，求心性，遠心性，遠心性→求心性の切り換え，の順で評価
- □ **荷重時痛**：スクワット（両脚，片脚），フロントランジ

伸張時痛は，他動的な膝関節屈曲で大腿直筋の疼痛を確認する．背臥位での膝関節屈曲（図2）で疼痛が生じない場合は，腹臥位にて膝関節屈曲（図3）と股関節伸展（図4），股関節伸展＋膝関節屈曲の組み合わせ（図5）で伸張時痛を評価する．腹臥位での検査中は，代償動作の尻上がり現象の出現に注意し，股関節伸展時に疼痛が強い場合は大腿直筋の近位側の損傷である場合が多い．ここでも，ハムストリングス肉離れ同様に，伸張感と疼痛のどちらを先に感じるか聴取する．また中間部に疼痛がある場合は，近位部よりも重症度が高い[1]．

膝関節運動時の収縮時痛は，まず等尺性収縮で確認する．測定肢位は端座位，膝伸展位で行う．次に90°屈曲位で実施し，疼痛の有無を確認する．等尺性収縮で異常がなければ求心性収縮での検査に移行する．端座位，膝屈曲90°〜0°までの膝関節伸展運動による疼痛を確認する．異常がみられなければ，遠心性収縮（膝屈曲0°〜90°まで）による疼痛を確認する．

股関節運動時痛はまずactive SLRによる大腿直筋の疼痛を確認する．疼痛がない場合，膝関節運動時痛と同様に等尺性，求心性，遠心性の順に評価する．等尺性は膝関節屈曲位にて股関節屈曲時痛を確認する．股関節屈曲角度は60°より開始し，可能であれば30°，0°と徐々に浅くしていっても疼痛がないか確認する．膝屈曲位で問題がなければ，膝伸展位でのSLRを行う．こちらも同様に股関節屈曲角度を60°，30°，0°の順に変更していく．等尺性収縮で問題がなければ，求心性収縮下でのSLRへ移行する．次に腹臥位にて股関節伸展位からの屈曲運動時の疼痛を確認する．膝伸展位で問題がなければ屈曲位で同様に実施する．求心性収縮でも疼痛がみられない場合，SLR時の遠心性収縮による疼痛を確認する．異常がみられなければ，下肢スイング動作（図6）にて遠心性から求心性へ収縮形態が切り換わるときの疼痛を確認し，スピードアップしても問題がないか聴取する．

荷重時痛はスクワットにて確認する．両脚が可能であれば，片脚で実施する．

● 文献

1) Balius R, et al：Central aponeurosis tears of the rectus femoris：practical sonographic prognosis. Br J Sports Med 2009；43：818-824.

● 自動的 SLR：active straight leg raising（active SLR）

またフロントランジにて，ステップ動作から連続した荷重（遠心性収縮）により疼痛があるかを確認する．

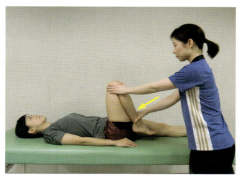

図2 伸張時痛の確認①
背臥位膝関節屈曲時の疼痛の有無を確認する．

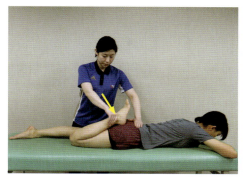

図3 伸張時痛の確認②
腹臥位膝関節屈曲時の疼痛の有無と筋の伸張感の有無，膝関節屈曲角度を確認する．

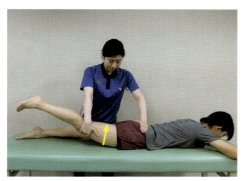

図4 伸張時痛の確認③
股関節伸展時の疼痛・伸張感の有無を確認する．

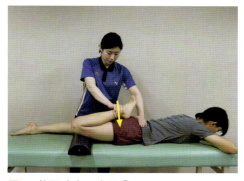

図5 伸張時痛の確認④
股関節伸展＋膝関節屈曲時の疼痛・伸張感の有無を確認する．

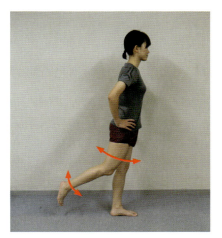

図6 伸張時痛の確認⑤（ダイナミック）
下肢スイング時の股関節伸展時の伸張痛を確認する．

部位別 第2章 大腿部

4 機能評価

■ アライメント（問題となるアライメントの把握）

評価項目
☐ 寛骨前傾
☐ 膝蓋骨上方偏位・下方偏位
他は「2.1 ハムストリングス肉離れ」(p.38)を参照.

*1 「第6章 腰背部」(p.190)を参照.

*2 「第3章 膝関節」(p.60)を参照.

寛骨前傾アライメント[*1]は，大腿直筋が持続的に短縮位となるため，股関節伸展運動時などに大腿直筋へ過度な伸張を生じさせる可能性がある.

　また，膝蓋骨のアライメント評価は健側に対する位置関係を確認する[*2]. 膝蓋骨が上方偏位している場合は，大腿直筋の過活動により広筋群の機能不全が生じていることが多く，大腿直筋の過活動を助長する.

　膝蓋骨の下方偏位アライメントはまれであるが，膝蓋腱や膝蓋下脂肪体などの軟部組織のタイトネスに起因し，Osgood（オスグッド）病やジャンパー膝などの既往を有している場合が多い. 下方偏位アライメント（上方モビリティ低下）は，大腿四頭筋の機能不全に加えて，大腿直筋の伸張ストレスを助長する.

■ 関節運動パターン（異常なパターンの把握）

評価項目
☐ 股関節屈曲・伸展時の骨頭運動

「第6章 腰背部」(p.190)を参照.

■ 可動域・可動性（制限因子の確認）

評価項目
☐ 背臥位膝関節屈曲・伸展
☐ 腹臥位膝関節屈曲
☐ 膝蓋骨上下・内外
☐ 股関節屈曲・伸展

膝関節の可動性の評価は，急性期の場合疼痛が強くみられる可能性が高いため，重症度を踏まえたうえで評価する. 疼痛誘発の項目に倣って，膝関節屈曲を背臥位と腹臥位で評価し，大腿直筋の筋損傷の程度もしくはタイトネスを確認する. 膝関節伸展の可動性制限がある場合，広筋群の機能低下を生じる原因となる可能性があるため，制限因子[*2]を確認する. また，大腿四頭筋機能へ影響を与える膝蓋骨の可動性も確認する[*2].

股関節屈曲制限がある場合，股関節屈筋である大腿直筋への過剰な負荷となる可能性がある．股関節伸展制限は寛骨前傾アライメントを助長する．そのため，それぞれの制限因子を特定する[*2]．また，股関節可動域制限がある場合は，スプリント中，代償的に骨盤帯・腰椎の前後傾・屈伸運動が過度に生じ，深部腹筋群や腸腰筋の機能不全を引き起こすため，注意を要する．

■ 筋力・筋機能検査

評価項目
□ 膝蓋骨可動性（大腿四頭筋セッティング）
□ 膝関節伸展
□ 抵抗下 SLR
□ 股関節屈曲・伸展
□ 下肢スイング動作
□ カーフレイズ

急性期の場合疼痛が強くみられる可能性が高いため，重症度を踏まえたうえで評価する．大腿四頭筋収縮時の膝蓋骨可動性から同筋のコンディションを確認する．大腿直筋の過剰収縮，広筋群の収縮不全の有無を確認する．同時に膝蓋骨の可動性も評価する．膝関節伸展は，端座位の自動運動で確認する．広筋群（特に内側広筋）の収縮が低下していると，エクステンションラグがみられる場合がある．抵抗下 SLR では大腿直筋/深部腹筋群の収縮バランスを触診にて確認する[*3]．

*3　「第1章 股関節・骨盤」（p.24）を参照．

　股関節屈曲・伸展では大腿直筋/腸腰筋，深部腹筋群の収縮バランスを触知する．腸腰筋，深部腹筋群の収縮不全がみられると，股関節運動時に腰椎や骨盤帯アライメントの過剰な変化が生じる．この場合，腰椎，骨盤帯固定機能の低下による大腿直筋の過活動を疑う．評価は背臥位から開始する（**図7**）．次に立位では壁に対して正対し，両手を壁に固定した状態で行う（**図8**）．壁に対して90°横向きになり，片手のみ壁に固定した状態でも同様に評価する（**図9**，**10**）．速度は遅めから開始し，速度を速めても（下肢スイング動作）腰椎アライメントが過剰に変化しないか確認する．

　カーフレイズでは，片脚ずつ踵部挙上高と最大挙上位で踵骨が下方への抵抗に抗せるかどうか評価する[*4]．足関節底屈機能が低下している場合は，スプリント中，take off ～ follow through phase での下肢後方流れの増大に影響する可能性がある．

*4　「第5章 足関節・足部」（p.146）を参照．

● 下肢伸展挙上：straight leg raising（SLR）

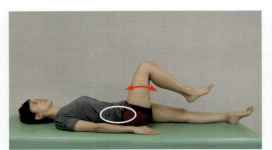

図7 骨盤帯・腰椎固定機能の評価（背臥位）
背臥位で自動股関節屈曲運動を行い，腰椎・骨盤帯の固定性を確認する．評価者は選手の腰椎の下に手を入れ，股関節屈曲に伴う腰椎後弯が生じないかどうか触診する．

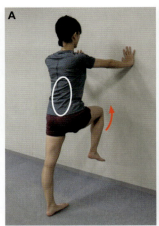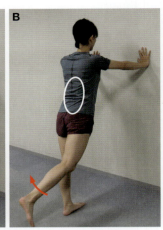

図8 骨盤帯・腰椎固定機能の評価（立位，両手支持）
立位，両手支持の状況で股関節屈曲伸展運動を行い，腰椎・骨盤帯の代償運動を確認する．股関節屈曲運動時は腰椎の過度な後弯（A）に，股関節伸展運動時は腰椎の過度な前弯（B）に注意する．

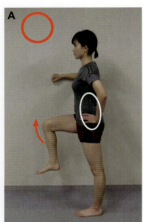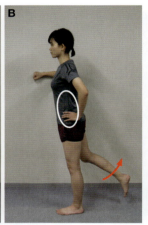

図9 骨盤帯・腰椎固定機能の評価（立位，片手支持）
立位，片脚支持の状況で股関節屈曲伸展運動を行い（A↔B），腰椎・骨盤帯の代償運動を確認する．問題なければ徐々に高速度の運動へと移行する．

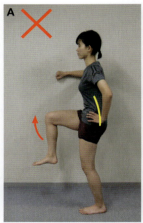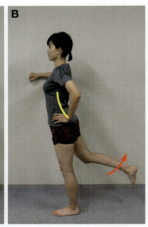

図10 骨盤帯・腰椎固定機能の評価（立位，片手支持，代償運動）
A：下肢スイングの股関節屈曲時に過度の腰椎後弯が生じている．B：股関節伸展時に過度の腰椎前弯が生じている．

■ 動作分析

評価項目
□ 片脚スイング
□ 片脚ホップ
他は「2.1 ハムストリングス肉離れ」(p.38)を参照.

片脚スイングを観察し，ストレッチショートニングサイクル時のダイナミックアライメント不良を確認する．大腿直筋の過活動を予防するためには，腰椎・骨盤帯を固定した状態で遂行できる必要がある（図9を素早く行う）．また，片脚ホップの患側での蹴り出し動作を分析し，腰椎・骨盤帯が固定できているか，下肢の過剰な後方流れが出現していないかを観察する.

5 ▶ リハビリテーションと予防

■ ゴール設定（スポーツ動作開始まで）

競技復帰までにⅠ度は1～2週，Ⅱ度（筋腱移行部損傷）は3～6週，Ⅲ度（断裂）は3か月以上要することが報告されている[2]．機能不全の観点からの段階的リハビリテーションとしては，ストレッチングは痛みなく筋の伸張感覚が出現しだい開始する．筋収縮に関しては，受傷直後に伴う疼痛と筋緊張低下の改善後，等尺性収縮から開始する．収縮改善に合わせて徐々に求心性収縮，遠心性収縮の順に変更していく．ジョギングは伸張痛（腹臥位，膝関節屈曲）消失，抵抗時痛（股関節屈曲位，遠心性）消失，また動作としては片脚スクワットが疼痛なく可能，かつ体幹固定筋機能が改善されていることを基準として開始する．高負荷のジョギング，アジリティトレーニングで疼痛，違和感がみられず，大腿四頭筋の収縮機能の改善，またストレッチショートニングサイクルによる動作不良の改善も得られているようであればスプリントに移行する．直線走で問題がなければ曲線走も開始する．完全合流はスプリントで疼痛，違和感なし，柔軟性・筋機能の左右差なしを基準とするのが理想である.

● 文献
2) Cross TM, et al：Acute quadriceps muscle strains：magnetic resonance imaging features and prognosis. Am J Sports Med 2004；32：710-719.

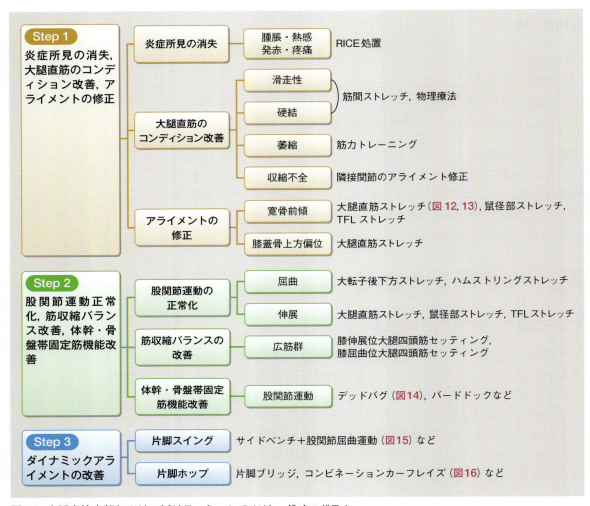

図11 大腿直筋肉離れのリハビリテーションのツリーダイアグラム

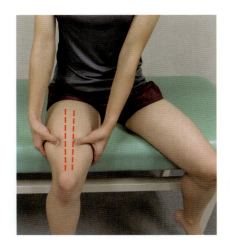

図12 大腿直筋ストレッチ
大腿直筋と外側広筋，大腿直筋と内側広筋間に指を入れ，圧迫しながら軽く膝を曲げ伸ばしする．

- RICE：rest, icing, compression, elevation
- 大腿筋膜張筋：tensor fasciae latae（TFL）

2.2 大腿直筋肉離れ

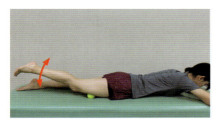

図13 大腿直筋のボールストレッチ
大腿直筋にボールを当て，膝関節の屈曲伸展運動を行うことで大腿直筋をほぐす．

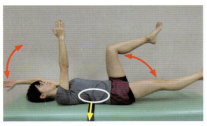

図14 デッドバグ
腰椎・骨盤帯を固定しながら股関節運動をするエクササイズ．下位胸椎の下にベルトを入れ，引っ張られても抜けないように腹圧を高める．その状態を維持しながら股関節の屈曲伸展運動を行う．

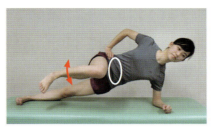

図15 サイドベンチ
骨盤帯・腰椎を固定した状態で下肢をスイングする．図の状態では，左下肢がランニング時の支持側，右下肢がランニング時の遊脚側をイメージしてトレーニングを行う．

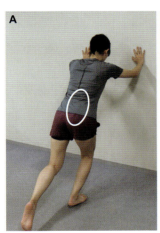
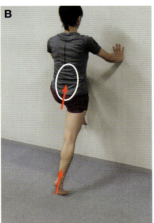

図16 コンビネーションカーフレイズ
右脚の蹴り出しをイメージして，股関節伸展，足関節底屈を協調的に行えるよう意識する．このときも骨盤帯・腰椎は固定下状態で行う．

部位別

第**3**章 膝関節

3.1 膝前十字靱帯損傷（再建術前）

1 発生メカニズム（図1）

膝前十字靱帯（ACL）損傷後は，多くの場合で再建術が施行される．再建術前には，膝機能（炎症や関節可動域など）の回復や正常歩行の獲得が重要である．しかし，ACL不全膝は関節不安定性を呈しており，不安定性を代償する動作パターンが定着しやすい．再建術前に生じやすい問題点のフローチャートを**図1**に示す．受傷後の関節内炎症（**図1①**）は，大腿四頭筋のうち特に内側広筋（VM）の機能不全を引き起こす（**図1②**）．また，ACL不全膝は関節不安定性（膝外反・内旋・前方不安定性）を呈し（**図1③**），それを代償するために膝内反・下腿過外旋（いわゆる pivot shift avoidance）の異常歩行[1]となり（**図1④**），外側広筋（VL）や大腿二頭筋の過緊張が生じやすい（**図1⑤**）．これに加え，関節内腫脹が残存していると膝可動域制限が生じてしまうため，さらに異常歩行は助長されることになる．結果として，膝関節マルアライメントは固定化され（**図1⑥**），関節可動域や筋機能の回復の阻害因子となる．

2 主訴

疼痛発生場面

ACL損傷は，受傷機転を把握することが必要である．接触型の損傷では相手との接触箇所や接触方向を聴取する．非接触型の損傷では，受傷動作（着地，切り返し，減速動作など）や受傷肢位（膝を内側に捻った，後方重心で接地したなど），あるいは受傷直前のプレー（空中での接触の有無，ボールに飛びついてなど）についても聴取する．これにより，合併症の有無や機能的問題の推測が可能となる．

疼痛の種類

受傷後の症状の種類を聴取し，患部の状態を推定する．鈍い痛みや荷重時の脱

● **文献**
1) Magee DJ : Orthopedic Physical Assessment 6e (Musculoskeletal Rehabilitation). Saunders, 2014.

● 膝前十字靱帯：anterior cruciate ligament（ACL）
● 内側広筋：vastus medialis（VM）
● 外側広筋：vastus lateralis（VL）

3.1 膝前十字靱帯損傷（再建術前）

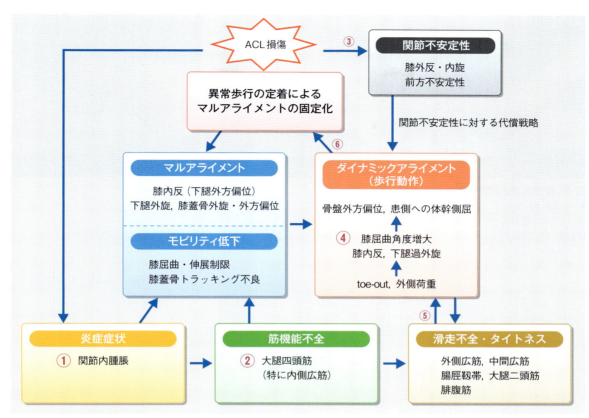

図1 ACL再建術前に生じやすい問題点のフローチャート

力感は関節内の腫脹に伴う症状の可能性が高く，荷重時の恐怖感は靱帯損傷による膝の不安定感から生じる場合が多い．また，半月板や軟骨損傷などの関節内病変がある場合は，関節運動に伴う引っかかり感を訴えることが多い．

ADL上の疼痛の有無

安静時痛が顕著であれば，受傷後の関節内の炎症による影響が強い．荷重時痛や歩行時痛がある場合には，関節内の腫脹が残存しているか関節内病変を合併している可能性を疑う．

3 疼痛検査

炎症所見・圧痛（図2）

ACL損傷後は炎症所見の確認と合併症の判別を行う．腫脹は，関節裂隙の裂隙前面や膝蓋上嚢，膝窩部で確認するか，膝蓋跳動で評価する．合併損傷する可能性が高い内側側副靱帯（MCL）損傷の有無を大腿骨内側上顆で，半月板損傷

- 日常生活動作：activities of daily living（ADL）
- 膝内側側副靱帯：medial collateral ligament（MCL）

61

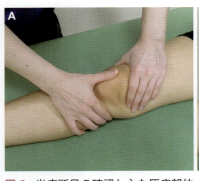 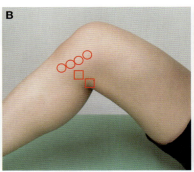 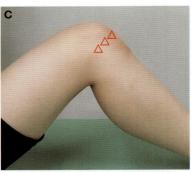

図2 炎症所見の確認と主な圧痛部位
A：膝蓋跳動．
B：膝内側の圧痛部位．○：MCL，□：膝関節内側裂隙（内側半月板中・後節）．
C：膝外側の圧痛部位．△：膝関節外側裂隙（外側半月板）．

の有無を内・外側関節裂隙の圧痛で確認する．腫脹が強い場合には，限局した圧痛部位を特定できないことも多い．

疼痛誘発

以下に挙げる関節運動時の疼痛および筋組織の収縮時痛を評価する．

CHECK POINT
- 膝伸展強制（図3A）
- 膝屈曲強制（図3B）
- セッティング

他動的に膝を伸展または屈曲させ疼痛を確認する．関節内腫脹が問題であれば，膝伸展・屈曲ともに最終域で疼痛もしくは違和感（圧迫感）を訴える．屈曲最終域のみ，もしくは伸展最終域に局所的な疼痛の訴えがあれば，半月板損傷を疑う必要がある．なお，中間位での痛みや引っかかりは，関節内に半月板や損傷した軟骨片がはさまり込んでいる可能性があるため，無理に関節を動かそうとしてはいけない．

収縮時痛を膝伸展位でのセッティングで確認する．関節内腫脹が強い場合は，筋収縮時に痛みや収縮のしにくさを訴えることがある．また内側広筋の収縮不全や外側広筋の過緊張によって膝蓋骨トラッキング不良が生じている場合，膝蓋大腿関節の圧縮ストレスが高まり，痛みや違和感を生じることもある．

疼痛増悪・減弱テスト

疼痛誘発で陽性であった関節運動と収縮時痛に対し徒手的にアライメント操作を行い，疼痛減弱の有無を確認する．疼痛減弱の程度をもとにリハビリテーションプログラムにおける優先順位の参考とする．

● 膝内側側副靱帯：medial collateral ligament（MCL）

3.1 膝前十字靱帯損傷（再建術前）

CHECK POINT

☐ アライメント操作： ・膝屈曲・伸展＋下腿内旋の誘導（図4A, B）
　　　　　　　　　　・セッティング＋膝蓋骨上内方への誘導

膝関節伸展・屈曲時に下腿の内旋方向への誘導を行い，疼痛の減弱の有無をみる．下腿の操作によって疼痛が減弱された場合は，下腿の過外旋アライメントにより伸展・屈曲時の疼痛が生じていると判断する．セッティングによる大腿四頭筋の収縮時痛には，内側広筋機能を補助するように膝蓋骨の上内方へ誘導し，疼痛の変化を確認し，減弱がみられれば内側広筋の機能不全に起因する疼痛と判断する．

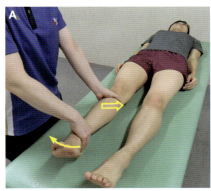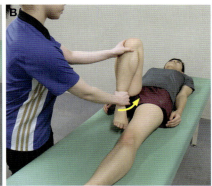

図3　疼痛誘発のための徒手操作
A：膝伸展強制．下腿近位を上方に押し込みながら下腿遠位を把持し，膝を他動伸展させる．
B：膝屈曲強制．下腿近位を支えながら下腿遠位を把持し，膝を他動屈曲させる．

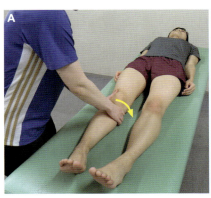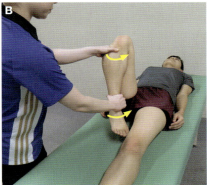

図4　膝伸展・屈曲強制の際の疼痛減弱のための徒手操作
A：膝伸展＋下腿内旋．下腿内旋方向に誘導しながら膝伸展方向に押し込み，疼痛の変化を確認する．
B：膝屈曲＋下腿内旋．下腿内旋方向に誘導しながら膝屈曲方向に押し込み，疼痛の変化を確認する．

4 機能評価

■ アライメント（問題となるアライメントの把握）

評価項目
- □ 下　腿：外旋（外側の後方偏位/内側の前方偏位）
- □ 膝関節：内/外反（下腿外方偏位）
- □ 膝蓋骨：上方/下方偏位，前/後傾，内/外旋，内方/外方偏位，外反/内反回旋

下腿のアライメント評価は，大腿骨内・外側上顆の位置に対する脛骨内側顆，腓骨頭の位置関係，または大腿骨内・外側上顆に対する脛骨粗面の位置関係で評価する（図5A, B）．下腿は外旋アライメントを呈していることが多く，下腿外側が後方偏位しているパターンや下腿内側が前方偏位しているパターン，これらが同時に起こっているパターンが存在する（図6A, B）．膝関節内/外反についても，大腿骨内・外側上顆の位置と脛骨内側上顆と腓骨頭の位置関係で確認する．異常歩行の定着によるマルアライメントの固定化（図1）によって，膝関節は内反アライメントを呈していることが多く，その場合は下腿外方偏位を伴う．膝蓋骨は，矢状面から上方/下方偏位，前/後傾を，水平面から内/外旋，内方/外方偏位を，前額面からは膝蓋骨下極の向きで外反/内反回旋を確認する（図7A〜C）．膝蓋骨アライメントは，下腿外旋の影響を受け，外旋/外方偏位していることが多い．基本的には左右差をもって問題となるアライメントの有無を判断するが，膝蓋骨上方/下方偏位については膝蓋腱長と膝蓋骨長の比率が0.8〜1.2が正常値とされている[2]．

● 文献
2) Fuentes A, et al : Gait adaptation in chronic anterior cruciate ligament-deficient patients: pivot-shift avoidance gait. Clin Biomech 2011 ; 26(2) : 181-187.

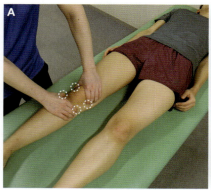 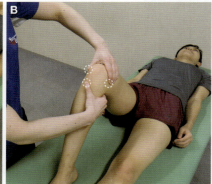

図5　アライメント評価
A：大腿骨内・外側上顆の位置に対する脛骨内側顆，腓骨頭の位置関係．
B：大腿骨内・外側上顆に対する脛骨粗面の位置関係．
膝伸展位と屈曲位でそれぞれ確認し，大腿に対する下腿アライメント（内/外反，内/外旋）を把握する．

3.1 膝前十字靱帯損傷（再建術前）

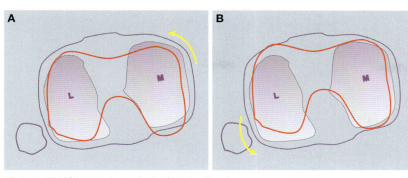

図6 下腿外旋アライメントのバリエーション
A：下腿内側が前方偏位しているパターンのシェーマ．脛骨内側顆の後方移動制限が原因の場合が多い．
B：下腿外側が後方偏位しているパターンのシェーマ．膝関節後外側筋群（大腿二頭筋など）のタイトネスが原因の場合が多い．
L：lateral（外側），M：medial（内側）

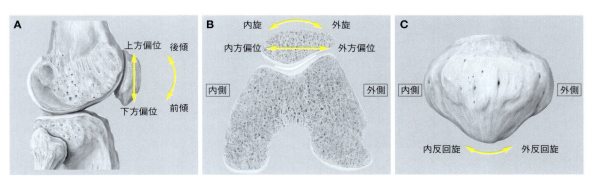

図7 膝蓋骨アライメントの評価
A：膝蓋骨の上方/下方偏位と前/後傾は，矢状面から確認する．
B：膝蓋骨の内/外旋と内方/外方偏位は，水平面から確認する．
C：膝蓋骨の外反/内反回旋は，膝蓋骨下極の前額面上の向きで確認する．

■ 関節運動パターン（異常なパターンの把握）

評価項目
☐ 他動膝関節伸展・屈曲時の下腿回旋運動（screw home movement）
☐ 自動膝関節屈曲運動（大腿二頭筋過活動による下腿外旋）
☐ 大腿四頭筋収縮時の膝蓋骨運動（上方移動の減少，過度な外方偏位）

他動膝関節伸展時に脛骨粗面を触診し，大腿骨に対する脛骨の内外旋を評価する（図8A）．脛骨の過外旋が生じている場合，外側ハムストリングや腸脛靱帯を含めた後外側組織のタイトネスが疑われる．同様に，他動膝屈曲時に下腿内旋運動が減少している場合には，外側広筋や腸脛靱帯のタイトネスが原因となっている可能性が高い（図8B）．自動膝関節屈曲運動において下腿外旋位とな

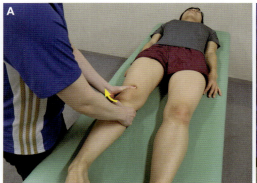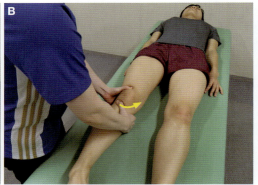
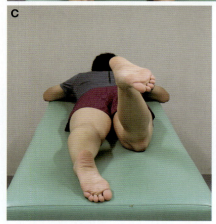

図8 膝関節伸展・屈曲時の下腿回旋運動
A：他動膝関節伸展時の下腿外旋運動．膝伸展最終域での下腿外旋運動の程度を左右差で比較する．
B：他動膝関節屈曲時の下腿内旋運動．他動膝屈曲運動における下腿内旋運動の左右差を比較する．
C：自動膝関節屈曲時の下腿回旋運動．腹臥位で膝屈曲運動をした際の下腿回旋運動を確認する．

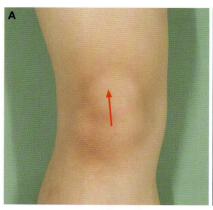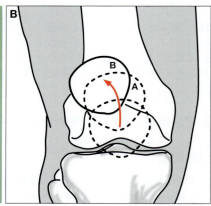

図9 大腿四頭筋収縮時の膝蓋骨運動
A：セッティング時の膝蓋骨運動の確認．正常では大腿骨長軸に沿って膝蓋骨が上方（やや外方）に移動する．
B：内側広筋の機能不全がある場合，セッティング時の膝蓋骨運動．膝蓋骨の過度な外方偏位（J-sign）を認める．

りやすい場合には，内側ハムストリングの機能不全と大腿二頭筋の過活動を疑う（図8C）．

大腿四頭筋収縮時の膝蓋骨運動は，膝伸展位でのセッティングの際に十分上方への牽引が行われているかや，偏った内外側への偏位が生じていないかを評価する（図9A）．膝蓋上嚢に腫脹が滞留している場合には上方可動性が低下する．内側広筋の機能不全が生じている場合には，大腿四頭筋収縮時に膝蓋骨の過度な外方偏位（J-sign）を認める[3]（図9B）．

■ 可動域・可動性（制限因子の確認）

評価項目
□ 膝関節伸展/屈曲可動域
□ 下腿内旋（外側の前方移動/内側の後方移動）可動性
□ 膝蓋骨可動性（内旋/内方偏位）

膝関節に伸展可動域制限が存在する場合は，まずハムストリングスや腓腹筋，膝窩筋など後方の筋のタイトネスを疑う．膝伸展最終域において下腿外旋アライメントが著明の場合には，外側ハムストリングが原因であることが多く，脛骨の後方滑り運動が制限されている場合は，腓腹筋が原因であることが多い（図10A）．伸展最終域で前方のつまり感を訴える症例では，膝蓋腱深部で膝蓋下脂肪体などの軟部組織の内圧が上昇していることが疑われ，膝蓋骨の前傾や下方偏位が原因となることが多い．屈曲可動域制限が存在する場合は，関節内の腫脹の残存や膝蓋上嚢の伸張性低下，膝蓋腱と膝蓋下脂肪体周囲間の滑走不全，大腿四頭筋のタイトネスを疑う．関節内の問題か関節外の問題かを判断するためには，膝関節屈曲時に膝蓋骨の下方に押し込むように誘導し，可動域が拡大すれば関節外（膝蓋骨周囲の軟部組織由来）と判断できる（図10B）．

下腿内旋可動性は，下腿外側の前方可動性と下腿内側の後方可動性に分けて評価する．下腿外側の前方可動性は，腸脛靱帯や外側ハムストリングのタイトネスにより制限される一方で，下腿内側の後方可動性は腓腹筋内側頭と半腱様筋との間や半膜様筋と膝窩筋の間の滑走不全などによって制限される（図10C）．

膝蓋骨可動性は，内旋・内方可動性を確認する（図11A, B）．下腿外旋により膝蓋骨は外旋・外方アライメントを呈しやすく，内旋・内方可動性低下が起こる．内旋可動性は，膝蓋骨の内側縁を大腿骨方向に押し込んだ際の外側縁の浮き上がりを確認し，内方可動性は，膝蓋骨を内方へ誘導した際の移動量を左右差で比較する．いずれも膝蓋骨外側組織のタイトネスが原因で生じるが，内旋制限は深部組織（膝蓋支帯など），内方移動制限は浅部組織（腸脛靱帯や外側広筋など）が主な責任病巣と考えられる．

● 文献
3) Post WR : Clinical evaluation of patients with patellofemoral disorders. Arthroscopy 1999 ; 15 : 841-851.

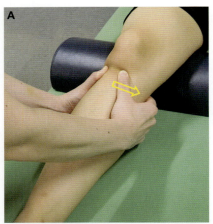

図10 膝関節可動性評価
A：膝伸展位での脛骨後方滑り可動性．大腿骨遠位にタオルなどを敷き，脛骨近位を後方に押し込んだ際の可動性を左右差で比較する．
B：膝屈曲時の膝蓋骨下方誘導．膝屈曲可動域制限に対して膝蓋骨の下方への動きを誘導することで，屈曲可動域が拡大するか確認する．
C：下腿内旋可動性．下腿外側の前方可動性（実線矢印）と下腿内側の後方可動性（点線矢印）に分けて評価する．

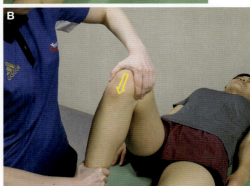
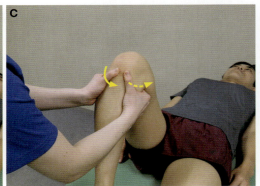

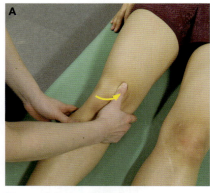
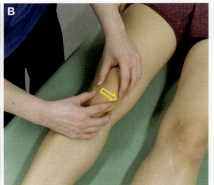

図11 膝蓋骨可動性評価
A：内旋可動性．膝蓋骨の内側縁を大腿骨方向に押し込んだ際の外側縁の浮き上がりを確認する．
B：内方可動性．膝蓋骨を内方へ誘導した際の移動量を左右差で比較する．

■ 筋力・筋機能検査

評価項目
【非荷重位筋機能】
　　□ セッティング
　　□ 膝関節屈曲（腹臥位）
【荷重位筋機能】
　　□ スプリットスクワット下での膝関節への抵抗：内方/前方

　非荷重位での膝関節周囲筋の機能評価として，セッティングにて大腿四頭筋の収縮を確認する．このとき，膝蓋骨運動や内側広筋の収縮の程度を視診・触診で確認する（図12A）．内側広筋の機能不全が長期化している場合，筋の萎縮の程度を把握するために大腿周径を記録しておくとよい．また，腹臥位での膝屈曲を行い，内外側ハムストリングスの収縮を確認する（図12B）．

　荷重位での筋機能評価として，スプリットスクワット肢位で各方向へ抵抗を加えたときの安定性を確認する（図13A，B）．内方への抵抗に動揺を示す場合には内側広筋や股関節外旋筋，前方への抵抗に動揺を示す場合にはハムストリングスの筋機能や足関節（距腿関節）背屈位アライメントの問題と捉える．

　各評価方法において，足部肢位や下腿回旋アライメント，骨盤固定の有無などの操作を行った場合に筋出力が変化するかを確認し，アライメントや患部外機能の影響を評価することも必要である．

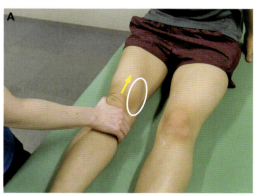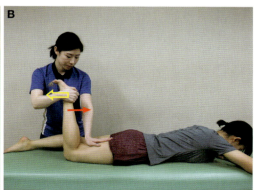

図12 非荷重位での筋機能評価
A：セッティング時の内側広筋の収縮と膝蓋骨運動の評価．内側広筋の収縮力が低下している場合，図のように膝蓋骨を内上方へ誘導することによって内側広筋の収縮が増大するかを確認する．
B：膝屈曲抵抗によるハムストリング筋力評価．下腿を内旋位および外旋位に徒手的に誘導し，内・外側ハムストリング機能を個別に評価することも重要である．

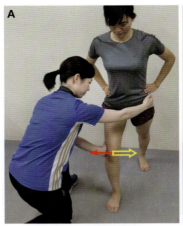 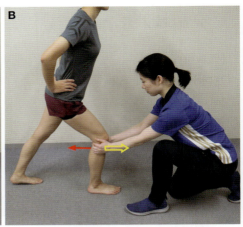

図13 荷重位での筋機能評価
A：スプリットスクワット下での膝関節への抵抗（内方）．検者は大腿骨遠位の外側から内方へ抵抗を加え，被検者にはそれに抗するよう指示を与える．
B：スプリットスクワット下での膝関節への抵抗（前方）．検者は両手で下腿近位を把持し前方に引き出すように抵抗を加え，被検者にはそれに抗するよう指示する．

動作分析

評価項目
□歩　行
□片脚立位
□片脚スクワット

　ACL損傷後は，膝の可動域制限の代償，疼痛の回避やgiving wayを回避する動作パターンが形成され，不良な歩行動作となることが多い．ベッド上での静的アライメントが改善されていても，歩容が改善されていないと腫脹や疼痛が残存し，マルアライメントの再形成の原因となる．不良な歩行動作として，膝伸展制限によるtoe-out接地や荷重応答期にかけて増大する外側荷重に加え，股関節周囲筋や体幹筋機能不全により生じる骨盤の外方偏位や体幹の立脚側への側屈を認める（図14A, B）．したがって，正常歩行の獲得のために片脚動作（片脚立位，片脚スクワット）を術前に獲得しておきたい（図15A, B）．片脚立位は，歩行動作の立脚期と同様に体幹側屈や骨盤傾斜・外方偏位の有無を確認する（図15A）．片脚スクワットは，正常歩行の獲得のためにクォータースクワット程度の深さで安定して行えているかを評価する．問題となりやすい不良動作は，体幹の側屈や骨盤の回旋である（図15B）．

●膝前十字靱帯：anterior cruciate ligament（ACL）

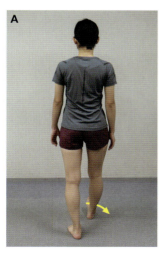
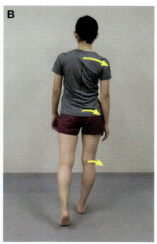

図14 ACL損傷者の典型的な異常歩行
A：立脚初期．toe-outし足部外側接地となりやすい．
B：荷重応答期．膝内反増大と骨盤外方偏位が著明で，患側への体幹側屈もみられる．

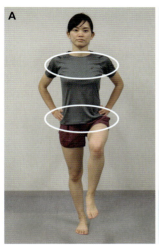
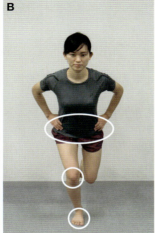

図15 再建術前に獲得すべき動作
A：片脚立位．体幹側屈や骨盤傾斜・外方偏位の有無を確認する．
B：片脚スクワット．クォータースクワット程度の深さで体幹の側屈や骨盤の回旋の有無を確認する．

5 リハビリテーションと予防

ゴール設定（手術まで）

ACL損傷から手術までの期間は，炎症症状の消失と膝完全伸展の獲得，正常歩行の獲得が主な目標である．関節内の炎症を認めている場合，1～2週間は炎症管理を中心とし，愛護的な可動域エクササイズやセッティングによる内側広筋の筋機能回復を目指す．炎症消失後は，筋機能改善エクササイズを段階的に進め，術前のうちに膝関節伸展・屈曲筋力の健患差を最小限にすることが，術後リハビリテーションを進めるうえで重要である．併せて片脚立位や片脚スクワット動作を修正し，正常歩行を獲得していく．

　ACL再建術までに行うべきリハビリテーションは，① 膝関節可動域と内側

広筋機能を改善させた後，② 荷重下での膝関節安定化筋機能を獲得し，③ 正常歩行を獲得させることである（図16）．

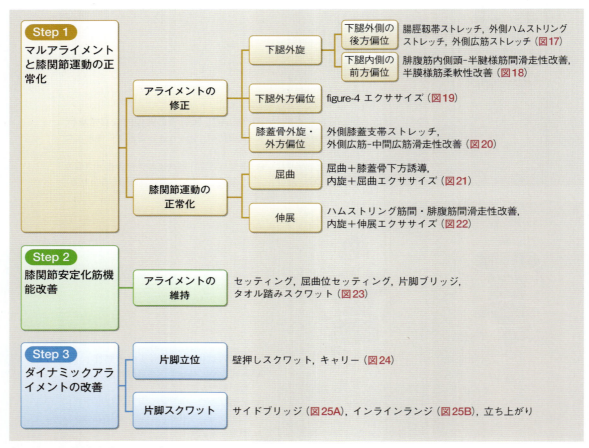

図16 ACL再建術前のリハビリテーションのツリーダイアグラム

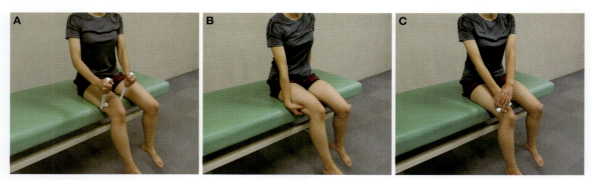

図17 下腿外旋アライメントの修正（下腿外側の前方可動性改善）
A：腸脛靱帯ストレッチ．マッサージ機器を腸脛靱帯に押し当てながら膝を屈伸し，腸脛靱帯の滑走性を改善させる．
B：外側ハムストリングストレッチ．外側ハムストリングの筋腹をつまみながら膝を屈伸し，外側ハムストリングの柔軟性を改善させる．
C：外側広筋ストレッチ．外側広筋と腸脛靱帯の隣接している部位にマッサージ機器を当て膝を屈伸し，外側広筋の柔軟性を改善させる．

● 膝前十字靱帯：anterior cruciate ligament（ACL）

3.1 膝前十字靱帯損傷（再建術前）

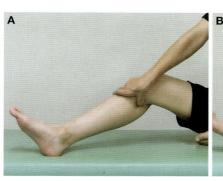 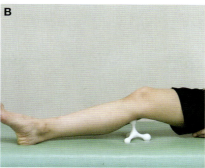

図18 下腿外旋アライメントの修正（下腿内側の後方可動性改善）
A：腓腹筋内側頭−半腱様筋滑走性改善．腓腹筋内側頭の内側縁を近位にたどっていき，半腱様筋との滑走不全を起こしている部位に指を当て足関節を底背屈し，滑走性を改善させる．
B：半膜様筋柔軟性改善．半膜様筋の付着部周囲（深鵞足）にマッサージ機器を当て，柔軟性を改善させる．

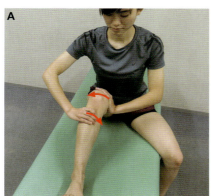 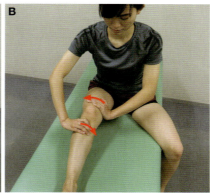

図19 下腿外方偏位の修正（figure-4 エクササイズ）
下腿近位を外方から押さえ，大腿遠位を内方から外方に向かって押し込みつつ股関節を外旋していき（A），その状態のまま膝を伸展していく（B）．

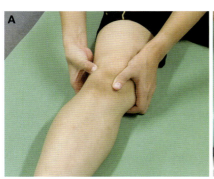 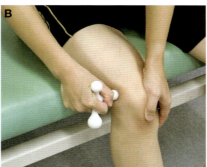

図20 膝蓋骨外旋・外方偏位アライメントの修正
A：外側膝蓋支帯ストレッチ．膝蓋骨内側縁を膝蓋大腿関節に押し込み，浮き上がった外側縁に付着する組織（外側支帯など）をほぐす．
B：外側広筋−中間広筋滑走性改善．外側広筋の遠位の腸脛靱帯との間隙から中間広筋に向かってマッサージ機器を差し入れ，膝を屈伸しながら外側広筋と中間広筋の滑走性を改善させる．

部位別　第3章　膝関節

図21　膝屈曲運動の正常化
A：屈曲＋膝蓋骨下方誘導．膝屈曲運動に合わせて，膝蓋骨を下方に誘導する．
B：下腿内旋＋膝屈曲エクササイズ．正常SHMに修正するために，膝屈曲運動に合わせて下腿内旋を行う．内側ハムストリング（特に半腱様筋）の収縮が十分得られていることも確認する．

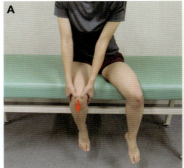 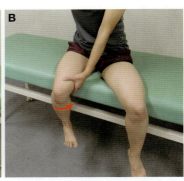

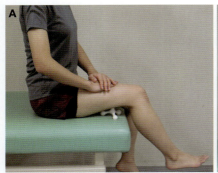 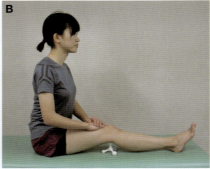 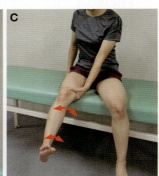

図22　膝伸展運動の正常化
A：内側・外側ハムストリング筋間滑走性改善．内側・外側ハムストリングの筋間にマッサージ機器を当て膝を屈伸することで，ハムストリングの滑走性を改善させる．神経への圧迫に注意すること．
B：腓腹筋内側・外側頭筋間滑走性改善．腓腹筋内側・外側頭の筋間にマッサージ機器を当て足関節を底背屈することで，腓腹筋の滑走性を改善させる．神経への圧迫に注意すること．
C：内旋＋伸展エクササイズ．伸展最終域での下腿過外旋の修正のため，下腿内旋位を保つように意識しながら膝を伸展させる．

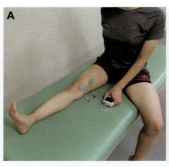 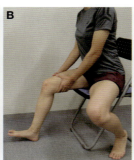 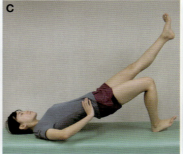 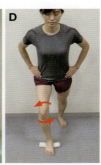

図23　膝関節安定化筋機能改善
A：セッティング（経皮的電気刺激を用いて）．内側広筋に電気刺激を行いながらセッティングを行い，筋の収縮を促す．
B：膝屈曲位セッティング．大腿四頭筋とハムストリングの収縮を触診にて確認しながら，踵で床を踏みつける．
C：片脚ブリッジ．下腿内外旋中間位で十分ハムストリングの収縮を得ながら，骨盤水平位のまま殿部を浮かせる．足関節はやや外がえしを意識する．
D：タオル踏みスクワット．下腿外旋を修正する目的で行う．立方骨の下に丸めたタオルを置き，外側アーチの保持をさせながら股関節を外旋させることで，相対的に下腿内旋運動を誘導していく．

● screw home movement（SHM）

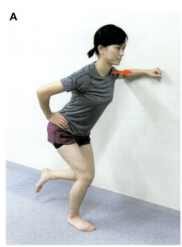 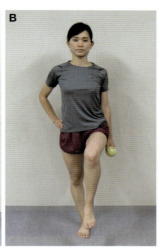

図24 片脚立位保持の安定化のためのエクササイズ
A：壁押しスクワット．健側の上肢で壁を押し，その反力に対して抗するように体幹や骨盤を安定させる．
B：キャリー．健側の上肢でダンベルを持ち，体幹側屈や骨盤側方偏位をしないように足踏みする．

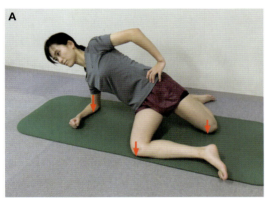 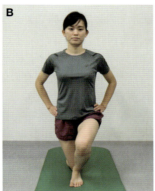

図25 片脚スクワット動作改善のためのエクササイズ
A：サイドブリッジ．股関節屈曲位とし肘は肩の下に置いて，肘と両膝で体を持ち上げる．
B：インラインランジ．体幹や骨盤を安定させたまま，足を一直線上に置いた（インライン）ランジ姿勢をキープする．

部位別

第3章 膝関節

3.2 膝前十字靱帯再建術後（ジョギング開始時期まで）

1 発生メカニズム（図1）

前十字靱帯（ACL）再建術後には，関節不安定性が解消されている一方で，手術侵襲やグラフト採取による影響を考慮する必要がある．わが国では，骨つき膝蓋腱を用いるBTBグラフトと半腱様筋腱（＋薄筋腱）を用いるSTGグラフトが主流である．ACL再建術後に生じやすい問題点のフローチャートを図1に示す．BTBを採取した場合には，膝蓋腱上に皮切を作製するため膝蓋骨の上方移動が制限されやすく（図1①），STGを採取した場合には，下腿内旋筋力の低下により下腿は外旋位を呈しやすい（図1②）．さらに，手術侵襲による影響として，膝蓋下ポータルを作製する際に膝蓋下脂肪体（IFP）が侵襲されるため，anterior intervalの癒着が生じやすく（図1③）[1]，膝関節可動域制限や膝蓋骨トラッキング不良の要因となり（図1①），膝前面痛（AKP）の出現にかかわると考えられる（図1④）．また，術前の異常歩行やアライメント不良が残存している場合には，可動域や筋機能の回復に時間を要するだけでなく，基本動作やスポーツ競技動作における不良なダイナミックアライメントを誘発する（図1⑤）．たとえば術後早期はランニング動作の獲得が一つの目標となるが，ランニング動作における骨盤外方偏位や股関節内転・内旋運動，下腿外旋の定着は，スポーツ競技動作のknee-in toe-outを誘発し，ACL再損傷リスクの増大につながる可能性がある（図1⑥）．

2 主訴

疼痛の種類

術後早期は，関節内の炎症・腫脹により膝関節周囲の鈍痛や重だるさ，荷重時の脱力感を生じる．また，腫脹や筋機能不全による膝蓋大腿関節の適合性低下による膝前面の不定愁訴を訴える場合も多い．

● 文献
1) Steadman JR, et al : Arthroscopic release for symptomatic scarring of the anterior interval of the knee. Am J Sports Med 2008 ; 36 : 1763-1769.

● 膝前十字靱帯：anterior cruciate ligament（ACL）
● BTBグラフト：bone-patellar tendon-bone graft
● STGグラフト：semitendinosus and gracilis tendons graft
● 膝蓋下脂肪体：infrapatella fat pad（IFP）　　● 膝前面痛：anterior knee pain（AKP）

3.2 膝前十字靱帯再建術後（ジョギング開始時期まで）

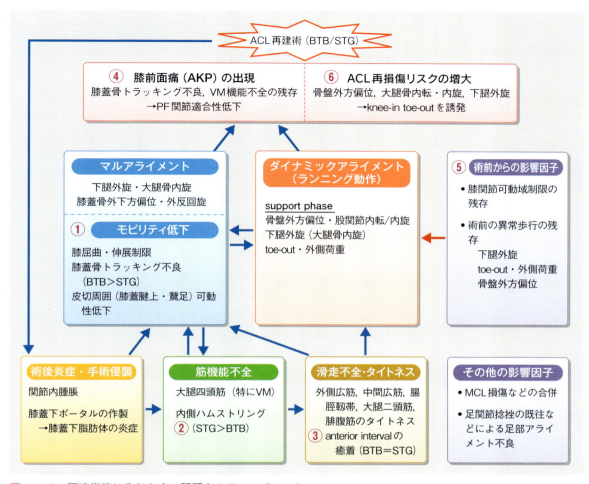

図1　ACL再建術後に生じやすい問題点のフローチャート

ADL上の疼痛の有無

日常生活においても，関節内の腫脹に伴う疼痛が多く，安静時痛や夜間時痛が強い場合には徹底した炎症管理を行う．また，歩行時や階段昇降時痛がある場合には，関節内の腫脹と膝蓋大腿関節の適合性の低下を疑う．

3　疼痛検査

疼痛誘発

以下に挙げる関節運動時の疼痛および筋組織の収縮時痛を評価する[*1]．

*1　「3.1 膝前十字靱帯損傷（再建術前）」（p.60）を参照．

- 内側広筋：vastus medialis（VM）
- 膝蓋大腿関節：patellofemoral joint（PF関節）
- 膝内側側副靱帯：medial collateral ligament（MCL）
- 日常生活動作：activities of daily living（ADL）

部位別 第3章 膝関節

CHECK POINT

- □ 膝伸展強制
- □ 膝屈曲強制
- □ セッティング

*2 ただし，術後プロトコールに準じて実施すること．

他動的に膝を伸展強制または屈曲強制させ疼痛を確認する[*2]．膝伸展強制では，関節内の腫脹が残存している場合に痛みや圧迫感が出現する．他動運動ではハムストリングの筋スパズム（防御性収縮）による痛みが出現しやすいため，その場合は自動運動によって痛みが変化するか確認する．また，膝蓋骨上方可動性低下（特にBTB）や脛骨の後方滑り運動の制限（膝蓋腱−深膝蓋下包の癒着などによる）が存在すると，anterior intervalのスペースが減少するため，膝蓋下脂肪体の内圧上昇を招き，伸展強制時に膝蓋骨下方の痛みにつながることが多い．膝屈曲強制においても，関節内の腫脹が残存していると，関節全体の圧迫感が出現しやすい．大腿四頭筋の柔軟性低下や膝蓋上嚢の拘縮などにより膝蓋骨下方可動性低下が生じている場合や，膝蓋腱上の皮切（BTBグラフト）の滑走性が低下している場合などに，膝前面の疼痛（つっぱり感）を訴えることが多い．また，脛骨の前方すべり運動の制限（膝蓋下脂肪体の拘縮などによる）が存在すると，膝屈曲時に膝窩部に痛みやつまり感を訴えることもある．セッティングでは，術前と同様に関節内の腫脹やVMの収縮不全によって痛みや違和感を生じることがある．また，anterior intervalの癒着や，BTBグラフト採取部の可動性低下により，セッティング時に膝蓋骨下方の痛み（違和感）を訴えることがある．

■ 疼痛増悪・減弱テスト

疼痛誘発で陽性であった関節運動と収縮時痛に対し徒手的にアライメント操作を行い，疼痛減弱の有無を確認する．疼痛減弱の程度をもとにリハビリテーションプログラムにおける優先順位の参考とする．

CHECK POINT

- □ アライメント操作：　・下腿内旋方向への誘導
  - ・膝伸展 ＋脛骨後方への押し込み
    　　　＋膝蓋骨上方誘導
  - ・膝屈曲 ＋脛骨前方への引き出し
    　　　＋膝蓋骨下方誘導
    　　　＋皮膚運動の補助

下腿内旋方向への誘導は「3.1 膝前十字靱帯損傷（再建術前）」の項（p.60）を参照する．膝伸展強制時には，脛骨の後方への押し込み（図2A）や膝蓋骨上方移動の誘導（図2B）を行い，疼痛や違和感の減弱を確認する．膝関節屈曲強制時には，脛骨前方滑りの誘導（図3A）や膝蓋骨の下方誘導（図3B），術創部周囲の皮膚運動の補助（図3C）を行い，疼痛が減弱するか確認する．

- BTB グラフト：bone-patellar tendon-bone graft
- 内側広筋：vastus medialis（VM）

3.2 膝前十字靱帯再建術後（ジョギング開始時期まで）

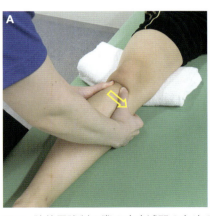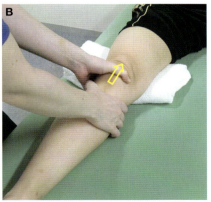

図2　膝伸展強制の際の疼痛減弱のための徒手操作
A：膝伸展＋脛骨後方への押し込み．脛骨を後方へ押し込みながら伸展させることで疼痛の変化を確認する．
B：膝伸展＋膝蓋骨上方誘導．膝蓋骨を上方へ誘導しながら伸展させることで疼痛の変化を確認する．

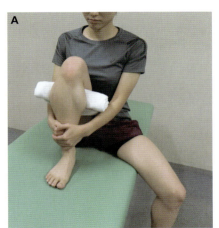

図3　膝屈曲強制の際の疼痛減弱のための徒手操作
A：膝屈曲＋脛骨前方滑りの誘導．膝窩にタオルを挟み，脛骨を前方へ引き出しながら屈曲させることで疼痛の変化を確認する．
B：膝屈曲＋膝蓋骨下方誘導．膝蓋骨を下方へ誘導しながら伸展させることで疼痛の変化を確認する．
C：膝屈曲＋皮膚運動補助．膝蓋下ポータルやBTB採取部など術創部の皮膚を関節運動方向に誘導し，疼痛の変化を確認する．

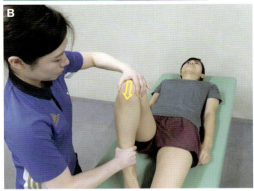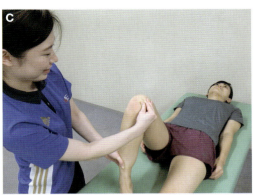

79

4 機能評価

■ アライメント（問題となるアライメントの把握）[*3]

*3 「3.1 膝前十字靱帯損傷（再建術前）」(p.60)を参照.

評価項目
□ 下　腿：外旋（外側の後方偏位/内側の前方偏位）
□ 膝関節：内/外反（下腿外方偏位）
□ 膝蓋骨：上方/下方偏位，前/後傾，内/外旋，内方/外方偏位，外反/内反回旋

アライメント評価は，ACL術前の評価[*3]と同様に行うが，特に術後は侵襲部位の周囲に滑走不全が生じるため，これを要因としたアライメント不良が起こりやすい．STG再建の場合，下腿内側を後方へ誘導する機能が低下することに加え，グラフト採取部である鵞足の皮切周囲は，皮膚や皮下組織の滑走不全，鵞足筋群と鵞足包の癒着などが生じるため，脛骨内側が前方偏位していることが多い．一方BTB再建の場合は，皮膚と膝蓋腱や膝蓋腱と膝蓋下脂肪体の滑走不全，anterior intervalの癒着によって，膝蓋骨前傾・下方偏位となりやすい．また，いずれの術式においても，膝蓋骨外反回旋を呈しやすい[2]．

■ 関節運動パターン（異常なパターンの把握）

評価項目
□ 他動膝関節伸展・屈曲時の下腿回旋運動（SHM）
□ 大腿四頭筋収縮時の膝蓋骨運動（上方移動の減少，過度な外方偏位）
□ スクワット動作（図4A, B）

● 文献
2) Van de Velde SK, et al : The effect of anterior cruciate ligament deficiency and reconstruction on the patellofemoral joint. Am J Sports Med 2008 ; 36(6): 1150–1159.

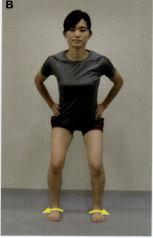

図4　スクワット動作における異常な関節運動パターン
A：下腿内旋制限を下腿内方傾斜で代償するパターン．膝外反の増強が観察される．
B：下腿内旋制限を足部回外で代償するパターン．著明な外側荷重が観察される．

- 膝前十字靱帯：anterior cruciate ligament（ACL）
- semitendinosus and gracilis tendons（STG）
- bone-patellar tendon-bone（BTB）
- screw home movement（SHM）

他動膝関節伸展・屈曲時の下腿回旋運動や大腿四頭筋収縮時の膝蓋骨運動はACL術前[*3]と同様に評価を行う．荷重下でのトレーニングを行う前に，スクワット動作における膝関節伸展・屈曲時の下腿回旋運動を確認する．正常な運動パターンは，足関節背屈に伴い足部は回内し，下腿内旋・膝屈曲が誘導される．一方，異常な運動パターンはSHMから逸脱し，膝関節屈曲運動に伴う下腿内旋に制限があり，それを代償する異常パターンが観察されることが多い．具体的には，足部回内に伴う下腿内旋を下腿内方傾斜・膝外反で代償するパターンと，下腿外旋位のまま足部回外（外側荷重）・膝内反で代償するパターンである．

■ 可動域・可動性（制限因子の確認）

評価項目
□ 膝関節伸展/屈曲可動域
□ 下腿内旋（外側の前方移動/内側の後方移動）可動性
□ 膝蓋骨可動性（後傾/上方/内反回旋）（図5）
□ 脛骨後方可動性（図6）

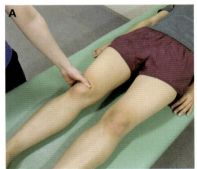 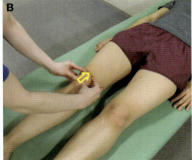 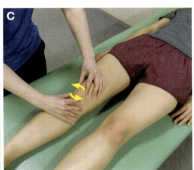

図5　膝蓋骨可動性評価
A：後傾可動性．膝蓋骨の上端を大腿骨方向に押し込んだ際の下極の浮き上がりを確認する．
B：上方可動性．膝蓋骨を上方へ誘導した際の移動量を左右差で比較する．
C：内反回旋．下極を内方へ誘導した際の移動量を左右差で比較する．

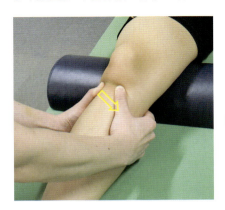

図6　脛骨後方可動性の評価
大腿部にタオルなどを敷き，脛骨を後方に押し込んだ際の移動量の左右差で確認する．エンドフィールから膝後面（腓腹筋タイトネス）の問題か膝前面（膝蓋腱-深膝蓋下包の癒着など）の問題かを判断する．

部位別 第3章 膝関節

*4 「3.1 膝前十字靱帯損傷（再建術前）」(p.60)を参照.

膝関節伸展/屈曲可動域と下腿の内旋可動性は術前*4と同様に評価する．下腿内旋可動性についても術前と同様に評価するが，再建術後に生じやすい問題として，STG再建に特有の鵞足の皮切周囲の滑走不全により下腿内側の後方可動性が低下しやすい．また，グラフト採取時に生じる皮下出血が膝後内側に広がるため，半膜様筋や腓腹筋内側頭などを巻き込んで滑走不全を形成することもあり，術前よりもより詳細に膝後内側の滑走性を評価する必要がある．膝蓋骨可動性は，特に後傾・上方・内反回旋可動性が低下しやすいため注意して確認する．特にBTBを採取した場合には，皮切や膝蓋腱周囲，anterior interval の癒着によって膝蓋骨後傾・上方可動性低下が生じやすい．anterior interval の癒着が生じている場合，膝蓋腱が深部に引き込まれるため体表からは触診しにくくなる（図7）．いずれの術式でも起こりうる膝蓋骨内反回旋可動性低下は，VM機能低下や膝蓋腱周囲の滑走不全による膝蓋腱の内方移動制限などが主な原因と考えられる．

　脛骨後方可動性は，大腿部にタオルなどを敷き脛骨を後方に押し込んだ際の移動量の左右差で確認する．脛骨後方移動の制限因子は，腓腹筋のタイトネスや膝蓋腱‒深膝蓋下包の癒着などを疑う．

■ 筋力・筋機能検査

評価項目
【非荷重位筋機能】
□ セッティング
□ 膝関節屈曲（腹臥位）
【荷重位筋機能】
□ スプリットスクワット下での膝関節への抵抗：内方/前方

筋力・筋機能の評価項目は術前*4と同様である．ただし，STG再建術後には，採取した腱は再生されてくる[3]ため，膝関節屈曲時の再生ST腱の成熟度合いを視診・触診にて評価する．再生不良例は膝屈曲時（ハムストリング収縮時）にST腱の浮き上がりを観察できないが，再生良好例では膝屈曲時にST腱が十分観察でき，触診にて適度な弾性も確認できる（図8）．

■ 動作分析

評価項目
□ 片脚スクワット
□ 前方ホップ

ACL再建術後には，片脚スクワットと前方ホップを評価し，ジョギング開始に必要な片脚動作が安定しているかを確認する．片脚スクワットは，術後の下肢

● 文献
3) Suydam SM, et al : Semitendinosus tendon for ACL reconstruction : Regrowth and mechanical property recovery. Orthop J Sports Med 2017 ; 5 (6), 2325967117712944.

● bone-patellar tendon-bone（BTB）
● semitendinosus and gracilis tendons（STG）
● 半腱様筋腱：semitendinosus tendon（ST腱）
● 膝前十字靱帯：anterior cruciate ligament（ACL）
● 内側広筋：vastus medialis（VM）

3.2 膝前十字靱帯再建術後（ジョギング開始時期まで）

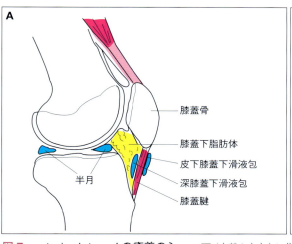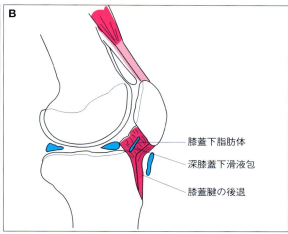

図7 anterior interval の癒着のシェーマ（文献1をもとに作成）
A：正常な anterior interval．
B：anterior interval の癒着．膝蓋腱が深部に引き込まれている．

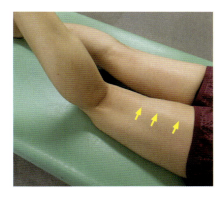

図8 膝関節屈曲時の ST 腱の浮き上がり
膝屈曲抵抗時の ST 腱の浮き上がり．再生不良例では，視診にて ST 腱を確認できないことや，触診にて腱の緊張が健側に比べ明らかに低下していることがある．

　筋力回復の指標としても有効であるため，ジョギングに必要な筋力が回復しているかの判断に用いる．術後では，術前よりも深い屈曲角度まで片脚スクワットを体幹や骨盤の代償なく行えるかを確認する（図9A）．前方ホップでは，ジョギングを想定した素早い遠心性筋収縮の確認と接地直後の安定性を評価する（図9B）．

- 膝蓋骨：patella
- 皮下膝蓋下滑液包：subcutaneous infrapatellar bursa
- 深膝蓋下滑液包：deep infrapatellar bursa
- 膝蓋腱：patellar tendon
- 膝蓋下脂肪体：infrapatellar pad
- 半月：meniscus

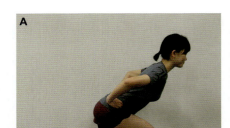
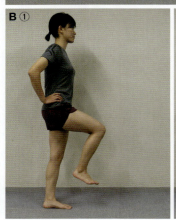
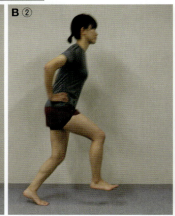
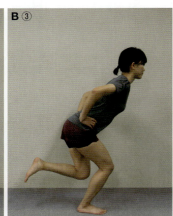

図9　ジョギングに必要な片脚動作の評価
A：片脚スクワット．パラレル（大腿が床と平行）スクワット程度の深さで体幹や骨盤の代償がなく安定して行えるか確認する．
B：前方ホップ．ジョギングを想定した素早い遠心性筋収縮の確認と接地直後の安定性を評価する．

5　リハビリテーションと予防

ゴール設定（術後早期〜ジョグ開始時）

手術後2.5〜3か月で，膝関節周囲の炎症症状改善と膝関節可動域制限の解消および内側広筋機能改善，片脚動作（片脚スクワット，前方ホップ）が安定していることを条件に，ジョギングを開始する．

　ACL再建術後のリハビリテーション（ジョギング開始時期）は，① 炎症の沈静化および膝関節可動域・内側広筋機能を改善させ，② 荷重下での膝関節安定化筋機能を獲得し，③ 片脚スクワット，前方ホップなどの動作を習得し，ジョギングに必要な機能を十分獲得することである（図10）．

　ジョギング開始以降は，術後プロトコールに準じてジャンプやストップ，切り返し動作を獲得していき，術後5か月以降に対人練習のない練習から部分的に復帰していき，術後6か月以降にスポーツ復帰を許可する．術後時期だけで復帰を許可することはせずに，復帰基準として膝関節屈曲伸展筋力が健患比85％以上であることや，片脚ジャンプでのパフォーマンス（ホップテストなど）が健患比90％以上などを設けておくことが重要である．復帰の際には，各スポ

● 膝前十字靱帯：anterior cruciate ligament（ACL）

3.2 膝前十字靱帯再建術後（ジョギング開始時期まで）

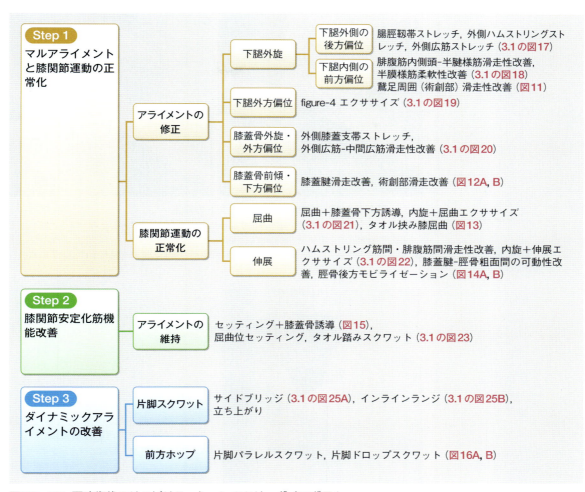

図10 ACL再建術後のリハビリテーションのツリーダイアグラム

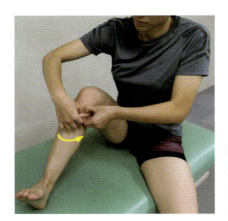

図11 鵞足周囲（術創部）滑走性改善
脛骨から鵞足や皮下組織を浮かせ（STG再建では術創部も含めて）ながら下腿内旋運動を繰り返し，下腿内側の後方可動性を改善させる．

一ツ種目の競技特性を踏まえたアスレティックリハビリテーションが重要であるため，「競技別」の章を参照されたい．

● semitendinosus and gracilis tendons（STG）

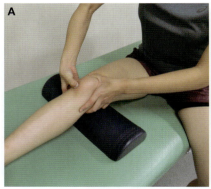 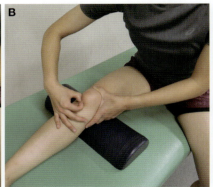

図12 膝蓋骨前傾・下方偏位アライメントの修正
A：膝蓋腱滑走改善．膝蓋骨下極を浮かすように上縁を大腿骨側に押し込み，浮き上がった下極と膝蓋腱近位の裏に指を滑らせていく．
B：術創部滑走改善．膝蓋下ポータルやBTB採取部の術創の皮膚を持ち上げ，上下に動かし可動性を改善させる．

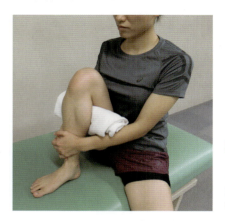

図13 膝屈曲運動の正常化（膝屈曲時の脛骨前方可動性改善）
タオル挟み膝屈曲．膝窩にタオルを挟み，膝屈曲を繰り返すことにより，膝屈曲時の脛骨前方滑り可動性を改善させる．

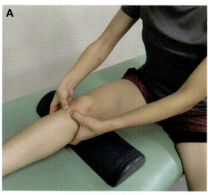 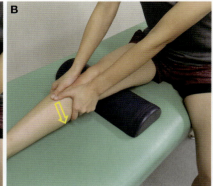

図14 膝伸展運動の正常化（膝伸展時の脛骨後方可動性改善）
A：膝蓋腱-脛骨間の可動性改善．膝蓋腱遠位と脛骨の間に指を滑らせ，深膝蓋下包周囲の滑走を改善させる．
B：脛骨後方モビライゼーション．大腿骨の下にタオルなどを敷き，脛骨を後方に押し込みながら膝を伸展していく．

● bone-patellar tendon-bone（BTB）

3.2 膝前十字靱帯再建術後（ジョギング開始時期まで）

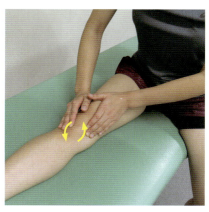

図15 セッティング＋膝蓋骨誘導
膝蓋骨外反回旋（下極の外方偏位）が著明な場合，膝蓋骨を内反回旋方向に誘導しながら内側広筋の収縮を意識するとよい．

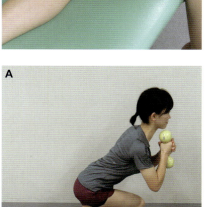

図16 片脚ホップ動作獲得のためのエクササイズ
A：片脚スクワット．パラレル（大腿が床と平行）スクワット程度まで体幹や骨盤の代償がなく行い，余裕があれば負荷を加える．
B：ドロップスクワット．より遠心性フェーズの意識をさせるため，下降相を素早く行い，衝撃吸収能を向上させる．

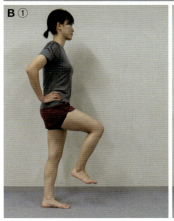
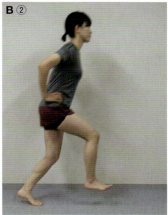
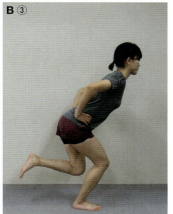

87

部位別

第3章 膝関節

3.3 膝内側側副靱帯損傷

1 発生メカニズム（図1）

膝内側側副靱帯（MCL）損傷は，スポーツにおける代表的な膝外傷のひとつであり，発生頻度は比較的高い．受傷機転は，接触型と非接触型に大別されるが，どちらにおいても膝の外反強制によってMCLが損傷される．MCL損傷後には関節不安定性が出現し，それに由来した機能低下や異常動作が出現する．さらに，損傷部位の周囲に腫脹が広がるため，周辺組織との滑走不全が可動域制限や運動時の違和感を引き起こしやすい．このように，MCL損傷は急性外傷ではあるものの，その後の慢性的な問題が生じやすい疾患である．MCL損傷後に起こる典型的な問題をフローチャートにして示す（図1）．

MCL損傷では，大腿骨内側上顆や鵞足部に腫脹が広がるため，周辺組織の滑走不全が出現しやすい（図1①）．膝関節伸展・屈曲時の鵞足筋群や内側広筋の滑走不全が生じると，膝関節運動時の伸張感や疼痛を訴えやすい．また損傷がMCL深層の後斜走靱帯（POL）にまで及ぶと，半膜様筋や膝窩筋にも滑走不全が生じるため，膝伸展制限（下腿内側の後方移動制限）が生じることもある．MCL損傷後には膝外反・下腿外旋不安定性が出現するため（図1②），歩行動作などではtoe-out・外側荷重となりやすく（図1③），代償的な股関節内転・内旋や骨盤外方偏位が生じやすい．その結果，下腿外旋アライメントの定着によるMCLの治癒遷延化や，スポーツ動作時のknee-in toe-outが誘発されることによる競技復帰後のMCL損傷の再受傷リスクにつながる（図1④）．

2 主訴

■ 疼痛発生場面

受傷場面がコンタクト/ノンコンタクトであるかを聴取する．どちらの場合においても，どのような外力が膝に加わったのかが重要であり，靱帯損傷を疑うと同時に合併損傷の疑いがある組織を推測することも必要である．また，ノン

● 膝内側側副靱帯：medial collateral ligament（MCL）
● 後斜走靱帯：posterior oblique ligament（POL）

3.3 膝内側側副靱帯損傷

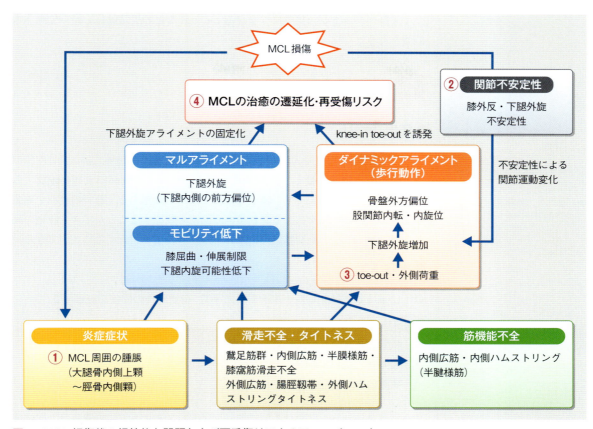

図1 MCL損傷後の慢性的な問題および再受傷リスクのフローチャート

コンタクト損傷の場合は，受傷機転となった動作を詳細に聴取する．再受傷予防の観点から，競技復帰時には受傷機転となった動作のダイナミックアライメント評価を十分行う必要がある．

疼痛の種類

受傷後の症状の種類を聴取し，患部の状態を推定する．外反ストレスを加えた際の痛みは，損傷したMCLの炎症が残存していることを示している．安静時の鈍い痛みや違和感がある場合も炎症が残存している場合が多い．荷重時の恐怖感は，靱帯の損傷に伴う不安定性が原因であることが多い．膝関節運動に伴う引っかかり（クリック）やつまり感は，急性期では関節内病変の合併の可能性があるため，医師に確認する必要がある．

ADL上の疼痛の有無

歩行や階段昇降時の遊脚相の疼痛であれば，MCL周囲の軟部組織の滑走不全やマルアライメントの定着を疑い，立脚相の疼痛であれば，荷重時の筋機能不

● 日常生活動作：activities of daily living（ADL）

部位別 第3章 膝関節

全や患部へのストレス集中につながる toe-out などの異常動作を疑って動作の観察を行う.

3 疼痛検査

■ 圧痛 (触診)

MCL 損傷では,大きく3か所で圧痛を確認する.大腿骨内側上顆と脛骨内側顆で付着部の圧痛を確認し,内側関節裂隙のレベルで実質部の圧痛を確認する (図2).また触診によって,腫脹の範囲や硬さも確認する.腫脹の範囲を確認することで滑走不全を生じる恐れのある部位を確認することができ,腫脹の硬さを確認することで炎症状態を把握し急性期の終了を判断することができる[*1].

*1 急性期の腫脹は水分を多く含むため柔らかく,亜急性期になると粘度が増し硬くなる.

■ 疼痛誘発

以下に挙げるスペシャルテストや関節運動,荷重動作の疼痛を評価する.

CHECK POINT
- □ 膝関節外反ストレステスト:膝屈曲30°位/膝完全伸展位
- □ 膝伸展・屈曲強制 (3.1の図3)
- □ 荷重動作時 (両脚スクワット)

リハビリテーションにおける膝関節外反ストレステスト実施の意義は,疼痛誘発の目的に加え,組織損傷の範囲や組織の治癒過程の把握である.そのため,疼痛の有無だけではなく,疼痛部位や不安定性の変化も注意深く評価する.膝屈曲30°位での外反ストレスで疼痛が強い場合には,MCL 表層 (前方) 線維が損傷している (Ⅰ度もしくはⅡ度損傷) ことを示唆しており,膝完全伸展位でも疼痛を認める場合には,MCL 深層 (以下POL) の損傷も伴っている可能性があり,重症 (Ⅲ度損傷) と判断される[1].組織治癒が進むにつれて不安定性が改善し,エンドフィールが感じられてくるため,継時的に評価することが重要である.

膝伸展強制では,POL を損傷している場合に疼痛が出現することが多い.慢性例では,損傷した MCL 周囲の滑走不全が生じるため,鵞足筋群などが膝伸展運動に伴う前方移動を制限されることで,局所的な伸張ストレスが加わり疼痛が出現することも多い.膝屈曲強制は,MCL 表層 (前方) を損傷している場合に疼痛が出現することが多い.また,MCLの大腿骨付着部の損傷では内側広筋周囲の滑走不全が生じ,膝屈曲時に前内側の伸張痛を訴えることがある.

荷重動作での疼痛は,ランジ姿勢で確認する (図3A).非荷重位では疼痛がなく,荷重動作でのみ疼痛が出現する場合には,膝関節周囲筋機能 (特に内側ハムストリング) や患部外 (足関節や股関節) 機能の低下を疑う.

● 文献
1) 中村耕三ほか 編集:整形外科臨床パサージュ7 下肢のスポーツ外傷と障害. 中山書店, 2011.

● 膝内側側副靱帯:medial collateral ligament (MCL)
● 後斜走靱帯:posterior oblique ligament (POL)

3.3 膝内側側副靱帯損傷

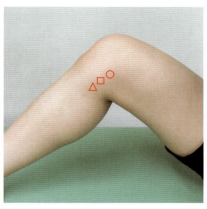

図2 内側側副靱帯の圧痛
○：大腿骨内側上顆（大腿骨付着部），△：脛骨内側顆（脛骨付着部），□：内側関節裂隙（靱帯実質部）．

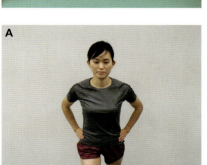

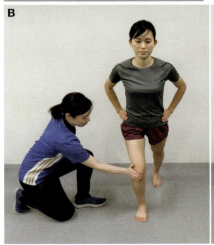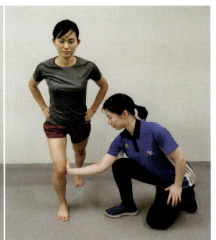

図3 荷重動作での疼痛誘発と疼痛増悪・減弱操作
A：荷重動作での疼痛誘発．疼痛の有無とその際のアライメントを確認する．
B：疼痛増悪・減弱操作．膝内反方向（左図）や外反方向（右図）に誘導した際の疼痛の増悪・減弱を確認する．

● 膝前十字靱帯：anterior cruciate ligament（ACL）

部位別　第3章　膝関節

■ 疼痛増悪・減弱テスト

受傷直後の急性期を除き，疼痛誘発で陽性であった運動に対して徒手的に操作を行い，疼痛減弱の有無を確認する．疼痛減弱の程度をもとにリハビリテーションプログラムにおける優先順位の参考とする．

> **CHECK POINT**
> □ 膝屈曲・伸展＋下腿内旋の誘導（3.1の図4A，B）
> □ 荷重動作時の膝内・外反（knee-out，knee-in）誘導（図3B）

＊2 「3.1 膝前十字靱帯損傷（再建術前）」（p.60）を参照.

膝屈曲・伸展時の下腿内旋誘導は，ACL術前[*2]と同様に行う．

荷重動作時の疼痛に対しては，膝を内反方向（knee-out）や外反方向（knee-in）に誘導した際の疼痛の減弱・増悪の有無を確認する．膝内反方向への誘導で疼痛が減弱し，外反方向への誘導で増悪すれば，膝外反が増大するダイナミックアライメントを特定し，その原因を患部外も含めて評価していく．

4　機能評価

■ アライメント（問題となるアライメントの把握）

> **評価項目**
> □ 下腿：外旋（外側の後方偏位/内側の前方偏位）
> □ 膝関節：内/外反（下腿外方偏位）

アライメント評価は，ACL術前[*2]の評価と同様に行う．MCL損傷後には下腿内側の前方偏位による下腿外旋アライメントが著明な場合が多いため，見落とさないように注意する．

■ 関節運動パターン（異常なパターンの把握）

> **評価項目**
> □ 他動膝関節伸展・屈曲時の下腿回旋運動（screw home movement）
> □ 自動膝関節屈曲運動（大腿二頭筋過活動による下腿外旋）
> □ knee swing 時の下腿内外旋運動

他動膝関節伸展・屈曲時の下腿回旋運動および自動膝関節屈曲運動の評価は，ACL術前[*2]の評価と同様に行う．

knee swing 時の下腿内外旋運動の評価では，両脚を肩幅に開いて膝軽度屈曲位で両膝を左右に大きく揺らした際の下腿の動きを左右差で比較する（図4）．下腿外旋アライメント（下腿内旋可動性の低下）を呈している場合には，膝の内

● 膝前十字靱帯：anterior cruciate ligament（ACL）
● 膝内側側副靱帯：medial collateral ligament（MCL）

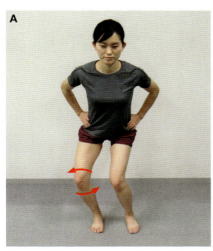 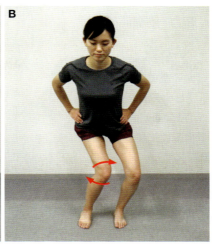

図4 knee swing test（右を患側とする）
つま先を正面に向け，両膝軽度屈曲位で左右に膝を大きく揺らした際の下腿の内外方への移動量を評価する（A, B）．右下腿の内旋制限のため，右膝の外方への移動量は小さくなっている（A）．

方移動量（knee-in）が大きくなり膝外反運動が増大し，外方移動量（knee-out）は小さくなる[2]．

可動域・可動性（制限因子の確認）

評価項目
- □ 膝関節伸展/屈曲可動域
- □ 下腿内旋（外側の前方移動/内側の後方移動）可動域

ACL術前[*2]と同様に評価する．膝伸展時・屈曲時にそれぞれどの部位の痛みや伸張感が強いのかを確認し，外反ストレスを加えた際の疼痛誘発なども合わせて考慮し，靱帯性の疼痛か滑走不全由来の痛みなのか判断する．屈曲時に膝前内側であれば内側広筋周囲の滑走不全を疑い，伸展時に膝内側の表層であれば鵞足周囲の滑走不全の可能性が高い．また，MCL損傷後の下腿外旋アライメント（下腿内側の前方偏位）の定着により，脛骨内側の後方移動制限が生じやすい．脛骨内側顆後方の腓腹筋内側頭-半腱様筋間や半膜様筋-膝窩筋間の滑走不全，鵞足-鵞足包間の癒着などを疑う．

● 文献

2) 玉置龍也：バスケットボール：切り返し動作・着地動作などの減速動作を中心に．理学療法 2017；34(7)：656-666．

■ 筋力・筋機能検査

評価項目
【非荷重位筋機能】
□ セッティング
□ 膝関節屈曲（腹臥位）
【荷重位筋機能】
□ スプリットスクワット下での膝関節への抵抗：内方/前方

*3 「3.1 膝前十字靱帯損傷（再建術前）」(p.60)を参照.

ACL術前[*3]と同様に評価する.

　MCL損傷後には，下腿内側を後方に誘導する内側ハムストリングの機能が重要となるため，腹臥位での膝関節屈曲では，特に下腿内旋位での膝関節屈曲筋機能（内側ハムストリング機能）を評価することが重要である.

■ 動作分析

評価項目
□ 両脚スクワット（図5）
□ 片脚スクワット

基本動作として両脚・片脚スクワットを評価する．両脚スクワットでは，MCLへのストレスに直結する膝関節外反・外旋運動が生じていないかを確認する．足関節背屈制限や股関節筋機能低下によりknee-in toe-outは誘発されやすい.

　片脚スクワットの評価は，ACL術前[*3]および術後早期と同様に行う.

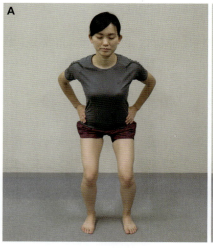 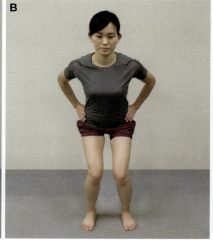

図5　両脚スクワットの評価
A：良好例．股関節-膝関節-足関節が一直線に並んでいる.
B：不良例．股関節内転・内旋が増強し，膝外反・下腿外旋が生じている.

● 膝前十字靱帯：anterior cruciate ligament（ACL）
● 膝内側側副靱帯：medial collateral ligament（MCL）

5 リハビリテーションと予防

■ ゴール設定（スポーツ動作開始まで）（図6）

MCLを損傷した場合，損傷の重症度によって目安となる復帰時期が異なる．保存療法の場合，グレードⅠは炎症や疼痛を消失させしだい可及的に復帰が可能であり，グレードⅡは4〜6週間，グレードⅢでは8週間以降での復帰を目指す[3]．

　MCL損傷後のリハビリテーションのポイントは，① 早期に炎症を沈静化させアライメントと膝関節可動域を回復させ，② 膝関節周囲筋の筋機能を改善し，③ 両脚・片脚スクワットなど基本動作の安定性獲得，である．

　リハビリテーションの経過のなかで，膝外反不安定性を徒手検査で継時的に確認し，靱帯性のエンドフィールが感じられるようになったら，徐々に側方へのステップ運動などを開始する．恐怖感が強い場合や動作の安定性が得られていない状況では，テーピングなど補助的手段を用いることも検討する．

● 文献
3) 武冨修治, 福林 徹 編集：アスレティックリハビリテーションガイド 第2版. 文光堂, 2018 : 190-195.

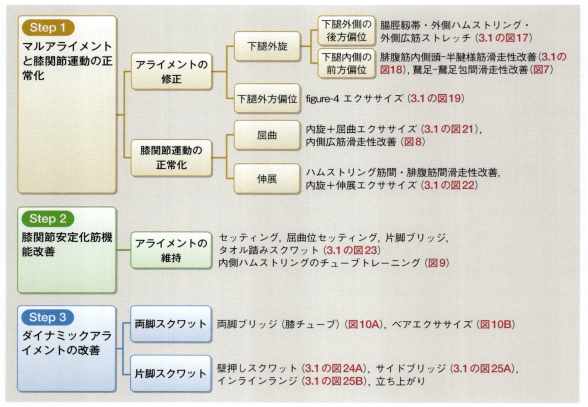

図6 MCL損傷後のリハビリテーションのツリーダイアグラム

3.3 膝内側側副靱帯損傷

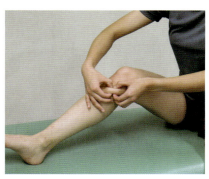
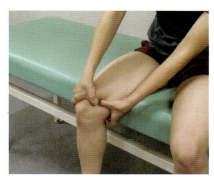

図7 下腿外旋アライメントの修正（下腿内側の後方可動性改善）
鵞足筋群と鵞足包の間に指を滑り込ませながら膝を屈伸して，滑走性を改善させる．

図8 内側広筋ストレッチ
内側広筋の下縁に指を滑り込ませながら膝を屈伸して，滑走性を改善させる．

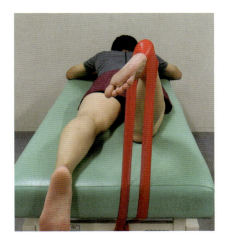

図9 内側ハムストリングのチューブトレーニング
腹臥位にて，チューブによる抵抗下で下腿内旋＋膝屈曲運動を行い，内側ハムストリングの機能を改善する．

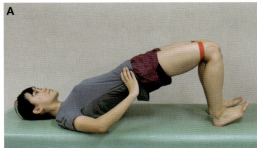
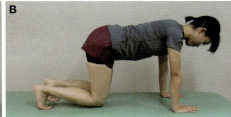
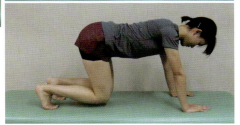

図10 両脚スクワット動作改善のためのエクササイズ
A：両脚ブリッジ運動（膝にチューブ負荷）．両膝にチューブを巻き，膝外反方向への負荷に抗しながらブリッジ運動を行う．
B：ベアエクササイズ（縦揺れ）．四つ這い位から両膝を床から離し，体幹を十分固定した状態で股関節と膝関節の屈伸を使って身体を縦に揺らす．

部位別

第3章 膝関節

3.4 膝伸展機構障害（オスグッド-シュラッター病, 膝蓋腱炎）

1 発生メカニズム（図1）

オスグッド-シュラッター病（OSD）や膝蓋腱炎は, 脛骨粗面や膝蓋腱に対する伸張（牽引）ストレスによって生じる障害である. 成長期障害であるOSDは, 脛骨粗面の脆弱性（図1⑦）に加えて急激な身長増加による筋柔軟性低下が背景にあり, 動作不良や運動量の急激な増加によって発症する. 膝蓋腱炎は多くが慢性発症で, 膝蓋腱に対する繰り返しの伸張ストレスによって炎症の遷延化（異常血管の増殖）や腱の変性（図1⑧）が認められることもあり, 治癒に難渋する症例も少なくない.

具体的な発生メカニズムを示す. 膝伸展機構障害の基本的な発生メカニズムは, 大腿四頭筋のタイトネスによる膝蓋骨の上方偏位や後傾の不良アライメント, 脛骨の前方偏位による, 膝蓋腱および脛骨粗面に対する上方への過度な伸張ストレスである（図1①③）. 上方への伸張ストレスに加え, 膝蓋骨の外方偏位や外旋, 脛骨の外旋によって, 外方への伸張ストレスが加わることで発症する例もある（図1②④）. そのため, アライメント改善のための筋柔軟性改善は重要となるが, 重心の後方化が生じ過度な膝伸展モーメントが要求されるような動作パターン（図1⑥）を呈している症例では, 患部外（足関節や股関節など）の柔軟性改善や正常動作の獲得が重要となる. また, 膝蓋腱および脛骨粗面の炎症が消失した後に, 膝蓋腱や脛骨粗面周囲の癒着や拘縮が残存することで疼痛が遷延化している例もある（図1⑨）. これらのことから, 膝伸展機構障害の治療には, 骨の成長段階と患部の状態を把握したうえで, 矢状面のみならず, 水平面や前額面でのストレスを考慮した, 膝蓋骨と脛骨のアライメント, 不良動作の詳細な評価が必要となる.

● オスグッド-シュラッター病：Osgood-Schlatter disease（OSD）

3.4 膝伸展機構障害（オスグッド-シュラッター病，膝蓋腱炎）

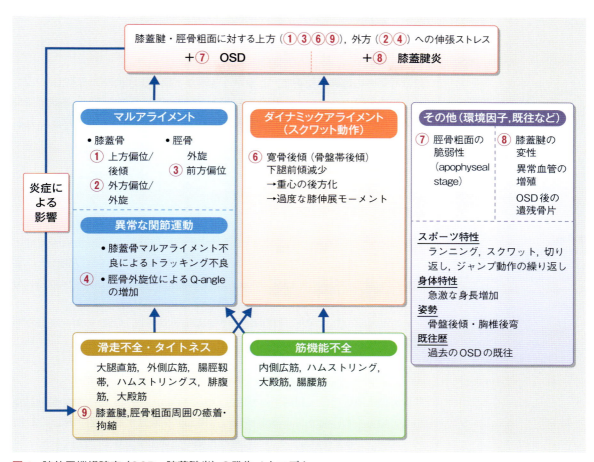

図1 膝伸展機構障害（OSD・膝蓋腱炎）の発生メカニズム

2 主訴

■ 疼痛発生場面

疼痛の急性発症/慢性発症および疼痛が出現する動作場面を調査する．ランニングやスクワット，切り返し動作時や，ジャンプ動作の踏み切りや着地時の急性発症なのか慢性発症なのかを聴取し，急性発症であれば骨損傷を疑う．また，ランニング中のrecovery phaseで痛い場合は非荷重機能に，support phaseで痛い場合は荷重機能に着目して機能評価を行う．

■ 疼痛の種類

受傷後の症状の種類を聴取し，患部の状態を推定する．鈍い痛みは慢性痛の場合が多く，鋭い痛みは剝離骨折などの骨損傷を疑う．また，膝蓋腱や大腿四頭筋腱周囲に滑走不全が生じている場合は，膝の屈伸に伴う引っかかり感を訴え

ることがある.

ADL上の疼痛の有無

階段昇降時の遊脚相や正座，しゃがみ込みなど膝の深屈曲時の疼痛であれば，軟部組織の滑走不全や非荷重機能の問題に由来する慢性痛を疑い，階段昇降時の立脚相の疼痛であれば，荷重機能の問題に由来する慢性痛を疑うべきである.

3 疼痛検査

脛骨粗面の発育段階（図2）

脛骨粗面の骨成長は，脛骨粗面の二次骨化中心出現前の cartilaginous stage，二次骨化中心が出現した apophyseal stage，二次骨化中心と脛骨が癒合し，舌状結節を形成した epiphyseal stage，骨端線閉鎖後の bony stage の4段階に分類される[1].

apophyseal stage の脛骨粗面は力学的に脆弱であり，OSD の好発時期と報告されている[2].

圧痛（図3）

膝伸展機構障害では，損傷する可能性のある組織が小さく，かつ狭い範囲に集中しているため，細かく圧痛を評価し損傷部位を確認する必要がある．まず，骨・関節の圧痛を確認し，その後に軟部組織の圧痛を確認する．

骨の圧痛は脛骨粗面，膝蓋骨，膝蓋大腿関節で確認する．軟部組織は，膝蓋腱，膝蓋下脂肪体の圧痛を確認する．急性期で膝蓋下脂肪体に炎症がある場合には，膝蓋腱と脂肪体の痛みの鑑別が難しいこともある．また圧痛点が組織の中央な

● 文献
1) Ehrenborg G, et al : Roentgenologic changes in the Osgood Schlatter lesion. Act Chir Scand 1961 ; 121 : 312-327.
2) Ogden JA, et al : Osgood-Schlatter lesion. J Bone Joint Surg 1980 ; 62（A）: 732-739.

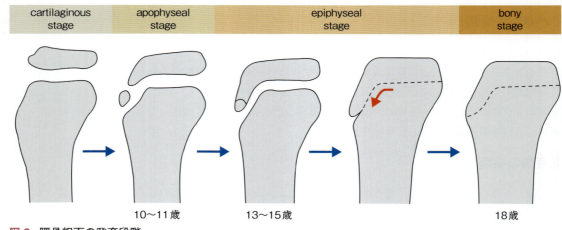

図2 脛骨粗面の発育段階

● 日常生活動作：activities of daily living（ADL）

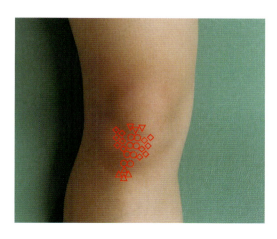

図3　圧痛
○：膝蓋腱，◇：膝蓋下脂肪体，
△：脛骨粗面，▽：膝蓋骨，膝蓋大腿関節．

のか，外側もしくは内側にあるのかを確認する必要がある．圧痛点が外側や内側に限局している場合は，矢状面上の機能の問題点だけでなく，前額面上や水平面上での問題点からメカニズムを推定する必要がある．

■ 疼痛誘発

以下に挙げる関節運動時または筋組織の収縮時痛，動作時痛を評価する．

CHECK POINT
- □ 膝関節屈曲：長座位/腹臥位
- □ 膝関節伸展抵抗：伸展位/90°屈曲位
- □ しゃがみ込み
- □ スクワット

膝関節を他動屈曲させて膝前面痛を確認するときには，2関節筋の影響を考慮し長座位と腹臥位で評価する．収縮時痛は，膝関節伸展位/90°屈曲位で，求心性/遠心性/等尺性収縮の膝関節伸展抵抗をかけることにより，それぞれの関節角度，収縮形態による疼痛を評価する．また，膝の深屈曲を伴うしゃがみ込みや遠心性に強く負荷のかかるスクワット動作などの疼痛も評価する．いずれも圧痛と同様に，疼痛がどの組織のどの位置に出現するかを確認する．

■ 疼痛増悪・減弱テスト

疼痛誘発で陽性であった関節運動と収縮時痛に対し徒手的にアライメント操作を行い，疼痛減弱の有無を確認する．疼痛減弱の程度をもとにリハビリテーションプログラムにおける優先順位の参考とする．

部位別 第3章 膝関節

CHECK POINT

☐ アライメント操作：

　・膝関節屈曲/伸展抵抗 ＋ 膝蓋骨誘導（下方/内方・内旋/前傾）
　　　　　　　　　　　＋ 膝蓋腱圧迫

　・スクワット ＋ 寛骨前傾誘導
　　　　　　　　＋ 下腿前傾/内旋

膝関節屈曲または伸展抵抗時に，徒手的に膝蓋骨の誘導や膝蓋腱の圧迫を行い，疼痛の減弱・増悪の有無を評価する（**図4A, B**）．膝蓋骨を誘導することで疼痛部位に対する伸張ストレスを引き起こす不良アライメントを明らかにし，そのストレスの方向を推定する．

　また，スクワット時には寛骨前傾誘導や下腿前傾/内旋誘導を行い，疼痛減弱の有無を評価する．寛骨前傾や下腿前傾によって疼痛が減弱する場合は，重心の後方化による膝伸展モーメントの増加が疼痛の一因と考えられる．下腿内旋によって疼痛が減弱する場合は，下腿外旋の不良アライメントによって膝関節のQ-angleが増加し，膝蓋骨の外方への牽引力が増すことが疼痛の一因となっていることが考えられる．

4 機能評価

■ アライメント（問題となるアライメントの把握）

評価項目
☐ 脛骨：前方偏位/外旋
☐ 膝蓋骨：上方偏位/外方偏位/外旋/後傾

下腿のアライメント評価は，前方偏位と外旋を確認する．評価方法は「**3.1 前十字靱帯損傷（再建術前）**」の項（p.60）を参照されたい．膝蓋骨のアライメントは，上端と下端を触診し上方偏位/下方偏位，外方偏位/内方偏位，内旋/外旋，前傾/後傾，を確認する（**図4A**）．特に上方偏位と後傾のアライメントは膝蓋腱や脛骨粗面に対する上方への伸張ストレスを引き起こし，外方偏位と外旋のアライメントは牽引力の外方への偏位やねじれを引き起こす．また，膝蓋骨のアライメント不良は，大腿骨滑車内での安定性低下により内側広筋の機能不全を引き起こす．

3.4 膝伸展機構障害（オスグッド-シュラッター病，膝蓋腱炎）

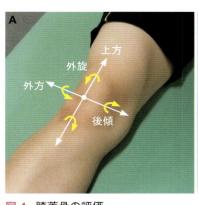 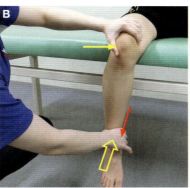 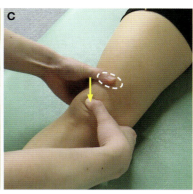

図4 膝蓋骨の評価
A：膝蓋骨の運動方向．
B：膝蓋骨の誘導：膝蓋骨を内方/内旋に誘導しながら膝関節伸展抵抗時の疼痛を評価する．同様に下方/前傾への誘導でも評価する．
C：膝蓋骨の可動性評価：膝蓋骨の下端を大腿骨側に押し込み，上端の浮き上がりから前傾可動性を評価する．同様に後傾/内外旋の可動性も評価する．

■ 関節運動パターン（異常なパターンの把握）

評価項目
☐ 膝関節屈曲時：脛骨前方すべり・内旋運動低下
☐ セッティング時：膝蓋骨外方偏位・脛骨後方可動性低下

腓骨頭および脛骨内側顆を触診しながら膝関節を屈曲させる．脛骨前方すべりが減少するときは，ハムストリングや腓腹筋，後方関節包の滑走不全が生じている可能性が高く，内旋運動が低下しているときには，腸脛靱帯や外側広筋にもタイトネスが疑われる（図5）．
　セッティング時の膝蓋骨と脛骨を触診し，収縮に伴い膝蓋骨の外方偏位が生じる場合には，内側広筋の機能不全を疑う．脛骨の後方可動性が低下している

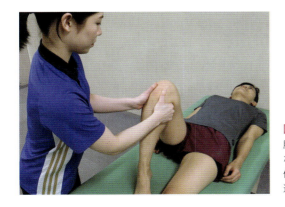

図5 関節屈曲時の脛骨運動
腓骨頭および脛骨内側顆を触診しながら膝関節を屈曲させ，屈曲に伴う正常な脛骨の前方偏位と内旋運動が起こるかを確認する．

103

部位別 第3章 膝関節

場合には，ハムストリングスや膝窩部，後方関節包などの後方組織が動きを制限しているか，大腿四頭筋や膝蓋下脂肪体などの前方組織が後方への動きをとめてしまっていることが疑われる．

■ 可動域・可動性（制限因子の確認）

評価項目
☐ 膝関節伸展/屈曲可動域
☐ 下腿内旋可動性
☐ 膝蓋骨可動性（下方/内方/内旋/前傾/後傾）
☐ 寛骨前傾/股関節屈曲可動域
☐ 下肢伸展挙上検査（SLR-t）
☐ 足関節背屈可動域

膝関節に伸展可動域制限が存在する場合は，ハムストリングスや膝窩筋，下腿三頭筋など後方の筋の筋緊張を触診する．屈曲可動域制限が存在する場合は，関節内の腫脹や膝蓋上嚢，膝蓋下脂肪体の拘縮，大腿四頭筋の筋緊張を触診する．屈曲可動域は腹臥位でも確認し，大腿直筋のタイトネスの程度を把握する．また，脛骨の後方/内旋の可動性も確認する．評価方法は「3.1 前十字靱帯損傷（再建術前）」の項（p.60）を参照されたい．脛骨の後方可動性が低下することで，脛骨が前方偏位し，膝蓋腱の張力が高くなることで疼痛発生の原因となることがある．

次に，膝蓋骨の可動性を他動的に動かすことにより確認し（図4A, C），膝蓋骨の不良アライメントの原因となる組織を評価する．下方可動性が低下している場合は，大腿四頭筋のタイトネスや膝蓋上嚢の癒着が疑われる．内方および内旋の可動性が低下している場合は，外側広筋と腸脛靱帯の滑走不全・タイトネスや，腸脛靱帯から外側膝蓋支帯へ走行する線維の滑走不全によって，外側膝蓋支帯の拘縮が生じている可能性が考えられる．前傾可動性が低下している場合は，中間広筋や膝蓋上嚢の滑走不全が生じている可能性が考えられる．また後傾可動性が低下している場合は，脛骨粗面と膝蓋腱の癒着や膝蓋下脂肪体の拘縮によって滑走不全を生じており，炎症所見消失後の動作時痛の原因となることがある．

寛骨前傾，股関節屈曲，SLR，足関節背屈の可動域制限は，動作時の後方重心の原因となるため，大殿筋およびハムストリングス，下腿三頭筋のタイトネス，滑走不全を確認する．

● 下肢伸展挙上検査：straight leg raising test（SLR-t）
● 下肢伸展挙上：straight leg raising（SLR）

■ 筋力・筋機能検査

評価項目
【非荷重位筋機能】
□ 膝関節伸展 ＋ 寛骨前傾
　　　　　　＋ 膝蓋骨上内方誘導
【荷重位筋機能】
□ スプリットスクワット下での膝関節への抵抗：内方/前方

非荷重位での筋機能評価として，膝関節伸展機能を評価する．このとき寛骨の前傾誘導により筋出力が向上する場合には，骨盤帯の固定機能の問題と捉え，膝蓋骨上内方誘導により筋出力が向上する場合には，膝蓋骨の不良アライメントが生じていると考える．

　荷重位での筋機能評価として，スプリットスクワット肢位で各方向へ抵抗を加えたときの安定性を確認する．内方への抵抗に動揺を示す場合には内側広筋や股関節外旋筋，前方への抵抗に動揺を示す場合にはハムストリングの筋機能や足関節（距腿関節）背屈位アライメントの問題と捉える．評価方法は「3.1 前十字靱帯損傷（再建術前）」の項を参照されたい．

■ 動作分析

評価項目
□ 片脚スクワット

片脚スクワットを観察し，ランニングやジャンプ動作の着地時に重心の後方化を生じる原因を評価する．特に，矢状面上での体幹の前傾，骨盤帯の前傾と股関節屈曲，下腿の前傾がきちんと行えていることがポイントとなる（図6）．正常動作を行うためには寛骨と股関節，足関節の可動域が十分であり，それをコントロールするための体幹筋群，殿筋群，腸腰筋の筋機能が必要となる．

　また，体幹の外傾や対側の骨盤の下制，大腿骨の過度の内旋が生じる場合は，動作不良により脛骨の過度の外旋が生じ，膝蓋骨の外方への牽引力増加を引き起こし疼痛の原因となっている可能性がある．

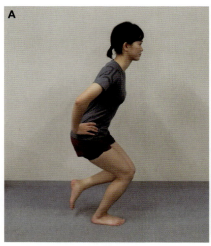 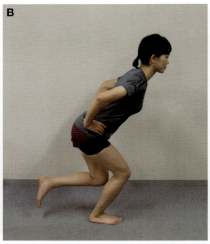

図6 片脚スクワット
A：寛骨・下腿の前傾が不十分で，後方重心となった不良動作．
B：寛骨・下腿を十分に前傾し，母趾球に荷重している良動作．

5 リハビリテーションと予防

ゴール設定（スポーツ動作開始まで）（図7）

膝蓋下脂肪体周囲の炎症があり，疼痛減弱テストを行っても疼痛の変化を認めない場合は1～2週間の安静を要する．炎症は認めないが圧痛のみが残存している場合には，動作時痛を消失させしだい，復帰が可能である．しかし，OSD症例のapophyseal stageにおいては，圧痛も消失してから運動復帰をすることが，不正像の予防や再発防止に有効である．また，脛骨粗面の剥離がある場合には，片脚スクワット時の疼痛が消失してからのスポーツ復帰が望ましい．

リハビリテーションは，①脛骨・膝蓋骨のアライメント・関節運動の改善を行い，②骨盤帯と下腿の前傾などの正常な動作獲得に必要な機能への介入を行い，③基本動作におけるダイナミックアライメントを改善させる．

● オスグッド–シュラッター病：Osgood-Schlatter disease（OSD）

3.4 膝伸展機構障害（オスグッド-シュラッター病，膝蓋腱炎）

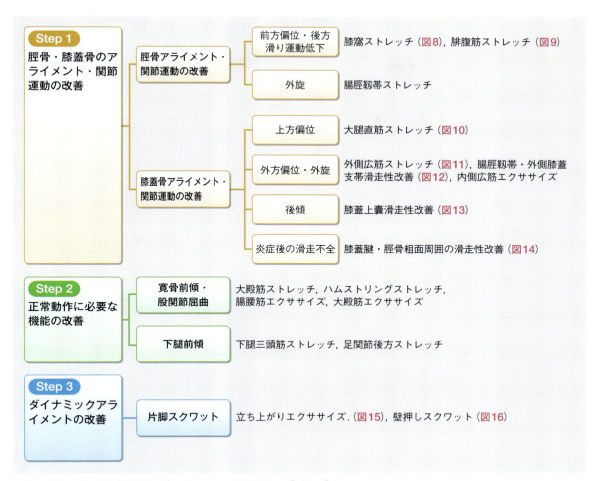

図7 OSD・膝蓋腱炎のリハビリテーションのツリーダイアグラム

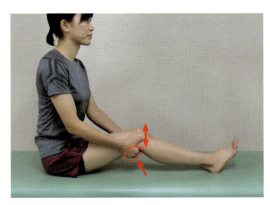

図8 膝窩ストレッチ
膝窩部を圧迫し，膝関節の屈伸運動を行う．

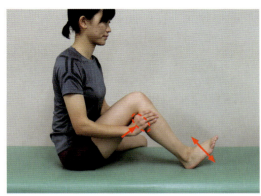

図9 腓腹筋ストレッチ
腓腹筋起始部の内側頭・外側頭の間を圧迫し，足関節の底背屈運動を行う．

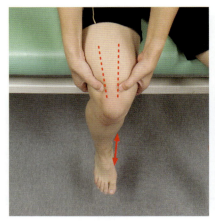

図10 大腿直筋ストレッチ
大腿直筋と外側広筋・内側広筋の間を圧迫し，膝関節の屈伸運動を行う．

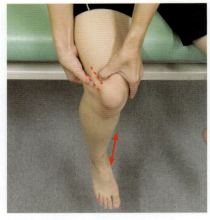

図11 外側広筋ストレッチ
膝蓋上嚢の上で外側広筋腱を圧迫し，膝関節の屈伸運動を行う．

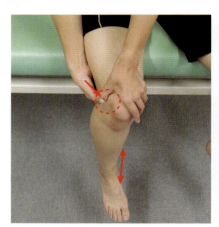

図12 腸脛靱帯・外側膝蓋支帯滑走性改善
外側上顆の上で腸脛靱帯を圧迫し，膝関節の屈伸運動を行う．

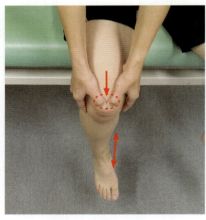

図13 膝蓋上嚢滑走性改善
膝蓋上嚢を圧迫し，膝関節を屈曲しながら膝蓋骨を下方へ誘導する．

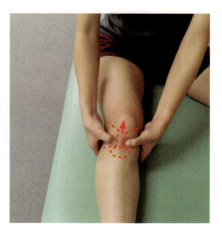

図14 膝蓋腱・脛骨粗面周囲の滑走性改善
膝蓋腱−膝蓋下脂肪体，膝蓋骨−膝蓋下脂肪体−脛骨間を圧迫し，膝蓋骨を上方へ誘導する．また，脛骨粗面周囲の皮膚をつまみ滑走性を改善する．

3.4 膝伸展機構障害（オスグッド-シュラッター病，膝蓋腱炎）

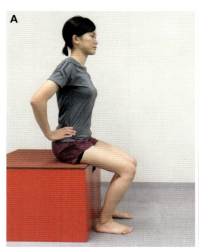 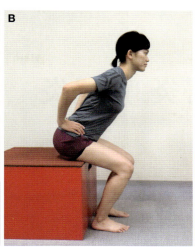 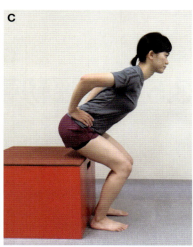

図15 立ち上がりエクササイズ
台から立ち上がることで寛骨前傾と下腿前傾を意識し，母趾球荷重の動作パターンを習得する．

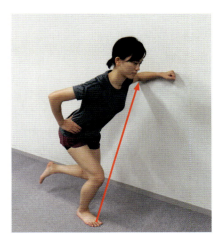

図16 壁押しスクワット
母趾球から壁を押すように意識し，寛骨前傾/水平位・下腿前傾位を保持する練習をする．保持できるようになったら壁を押しながらスクワットを行う．

膝関節

3.5 腸脛靱帯炎, 鵞足炎

1 発生メカニズム（図1）

腸脛靱帯炎および鵞足炎は長距離走選手における発生が大多数を占める．いずれの疾患の患者も，長距離走を繰り返し行うなかでトラック走の反復や道路の傾斜の影響を受け，以下のような身体特性を有していることが多い．

① マルアライメント（下腿外旋/外方偏位）（図1①）
② 関節可動性低下（下腿内旋制限）（図1②）
③ 筋機能不全（内側ハムストリング，内側広筋，中殿筋など）（図1③）

腸脛靱帯炎と鵞足炎の発生の分水嶺は，これらの機能不全の結果生じるランニング動作異常にあると推測される．腸脛靱帯炎症例では，同側および対側take off期の過度の骨盤回旋や足部外転または回外，続くfoot strike期での過剰な股関節内転や下腿外旋と，その後のmid support期での骨盤外方偏位，対側骨盤の下制が観察される（図1④）．この結果，下腿は外傾し（図1⑤），腸脛靱帯が大腿骨外側上顆との間に存在する脂肪組織へ圧迫ストレスを付与するため，腸脛靱帯炎に至る．一方の鵞足炎症例では，foot strike期での下腿外旋や足部外側・toe-out接地からの急激な足部回内運動と，続くmid support期での股関節内転・内旋や足部内側縦アーチ低下が特徴的である（図1⑥）．この結果，下腿は内傾し（図1⑦），鵞足構成筋の過剰な筋収縮が起こるため，伸張ストレスによる鵞足の変性や鵞足と鵞足部滑液包との摩擦ストレスにより，同部の疼痛が出現すると考えられる．また，両疾患とも適切な治療を行わずに競技を継続してしまうケースが少なくない．その過程で，患部の滑走不全の悪化に伴って関節可動性やアライメント，筋機能も増悪し，症状が慢性化してしまう（図1⑧）．

いずれの疾患も，従来は「スポーツ中の膝関節屈曲・伸展の反復により起こるオーバーユース障害」のように考えられていたが，実際には上記のような因子を有した状態でのオーバーユースにより発症に至ると考えたほうが合理的である．

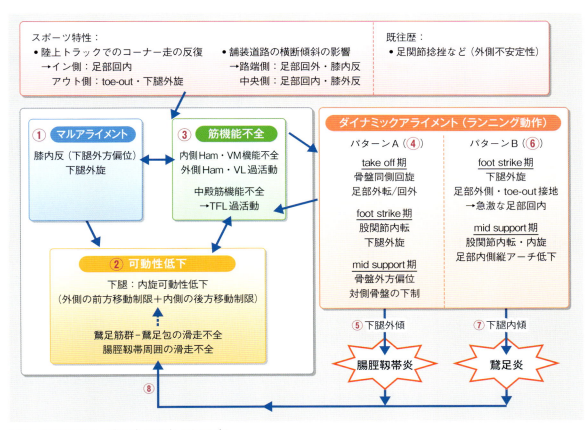

図1 腸脛靱帯炎・鵞足炎の発生メカニズム

2 主訴

疼痛発生場面

腸脛靱帯炎と鵞足炎は慢性発症であることが圧倒的に多い．最もよく聞く主訴は，ランニング中（開始直後ではなく，中盤以降のことが多い）あるいはランニング後の膝痛である．ランニングの支持相で痛い場合は荷重機能の問題を疑い，遊脚相で痛い場合は非荷重機能に着目して評価を行う．一方，「走らなければまったく痛くない」と訴える症例もしばしばで，臨床現場では症状を再現しづらいケースもある．したがって，疼痛が出現する場面や条件を事細かに聴取することが重要である．

疼痛の種類

一般的に，両疾患とも鋭い痛みを訴えることが多い．腸脛靱帯炎では灼熱痛のような表現をする症例もいる．

● ハムストリング：hamstring (Ham)
● 内側広筋：vastus medialis (VM)
● 外側広筋：vastus lateralis (VL)
● 大腿筋膜張筋：tensor fasciae latae (TFL)

部位別 第3章 膝関節

■ ADL上の疼痛の有無

いずれの疾患も，ADL上で著明な痛みを訴えることは少ない．ただし，重症例や発症直後であれば，長時間歩行や階段昇降中の痛みを有する．また，膝屈伸時に軋音を触知することもある．腸脛靱帯炎では，側臥位時に膝関節外側部痛や大腿外側部の張り感を訴える症例もいる．

3 疼痛検査

■ 圧痛

腸脛靱帯炎では，腸脛靱帯を① 大腿骨外側上顆直上，② 大腿骨外側上顆近位，③ 大腿骨外側上顆遠位，④ ジェルディ結節付着部で個別に圧痛を確認する（図2A）．外側広筋に圧痛を認める場合もある．なお，これらの箇所の圧痛は膝関節完全伸展位では出現しにくいこともあるため，主訴の痛みを感じるときと同等の膝関節屈曲角度で検査することが望ましい．

鵞足炎では，鵞足構成筋の3筋を付着部から腱の走行に沿って正確に触診することが重要である（図2B）．特に半腱様筋腱は関節裂隙近傍に走行があることから，関節裂隙付近にも圧痛を認めた場合は，内側半月板後節損傷との鑑別が必要なこともある．

■ 疼痛誘発

● 文献
1) 赤羽根良和ほか：鵞足炎におけるトリガー筋鑑別テストについて. 理学療法学 2002；29：285.

CHECK POINT
□ Noble compression test（図3）
□ トリガー筋鑑別テスト（図4）

腸脛靱帯炎ではNoble compression test（図3），鵞足炎ではトリガー筋鑑別テスト（図4）[1]をそれぞれ行う．

■ 疼痛増悪・減弱テスト

疼痛を誘発しているストレスがある程度推測されたら，次はそれを意図的に変化させたときに疼痛も増減するかを検証する．このプロセスにより，疼痛のメカニズムが明らかになるだけでなく，治療方針の決定において多くの情報を得られる．腸脛靱帯炎および鵞足炎に対する疼痛増悪・減弱テストは，次の3種類に大別される．

① アライメント操作
患者の関節アライメントを操作することで，疼痛変化を試みる．以下に，その

● 日常生活動作：activities of daily living（ADL）
● ジェルディ結節：Gerdy tubercle

3.5 腸脛靱帯炎，鵞足炎

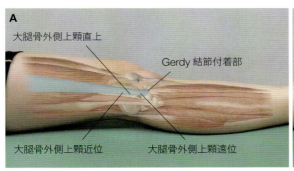
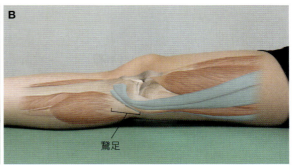

図2 腸脛靱帯炎・鵞足炎の主な圧痛部位
A：腸脛靱帯，B：鵞足．

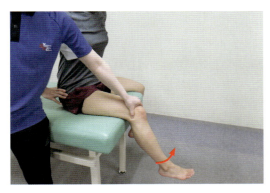

図3 Noble compression test
膝関節90°屈曲位にて，患側の大腿骨外側上顆を母指で強く押さえ，圧迫を加える．この状態から膝関節を自動的に伸展させた際，およそ膝関節30°屈曲位にて主訴と同様の痛みを患者が訴えれば陽性である．

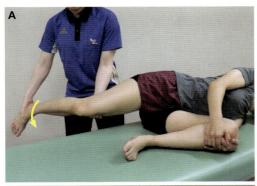
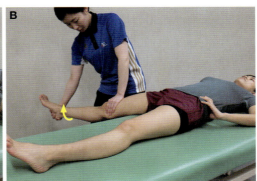
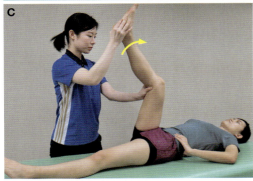

図4 鵞足炎のトリガー筋鑑別テスト
A：縫工筋…側臥位，股関節内転・伸展位から他動的に膝関節を伸展させる．患者には対側下肢を抱えさせ，骨盤後傾位を保持しながら行うのが望ましい．
B：薄筋…背臥位，股関節外転・伸展位から他動的に膝関節を伸展させる．
C：半腱様筋…背臥位，股関節内転・屈曲位から他動的に膝関節を伸展させる．
本テストによる伸張ストレスで疼痛を誘発できない場合は，変法として膝関節最終伸展位から自動的に膝関節を屈曲させてみる．これにより筋収縮付与下の実際的な伸張ストレスを模することができるため，疼痛を誘発しやすくなる．

具体例を列挙する．

> **CHECK POINT**
> ☐ スクワット＋knee-in（図5A）
> ☐ スクワット＋knee-out（図5B）
> ☐ スクワット＋knee-in＋足部内側縦アーチ挙上（図5C）
> ☐ スクワット＋knee-out＋足部外側縦アーチ挙上（図5D）

② 筋張力操作

> **CHECK POINT**
> ☐ 中殿筋
> ☐ 内側ハムストリング
> ☐ 内側広筋

筋力低下や筋機能不全由来と思われる動作不良が認められるケースにおいて，その筋のエクササイズを行わせて一時的に筋張力を増加させた状態で動作時痛の変化を検証する．たとえば，前述のとおり，腸脛靱帯炎の症例はランニング支持相において過度の股関節内転（同側骨盤の外方偏位＋対側骨盤の下制）が観察されることが多い．そこで，股関節外転エクササイズを10回ほど行わせた直後に片脚ジャンプ着地などの動作時痛の変化を確認する．仮に減弱すれば，筋機能が発生メカニズムの一端を担っていることや，それに対する介入の妥当

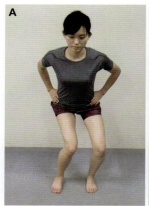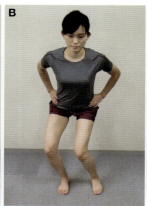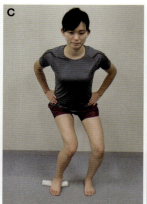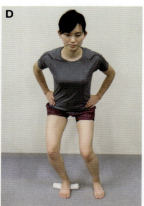

図5 スクワットのアライメント操作による疼痛増悪・減弱テスト
A：スクワット＋knee-in…本条件で疼痛が増悪すれば，knee-in（下腿内傾）が疼痛のメカニズムに関与していることが示唆される．
B：スクワット＋knee-out…本条件で疼痛が増悪すれば，knee-out（下腿外傾）が疼痛のメカニズムに関与していることが示唆される．
C：スクワット＋knee-in＋足部内側縦アーチ挙上…本条件で疼痛が増悪すれば，足部内側縦アーチの低下が疼痛のメカニズムに関与していることが示唆される．
D：スクワット＋knee-out＋足部外側縦アーチ挙上…本条件で疼痛が増悪すれば，足部外側縦アーチの低下が疼痛のメカニズムに関与していることが示唆される．

性が支持されたことになる．臨床的には，機能不全が認められることの多い上記3筋に対して本検証を行うことが多い．

③ 軟部組織操作

CHECK POINT
- □ 腸脛靱帯の走行変化に伴う疼痛変化の検証（図6A）
- □ 鵞足周辺の滑走性変化に伴う疼痛変化の検証（図6B）

腸脛靱帯炎も鵞足炎も慢性化しやすいため，患部の炎症症状が遷延することで組織の滑走性が著しく低下している症例にしばしば遭遇する．このような場合，先のアライメントや筋張力操作による疼痛変化がほとんど得られないことも多い．その際には，患部周辺の軟部組織を操作することで疼痛変化を試みる．以下に，その一例を記す．

腸脛靱帯の走行変化に伴う疼痛変化の検証（図6A）として，後方に偏位した腸脛靱帯を指先で前方へめくりあげた状態でNoble compression testを行う．これにより疼痛が減弱すれば，腸脛靱帯の走行異常が発生メカニズムに関与していると考えられる．

鵞足周辺の滑走性変化に伴う疼痛変化の検証（図6B）では，鵞足上の皮膚をつかんだ状態で膝関節伸展時痛の変化を検証する．これにより疼痛が減弱すれば，鵞足と鵞足滑液包間の癒着が発生メカニズムに関与していると考えられる．

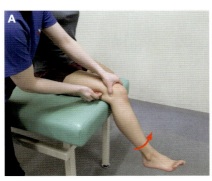 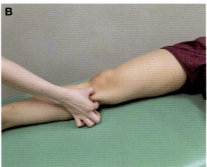

図6 軟部組織操作による疼痛減弱テストの一例
A：腸脛靱帯の走行操作…腸脛靱帯の後方偏位を徒手的に修正した状態でNoble compression testを行う．
B：鵞足周囲の皮膚操作…鵞足上の皮膚をつかんだ状態で膝関節伸展を行う．

部位別 第3章 膝関節

4 機能評価

■ アライメント（問題となるアライメントの把握）

評価項目
- ☐ **膝関節**[*1]：下腿外旋，下腿外方偏位
- ☐ **足　部**[*2]：内側/外側アーチ低下
- ☐ **骨盤帯**[*3]：寛骨アライメントの左右非対称性/骨盤後傾（空間内）

・膝関節のアライメント評価は，腸脛靱帯炎，鵞足炎ともに下腿外旋位であることではおおむね共通しているが，そのタイプは異なることが多い．腸脛靱帯炎症例は脛骨外側顆・腓骨頭後方偏位を主体とした下腿外旋である一方，鵞足炎症例は脛骨内側顆前方偏位が強い傾向にある．

・足部内側縦アーチ低下は動作中の下腿内傾，足部外側縦アーチ低下は動作中の下腿外傾にそれぞれ関与する．

・寛骨アライメントの左右非対称性は，股関節の回旋アライメント不良や筋機能不全の一因になりうる．骨盤後傾（空間内）を呈していると，動作中の後方重心が引き起こされ，外側広筋・腸脛靱帯の過緊張につながりやすい．

■ 関節運動パターン（異常なパターンの把握）

評価項目
- ☐ **下腿回旋運動**[*1]

下腿内外旋運動の関節運動パターンを評価する．腸脛靱帯炎症例は内側コンパートメントの可動性が乏しく，回旋軸が内側に偏位しているため，結果として外側コンパートメントが主体となった回旋運動パターンを呈することが多い．一方，鵞足炎症例は腸脛靱帯炎症例と比べると外側コンパートメントの可動性が乏しく，回旋軸が外側に偏位しているため，結果として内側コンパートメントが主体となった回旋運動パターンを呈することが多い．

■ 可動域・可動性（制限因子の確認）

評価項目
- ☐ **膝関節**[*1]：膝関節伸展/屈曲/下腿内旋
- ☐ **足　部**[*4]：回内
- ☐ **足関節**[*4]：背屈/底屈
- ☐ **股関節**[*5]：伸展

・ランニングの接地直後の膝関節の静的安定性の観点から，膝関節が完全伸展

[*1] 「3.1 膝前十字靱帯損傷（再建術前）」(p.60) を参照.

[*2] 「5.2 後脛骨筋腱炎」(p.162) を参照.

[*3] 「第6章 筋・筋膜性腰痛，腰椎椎間板ヘルニア，腰椎分離症」(p.190) を参照.

[*4] 「5.1 足関節捻挫」(p.146) を参照.

[*5] 「第1章 グローインペイン症候群，股関節インピンジメント」(p.24) を参照.

116

位をとれることが望ましい．膝関節屈曲/内旋可動域の制限は，ハムストリング機能不全の原因となる．

・足部回内制限はランニング mid support 期の下腿外傾につながる．反対に，足部回内の可動性が大きすぎると，同期の下腿内傾の原因となる．

・足関節は十分な可動域がないと，take off 期から follow through 期にかけての足部外転や足部回外が起こりやすくなる．

・股関節伸展可動域が十分でないと，take off 期における同側への骨盤回旋が生じやすくなる．

■ 筋力・筋機能検査

評価項目

- ☐ **膝関節**[*1]：内側ハムストリングス/内側広筋
- ☐ **足　部**　：足趾開排・伸展/足趾屈曲
- ☐ **骨盤帯**[*3]：股関節伸展/股関節屈曲/股関節外転/股関節外旋/腹横筋/多裂筋

・膝関節の荷重動作で，内側ハムストリングは脛骨，内側広筋は大腿骨の安定性にそれぞれ寄与する．

・足部のいずれの機能も，足部アーチ保持のために不可欠である．

・骨盤帯のいずれの機能も，正常な骨盤・股関節の動的アライメント保持において重要となる．

■ 動作分析[2]

ランニング動作を評価する．最も痛みを訴えることの多いランニング支持相において，腸脛靱帯炎症例は下腿外傾，鵞足炎症例は下腿内傾をそれぞれ呈していることが多い．以下に，ランニング中の下腿外傾/内傾の主要な原因をまとめた．

① 下腿外傾の原因

●同側からの影響

　体幹・股関節周囲筋機能不全があると，荷重時の過剰な骨盤外方偏位により下腿外傾が起こる．下腿外旋・後足部回外によるランニング中の外側接地も，下腿を外傾させる．なお，下腿外旋は往々にして，follow through 期での足部外転により起こる．

　接地位置が正常よりも内側に偏位している場合も下腿外傾は起こる．この原因は同側遊脚相における分回し運動（circumduction）である．分回し運動の多くは，follow through 期における下肢の振り上げ方向が外側へ向くためであり，take off 期における同側への骨盤回旋や足部回外がその原因となる．

● 文献

2) 坂田　淳：肉眼による観察ポイントと分析スキル．片寄正樹ほか　編集：スポーツ理学療法プラクティス．文光堂，2017；157-167．

❷対側からの影響

　対側 take off 期において下肢を蹴り出す方向が外側になると，骨盤が側方へ大きく移動した状態での同側接地となり，下腿外傾や骨盤外方偏位が起こりやすい．外側方向への蹴り出しの多くは，mid support 期から take off 期にかけての骨盤回旋と足部外転が原因である．

② 下腿内傾の原因

　ランニング支持相での下腿内傾は，同側荷重時の安定性低下に起因するケースがほとんどである．殿筋群機能不全による大腿骨内転・内旋や足部内側縦アーチ低下により knee-in することで，下腿が内傾する．

5 リハビリテーションと予防

ゴール設定（スポーツ動作開始まで）（図7）

　患部に炎症がある場合は，1〜2週間ほど安静にし，物理療法で寛解を図る．炎症がなく，疼痛減弱テストが陽性で，機能的な問題による部分が大きい場合には，疼痛を消失させしだい，可及的早期に競技への部分的復帰を許可する．

　リハビリテーションは，① 下肢関節のアライメント・関節運動修正，② 下肢・体幹筋機能改善，③ 動作の改善の順で進める．

3.5 腸脛靱帯炎，鵞足炎

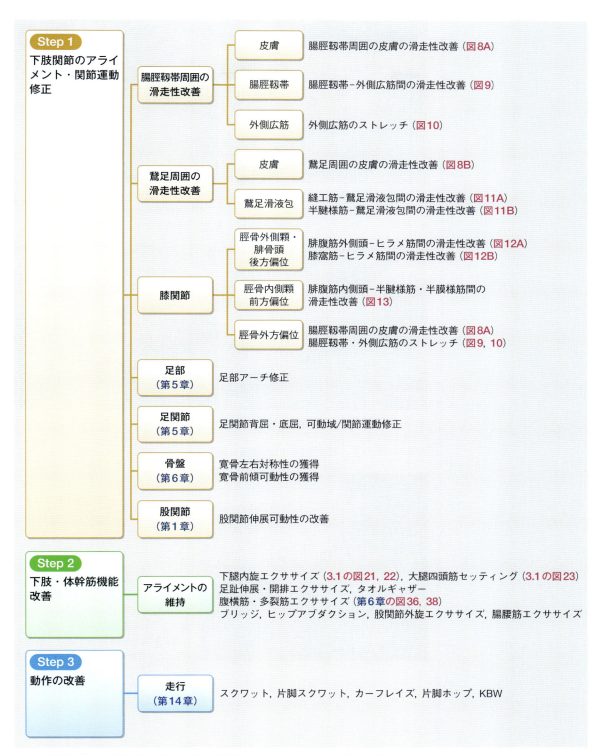

図7　腸脛靱帯炎・鵞足炎に対するリハビリテーションのツリーダイアグラム

● knee bent walking（KBW）

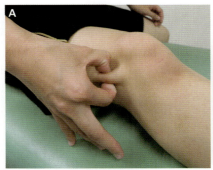 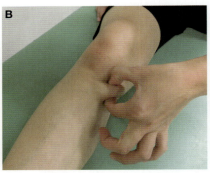

図8　患部周囲の皮膚の滑走性改善
A：腸脛靱帯…腸脛靱帯上の皮膚を指先でつかみ，軽く膝関節を動かす．
B：鵞足………鵞足上の皮膚を指先でつかみ，軽く膝関節を動かす．

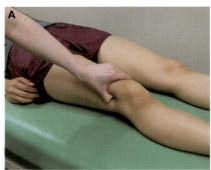 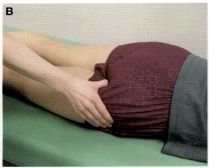

図9　腸脛靱帯−外側広筋間の滑走性改善
A：遠位部，B：近位部．
各筋間に指を入れ，組織間の滑走性を改善させる．

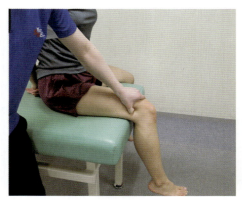

図10　外側広筋のストレッチ
外側広筋遠位部を指先で前方へ引き上げるように操作し，軽く膝関節を動かす．

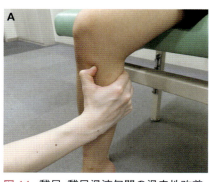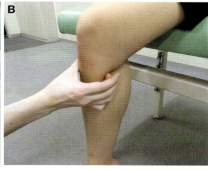

図11 鵞足-鵞足滑液包間の滑走性改善
A：縫工筋……縫工筋と鵞足滑液包の間に指を入れ，滑走性を改善させる．
B：半腱様筋…半腱様筋と鵞足滑液包の間に指を入れ，滑走性を改善させる．

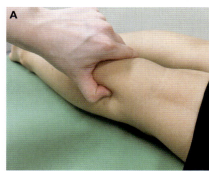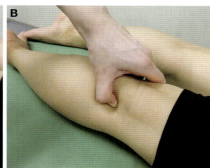

図12 脛骨外側顆・腓骨頭後方偏位の修正のための徒手的介入の一例
A：腓腹筋外側頭-ヒラメ筋間のストレッチ…腓腹筋外側頭とヒラメ筋の間に指を入れ，滑走性を改善させる．
B：膝窩筋-ヒラメ筋間のストレッチ…膝窩筋とヒラメ筋の間に指を入れ，滑走性を改善させる．

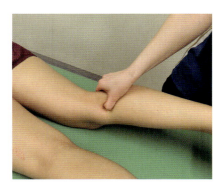

図13 脛骨内側顆前方偏位の修正のための徒手的介入の一例
半腱様筋と腓腹筋内側頭の間に指を入れ，滑走性を改善させる．

部位別

第4章 下腿部

4.1 脛骨過労性骨膜炎（MTSS）・脛骨疲労骨折

1 発生メカニズム（図1）

脛骨過労性骨膜炎（MTSS）は，ヒラメ筋や長趾屈筋などが下腿筋膜を介して骨膜を牽引することによって生じると報告されている[1]．骨膜が牽引されるメカニズムとして，足部の回内運動（図1⑨）に伴う下腿内側への伸張ストレスの増大や，ヒラメ筋・長趾屈筋タイトネス（図1⑥）による持続的な伸張ストレスの増大が挙げられる．足部の過度な回内運動は内外側アーチ低下（図1③）やtoe-out（下腿外旋）肢位（図1①）での動作，外側アーチ低下（図1③）による回内方向への加速度の増大などが原因として考えられる．また，ヒラメ筋や長趾屈筋のタイトネスは，体幹・骨盤帯の機能低下に影響される後方重心での動作の繰り返しや（図1⑪），外側荷重による重心の不安定（図1⑩）に起因する下腿内側屈筋群の過使用が原因となりうる．

脛骨疲労骨折は，疾走型（近位1/3，遠位1/3）・跳躍型の3型に分類される[1, 2]．疾走型疲労骨折は，捻転ストレスと圧縮ストレスが組み合わさることで生じると考えられる．捻転ストレスは，接地後の足部回内運動（図1⑨）に伴う脛骨遠位部の内旋運動が生じることに対して，機能面での特徴として脛骨外旋・外方偏位アライメント（図1①）や脛骨内旋モビリティの低下（図1④）を有していることによって生じる．圧縮ストレスは，外側荷重（図1⑩）による膝内反運動によって生じ，特に脛骨近位1/3が影響を受けやすい．跳躍型疲労骨折は脛骨前方への伸張ストレスによって生じるため，後方重心での動作の繰り返し（図1⑪）による膝屈曲モーメントの増大や，ヒラメ筋機能不全（図1⑧）による過度な下腿前傾運動の繰り返しが原因となる．

理学療法の評価時には，まず疼痛誘発動作を特定する．特に，疲労骨折では骨へのストレスを推察するために，骨へのストレステストを入念に行う．次いで疼痛減弱テストを行いながらリハビリテーションの方針を決定する．また，疼痛組織へのストレスを増大させる可能性のあるダイナミックアライメントや機能の評価へと進める．

● 文献
1) 福林 徹ほか 監修：下肢のスポーツ疾患治療の科学的基礎：筋・腱・骨・骨膜. ナップ, 2015：108-109.

2) 武藤芳照ほか 編集：スポーツと疲労骨折. 南江堂, 1990：34-58.

● 脛骨過労性骨膜炎：medial tibial stress syndrome（MTSS）

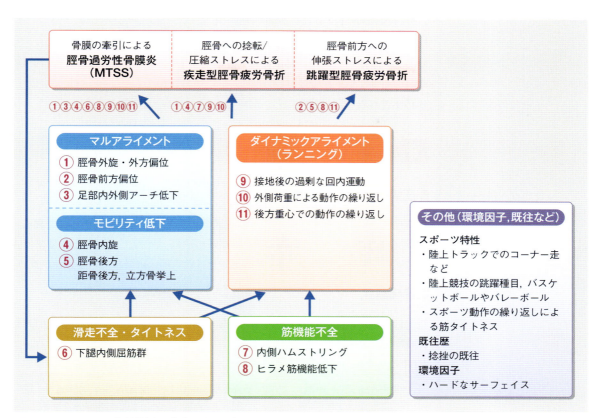

図1 MTSS・脛骨疲労骨折の発生メカニズム

2 主訴

■ 疼痛発生場面

疼痛の急性発症/慢性発症および疼痛が出現する動作場面を聴取する．急性発症であれば疲労骨折の亀裂の増悪を疑う．脛骨周囲の疼痛の大多数は慢性疼痛であり，ランニング，ジャンプ，方向転換動作などと関連している．動作時痛は疼痛フェーズ（着地/離地）を聴取し，それぞれの動作が患部へ与えるストレスを推察する．具体的には，矢状面/前額面/水平面上/鉛直方向への負荷を考慮し，骨・軟部組織を含む患部への伸張/捻転/圧縮ストレスを考察する．

■ 疼痛の種類

受傷後の症状の種類を聴取し，患部の状態を推定する．疲労骨折の場合は響くような疼痛を訴える場合もあるが，その訴えのみで疲労骨折と判断することは難しい．

ADL上の疼痛の有無

MTSSの場合，ADLでの疼痛の訴えはあまりなく，疲労骨折の場合は歩行時痛や朝の痛みを訴える場合が多いが，互いに例外も存在するため，慎重に評価する必要がある．

3 疼痛検査

圧痛（図2）

下腿疾患では，圧痛により組織部位を詳細に確認する．脛骨内側の長趾屈筋，ヒラメ筋，深部筋膜の圧痛，脛骨内側縁の圧痛，脛骨上の圧痛を確認する．MTSSは広範囲に圧痛が出現し，疲労骨折は骨折部に限局している場合が多い．

疼痛誘発

以下に挙げた軟部組織の伸張時痛・収縮時痛，骨へのストレス時痛，および動作時痛を評価する．

CHECK POINT
- □ 伸張時痛（軟部組織）：足関節背屈（膝屈曲位），足関節背屈＋足部外反，足関節背屈＋足趾伸展
- □ 収縮時痛：抵抗下足関節底屈/足趾屈曲/足関節内反
- □ 骨へのストレス時痛：骨折部への捻転（図3A）/伸張（図3B）/圧縮ストレス強制（図3C），叩打痛（図4）
- □ 動作時痛：下腿前傾，knee swing test，カーフレイズ（膝関節屈曲あるいは伸展），ホップ

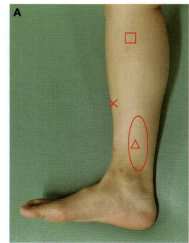
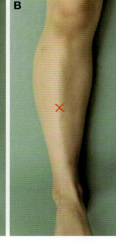

図2 下腿疾患の圧痛部位（A：下腿内側，B：下腿前面）
○：MTSSの圧痛部位．骨表面，筋膜付着部，筋組織の広範囲に圧痛が認められる場合が多い．
□：疾走型脛骨近位1/3疲労骨折の圧痛部位．
△：疾走型脛骨遠位1/3疲労骨折の圧痛部位．
×：跳躍型脛骨疲労骨折の圧痛部位．

- 脛骨過労性骨膜炎：medial tibial stress syndrome（MTSS）
- 日常生活動作：activities of daily living（ADL）

軟部組織への伸張時痛の確認は，ヒラメ筋に対して膝関節屈曲位での足関節背屈，後脛骨筋に対して足関節背屈＋足部外反，長趾屈筋に対して足関節背屈＋足趾伸展で行い，筋を介しての深部筋膜の伸張時痛を確認する．収縮時痛は抵抗下での足関節底屈によりヒラメ筋，足趾屈筋により長趾屈筋，足関節内反により後脛骨筋を介しての深部筋膜の収縮時の疼痛を確認する．

疲労骨折に対する評価としては，骨へのストレス時痛を確認する．骨折部へ捻転（図3A）/伸張（図3B）/圧縮（図3C）のストレスが加わるように徒手的に操作するとともに，脛骨への叩打痛を確認する．一方で，MTSSであっても骨膜を介して脛骨への叩打痛を訴える場合があるため，足底部からの叩打（図4）も含めて評価する．

動作時痛はどの動きで症状が誘発されるのかを評価する．カーフレイズでの疼痛出現は足関節底屈筋群，足趾底屈筋群，深部筋膜などの軟部組織の影響を疑う．ホップでの疼痛出現は脛骨疲労骨折とMTSSの両者を疑うが，ホップで疼痛が出現しない場合は疲労骨折を除外できる場合が多い．

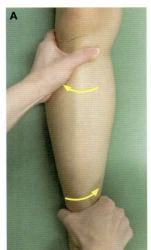
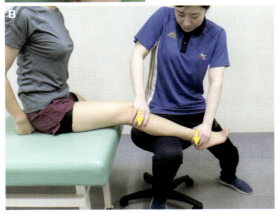
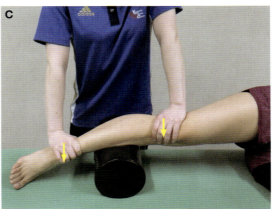

図3　脛骨へのストレスによる疼痛誘発
A：脛骨近位を把持し外旋方向へ，脛骨遠位を把持し内旋方向へストレスを加えることで，脛骨に捻転ストレスを加える．
B：脛骨中央後面を検者の大腿部に当て，脛骨近位と遠位前面から後方へとストレスを加えることで，脛骨前面に伸張ストレスを加える．
C：脛骨中央内側面に枕などの道具を当て，脛骨近位と遠位前面から内側方向へとストレスを加えることで，脛骨内側に圧縮ストレスを加える．

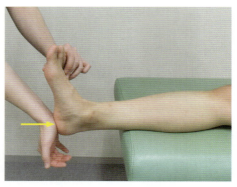
図4 足底面からの叩打痛の確認
脛骨へ軸圧が加わるように足底面から叩打し，患部の疼痛を確認する．疲労骨折の場合は響くような疼痛を訴えることがある．

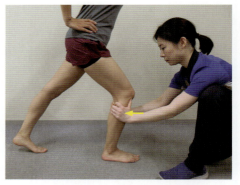
図6 脛骨後方への誘導による疼痛減弱の評価（跳躍型脛骨疲労骨折）
脛骨近位を把持し，脛骨を後方へ押し込むように誘導し，疼痛減弱の有無を確認する．

疼痛増悪・減弱テスト

*1 下腿前傾，knee swing test，カーフレイズ，ホップ．

疼痛誘発で陽性であった動作時痛[*1]に対し，徒手的にアライメント操作を行い，疼痛減弱の有無を確認する．疼痛減弱の程度をもとにリハビリテーションプログラムにおける優先順位の参考とする．

CHECK POINT
□ アライメント操作： ・下腿内旋（図5A～D，p.127）
・脛骨後方押し込み（図6）
・足部内側/外側アーチ保持

MTSSの場合，下腿が外旋し，より伸張位となっている骨膜・筋膜を内旋位に誘導しながら疼痛動作を行う（図5D）．疾走型疲労骨折の場合は脛骨自体が内旋方向となるように誘導し，把持する脛骨の位置も変えながら操作する（図5A～C）．また，疲労骨折でホップの疼痛を訴える場合はテーピングでの誘導も有効である．

跳躍型脛骨疲労骨折で，下腿前傾時に疼痛を訴える場合は，脛骨近位を後方へ押し込むように操作し，疼痛の変化を確認する（図6）．

*2 「5.2 後脛骨筋腱炎」（p.162）を参照．

また，足部内側/外側アーチの保持を行い，MTSS，疾走型脛骨疲労骨折の疼痛の変化を確認する[*2]．

一方で，疲労骨折の場合は疼痛減弱テストの実施が難しい場合が散見されるため，その場合は骨へのストレス時痛を参考に，ストレスを軽減させるアライメントを目標として設定する．

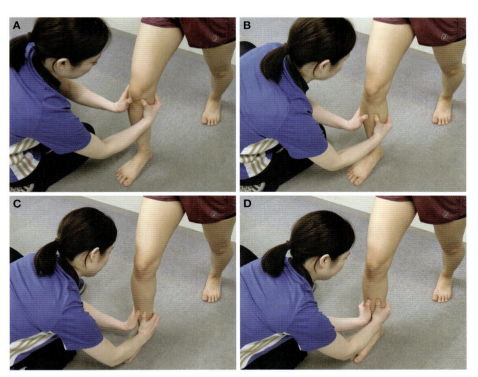

図5 踏み込み時の脛骨内旋/下腿内旋方向への誘導による疼痛減弱の評価
A：脛骨近位部を両手の母指で触診し，内旋方向へ誘導し疼痛減弱の有無を確認する．
B：脛骨中央部を両手の母指で触診し，内旋方向へ誘導し疼痛減弱の有無を確認する．
C：脛骨遠位部を両手の母指で触診し，内旋方向へ誘導し疼痛減弱の有無を確認する．
D：MTSS好発部位付近の軟部組織を，下腿を1周するように手掌面全体で把持し，下腿の軟部組織全体を内旋方向へ誘導し疼痛減弱の有無を確認する．
脛骨は近位～遠位にさまざまな軟部組織が付着するため，それぞれの部位を操作し疼痛減弱の有無を確認する必要がある．

4 機能評価

■ アライメント（問題となるアライメントの把握）[3]

評価項目
- □ 下腿（脛骨）[*3]：外旋，外方・前方偏位
- □ 足部[*2]：内側・外側アーチ低下[4]

● 文献
3) 小山貴之 編著：アスレティックケア．ナップ，2016：149-162．
4) 片寄正樹 監修：足部・足関節理学療法マネジメント．メジカルビュー，2018：110-152．

*3 「3.1 膝前十字靱帯損傷（再建術前）」(p.60)を参照．

■ 関節運動パターン（異常なパターンの把握）

評価項目
□ 膝関節屈曲・伸展に伴う下腿外旋[*4]
□ 足関節背屈時の足部外転[*5]
□ 足関節底屈時の内反[*5]

*4 「3.1 膝前十字靱帯損傷（再建術前）」(p.60) を参照.
*5 「5.1 足関節捻挫」(p.146) を参照.

■ 可動域・可動性（制限因子の確認）

評価項目
□ 下腿内方・内旋（下腿筋膜・骨膜を含む）（図7）[*4]
□ 脛骨後方移動[*4]
□ 距骨後方移動[*5]
□ 立方骨挙上[*5]
□ 足趾伸展

MTSSでより注意して評価すべき点は，疼痛部位周囲の骨膜・筋膜を含めた下腿全体としての可動性の評価である．腓骨や脛骨の可動性のみではなく，後方/前方コンパートメントの滑走性を全体として評価する（図7D）．また，脛骨疲労骨折ではより脛骨に焦点を絞って評価すべきであることは言うまでもないが，疾走型脛骨疲労骨折のように回旋負荷を考慮する際は，より詳細に脛骨を近

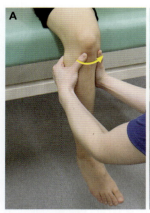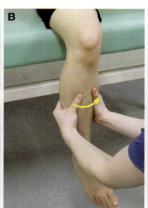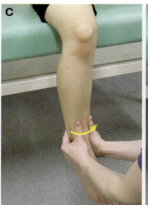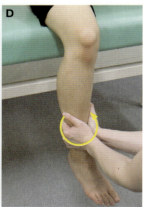

図7　脛骨内旋方向への可動性の評価
A：脛骨近位部を両手の母指で触診し，内旋方向への可動性を評価する．
B：脛骨中央部を両手の母指で触診し，内旋方向への可動性を評価する．
C：脛骨遠位部を両手の母指で触診し，内旋方向への可動性を評価する．
D：MTSS 好発部位付近の軟部組織を，下腿を1周するように手掌面全体で把持し，下腿の軟部組織全体の内旋方向への可動性を評価する．
脛骨は近位～遠位にさまざまな軟部組織が付着するため，それぞれの部位で可動性を評価する必要がある．

● 脛骨過労性骨膜炎：medial tibial stress syndrome（MTSS）

位・中央・遠位と分けて評価する必要がある（図7A〜C）．また，MTSS，疾走型脛骨疲労骨折ともに足部外転による内側縦アーチ低下に影響する足部可動性を評価する．跳躍型脛骨疲労骨折の場合は，脛骨近位の後方への可動性と距骨後方，踵骨背屈可動性を評価する．

■ 筋力・筋機能検査

評価項目
- □ 膝内旋＋屈曲（内側ハムストリング）[*4]
- □ カーフレイズ（膝伸展位）＋中足部/後足部への抵抗負荷（腓腹筋，後脛骨筋，腓腹筋）
- □ カーフレイズ（膝屈曲位）＋中足部/後足部への抵抗負荷（ヒラメ筋，後脛骨筋，足趾屈筋）

MTSS，脛骨疲労骨折ともに脛骨を近位と遠位から安定させる必要があるため，膝関節と足関節の機能は重要となる．

　足部・足関節の固定性は，外力に抗して足関節を固定可能かどうか評価する（図8）．具体的にはカーフレイズ位で後足部に下方（図8B）の，中足部に回内方向（図8C）の抵抗を加えて固定性を評価する．後足部下方への固定性は主に腓腹筋が，中足部の回内方向への固定性は後脛骨筋や足趾屈筋の機能が関連している．また，カーフレイズは膝屈曲位でも固定力を評価し，ヒラメ筋の固定機能も評価する（図9）．膝伸展位のカーフレイズは動作時のtake off相での機能を反映しており，それに対して膝屈曲位でのカーフレイズはfoot strike相を反映してそれぞれの疼痛フェーズに合わせて評価することが必要である．

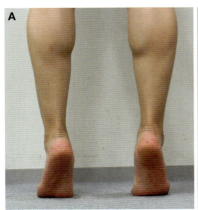 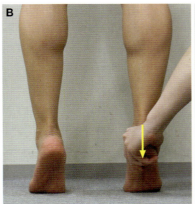 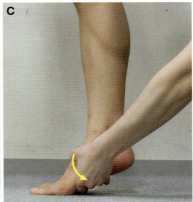

図8　カーフレイズ（膝伸展位）
A：カーフレイズ位．B：後足部に下方向の抵抗を加え，足部の固定性を評価する．C：中足部に回内方向への抵抗を加え，足部の固定性を評価する．

図9　カーフレイズ（膝屈曲位）
A：後足部に下方向の抵抗を加え，足部の固定性を評価する．B：中足部に回内方向への抵抗を加え，足部の固定性を評価する．

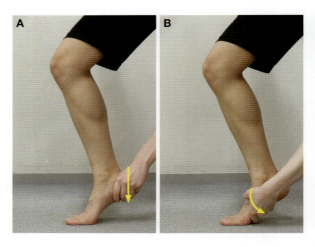

動作分析

評価項目
□ 片脚立位/片脚スクワット
□ ホップ
□ 歩行

　動作分析では，MTSS，疾走型脛骨疲労骨折においては特に水平面，前額面の観察を，跳躍型脛骨疲労骨折では特に矢状面上の観察を注意深く行う．
　片脚立位では，前額面・水平面上の内側/外側アーチの低下，脛骨回旋，膝内反に影響を与える骨盤帯外方偏位や外側荷重を評価する．矢状面では骨盤帯後傾，後方重心を評価する．
　片脚立位肢位を基準に片脚スクワット時には，knee-in toe-outによる下腿内側の足関節屈筋群の過伸張（図10）/脛骨の回旋負荷の増大，骨盤帯後傾・股関節屈曲不足による後方重心，下腿前傾の増大に着目して観察する（図11）．
　歩行では，上記した現象が観察されないかどうか立脚期を中心に観察し，ホップでは，その場で片脚ホップを繰り返させ，着地から離地にかけて踵部が過剰に下降しないかどうか確認する．下腿三頭筋による踵骨の安定性が低下するとホップ時に踵部が過剰に下降し，屈筋群の遠心性負荷が増大する．また，過度の足部内反を評価し，下腿内側屈筋群の過使用が生じていないか観察する．

● 脛骨過労性骨膜炎：medial tibial stress syndrome（MTSS）

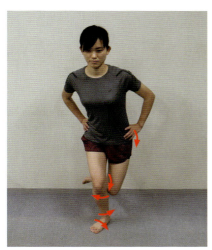 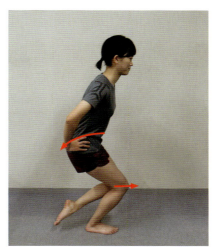

図10 knee-in toe-out 肢位，外側荷重での片脚スクワットによる脛骨へのストレス
knee-in toe-out することで，脛骨への捻転ストレスと外側荷重による脛骨内側部への圧縮ストレスが増大する．

図11 後方重心での片脚スクワット動作
後方重心でのスクワット動作は膝屈曲モーメント，脛骨前方への伸張ストレスが増大するため，注意する必要がある．

5 リハビリテーションと予防

ゴール設定（スポーツ動作開始まで）（図12）

MTSSは，炎症の質によって治療スケジュールを決定する．患部周囲の①腫脹がない場合，②固まってきた腫脹がある場合，③柔らかい腫脹がある場合で状態を分類し，①は患部の疼痛コントロール，前述した機能が獲得できしだい早期復帰を目指す．②は固まってきた腫脹に対して患部に積極的にアプローチを行い，1週間程度で腫脹・疼痛コントロール，機能を獲得し復帰を目指す．③は新鮮な腫脹であるため，アイシングによって患部の炎症コントロールなどを行い，2～3週間程度の安静期間を要する場合もある．

脛骨疲労骨折は骨折型・治療方針によって復帰期間が異なる．疾走型脛骨疲労骨折の場合は，復帰まで約3か月の期間を要する．跳躍型脛骨疲労骨折は保存療法の場合，復帰まで約6～12か月の期間を要し，手術療法の場合は約2～4か月の期間を要する．

リハビリテーションは，①患部の治療[*6]と同時に上記したマルアライメント・可動性・関節運動の正常化を獲得し，②各種筋機能の改善，③片脚立位から前方ホップまでのダイナミックアライメント改善を目指す．

*6 MTSSでは腫脹と疼痛の管理，疲労骨折では骨折の治癒．

部位別 第4章 下腿部

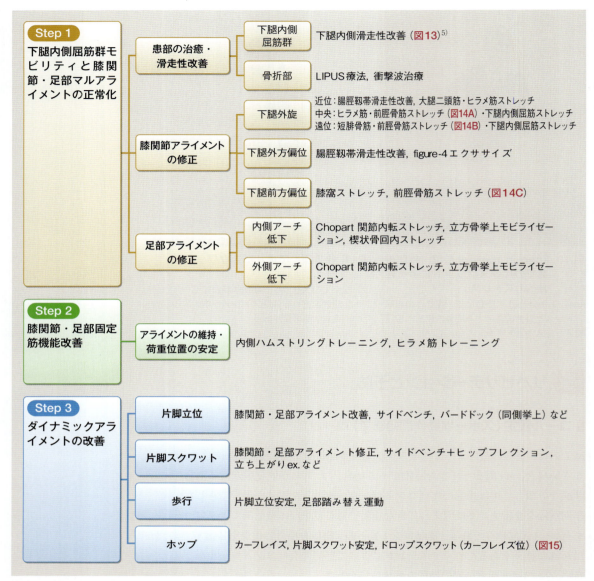

図12 MTSS，脛骨疲労骨折のツリーダイアグラム

● 文献
5) 蒲田和芳：徒手的組織間リリース®の治療効果．整形外科最小侵襲手術ジャーナル（別冊88），全日本病院出版会，2018：30-40．

● 低出力超音波パルス：low intensity pulsed ultrasound (LIPUS)
● 脛骨過労性骨膜炎：medial tibial stress syndrome (MTSS)

4.1 脛骨過労性骨膜炎（MTSS）・脛骨疲労骨折

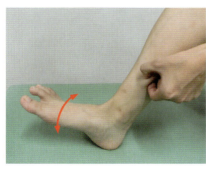

図13 下腿内側滑走性改善
下腿内側の皮下組織をつまむようにして把持し，足関節を底背屈することで滑走性を獲得する．特にMTSSの腫脹後などは滑走性が低下しているため効果的である．

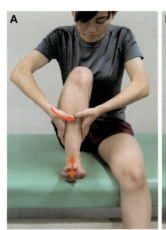
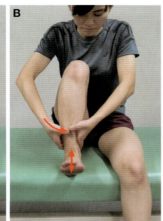
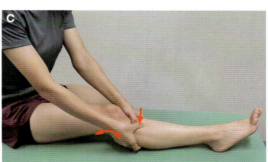

図14 前脛骨筋のストレッチ
A：下腿中央部での前脛骨筋ストレッチ．前脛骨筋と脛骨間に指を入れ，脛骨内旋方向に圧を加えながら足関節を底背屈させる．
B：下腿遠位部での前脛骨筋ストレッチ．Aと同様に，前脛骨筋と脛骨間に指を入れ，脛骨内旋方向に圧を加えながら足関節を底背屈させる．
C：下腿近位部での前脛骨筋ストレッチ．前脛骨筋近位部を圧迫しながら脛骨を後方に押し込み，膝を軽く曲げ伸ばしする．

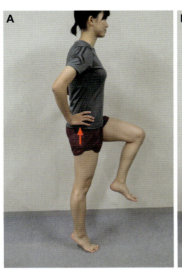
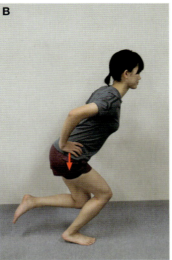

図15 ドロップスクワット（カーフレイズ位）
カーフレイズの状態から一気に沈み込むように股関節を屈曲させる．この際，膝が前方突出しないように股関節運動を強調し，足部がカーフレイズ位を維持する．衝撃を股関節で受け止め，足部の安定を計ることで下腿部へのストレスが軽減される．

部位別

第4章 下腿部

4.2 アキレス腱炎・滑液包炎

1 発生メカニズム（図1）

スポーツにおいて生じる下腿後面の疾患として，アキレス腱炎，アキレス腱断裂や下腿三頭筋肉離れが挙げられる．本章ではアキレス腱炎について具体的に取り上げる．

アキレス腱周囲に慢性に生じる疼痛は，踵骨付着部の障害と腱実質部の障害に分けられる．踵骨付着部の障害はさらにアキレス腱付着部と滑液包に起こるものに分けられる．腱実質部の障害は腱内まで障害の及ぶアキレス腱症と，パラテノン（腱傍組織）に炎症を起こすアキレス腱周囲炎に分けられる．一般的にアキレス腱炎といわれているのはこれらの病態の総称であり，それぞれの病態や発生メカニズムは実際には異なるため，その違いを理解し，関連する機能を改善することが重要となる．なお，2つの病態が混在することもあるため注意を要する．

どの病態に対しても背屈可動性の低下（図1①）やアキレス腱周囲組織の滑走不全（図1②）が発症にかかわっていることがほとんどである．アキレス腱周囲の滑走不全が生じる原因は，靴やソックスなどによる圧迫やマルユース・腫脹などさまざまであり，どの病態においても問題となる．これに加えて足部アーチ（図1④⑤）やダイナミックアライメント（図1⑥⑦）の違いによって，アキレス腱周囲のさまざまな部位に疼痛が生じる．

滑液包炎は踵骨後上隆起とアキレス腱の深層が衝突（インピンジメント）することで生じる．靴からの圧迫など環境因子が大きくかかわる場合（図1③）と，踵骨の静的/動的マルアライメントによりアキレス腱・踵骨間の圧縮ストレスが高まる場合がある（図1⑤～⑦）．

これに対し，アキレス腱付着部症はアキレス腱付着部にかかる牽引ストレスが原因で発症する．多くは矢状面上のアライメントがかかわる．股関節伸展運動の不足と足関節底屈運動による代償に依存した蹴り出しになることで，下腿三頭筋の過活動が起きることは多くみられるメカニズムである（図1⑥）．足関節の固定機能が低下している例（図1⑧）では，蹴り出しにおいて瞬間的に背屈

4.2 アキレス腱炎・滑液包炎

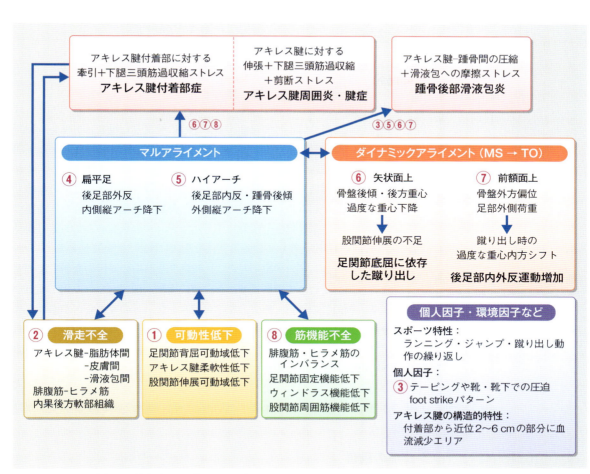

図1 アキレス腱炎・滑液包炎の発症メカニズム

運動が生じ，牽引ストレスが強まることもある．

　腱実質に対しては付着部症と同様に矢状面上の問題点がみられる．これに加え，踵骨が内反位から急速に回内することにより腱実質に剪断ストレスがかかることで発症する（図1⑦）[1]．アキレス腱のなかでも血流が疎となる踵骨付着部から2〜6cmの部位に多く生じる．急性に発症したものではパラテノンに炎症が生じ，アキレス腱実質内には問題がなく，アキレス腱周囲炎と分類される（狭義のアキレス腱炎）．長期化すると腱実質内にも問題が生じるが，その病態は変性が主体でありアキレス腱症と分類される．

● 文献

1) 蒲田和芳，福林 徹 監修：SPTSシリーズ第9巻，下肢のスポーツ疾患治療の科学的基礎．ナップ，2015：41-43．

● mid-support（MS）
● take-off（TO）

部位別 第4章 下腿部

2 主訴

■ 疼痛発生場面

まずは病態把握のために疼痛の発生した状況や動作場面を聴取する．アキレス腱症・滑液包炎の多くは慢性で発症する．急性に発症した場合，アキレス腱断裂/部分断裂や下腿三頭筋肉離れとの鑑別を要する．急性外傷の既往から下腿三頭筋の柔軟性を惹起することもあり，以前の疼痛も含めて確認する．アキレス腱実質に生じた疼痛について徐々に増悪している場合や長期化している例では，腱実質に変性が起きている可能性を疑う．急性に発症した場合や疼痛発症から間もない場合，変性は生じておらず，パラテノンの炎症のみである可能性もある．両方の病態が混在している可能性も念頭に問診・評価を進める．

次にストレスメカニズム考察のために，疼痛発生時期の誘因の有無も確認する．発生の危険因子として練習量や走行距離の増加，練習内容の変化，硬いサーフェイス・坂道での練習，疲労，寒冷環境やシューズの変更などが挙げられる．上り坂の練習は平地より大きな背屈可動性を要する．可動性が不十分であると，アキレス腱付着部への伸張ストレスや，足部外転の代償によるアキレス腱実質への剪断ストレスを増加させる要因となる．また，ランニングやジャンプ，切り返しなど，場面ごとの疼痛の程度も確認する．病態と誘因を照らし合わせることで，ストレスメカニズムの考察や競技復帰のためのプログラム作成の一助となる．

■ 疼痛の種類

鋭い痛みの有無はアキレス腱部分断裂など急性外傷との鑑別のために確認する．現在の疼痛の発生場面は変性または炎症のどちらが主体なのかを把握するために確認する．ズキズキする，ピリピリするなどは炎症を疑わせる．動きに伴うピリっとした痛み，ズキっとする痛みや重さなどは炎症でも変性でも生じる可能性があるため，他の評価と併せて疼痛の原因を推察する．

■ ADL上の疼痛の有無

安静時にも疼痛が生じている場合は，アキレス腱周囲炎や滑液包炎など炎症が主体の病態を疑う．変性が主体の場合，起床後しばらくの疼痛や動かしづらさを多くの例で訴える．歩行や長時間立位によって夕方に症状が増悪する例もあるが，これだけでは炎症の有無や程度を把握することはできない．しかし，スポーツ活動を休止しているにもかかわらず夕方に症状が増悪する場合は，歩行や立位姿勢などに問題点が残存している可能性が高いため確認が必要である．

また，滑液包炎の場合は靴の種類によって疼痛の強さが異なる可能性があるため，詳細に聴取する．スリッパや裸足だと疼痛が改善し，シューズを履くと

● 日常生活動作：activities of daily living（ADL）

増悪するのが特徴的である．2〜5 cm 程度のヒールの高い靴のほうが楽なことも多い．合わない靴によって長時間軟部組織が圧迫され滑走不全を生じることもあるため，滑液包炎以外の病態であっても確認するとよい．

3 疼痛検査

■ 圧痛（図2）

踵骨後面上縁から 2 cm 以上近位なのか，付着部側の症状なのかをまず大別する．付着部側の症状の場合は，滑液包とアキレス腱付着部症と判別する必要がある．滑液包炎は踵骨付着部前方を両側からつまむようにする（two-fingers squeeze test）．付着部症の場合は踵骨後面に生じるが，内外側・近位/遠位で疼痛が異なることが多く，どの部位に圧痛が生じているかを詳細に触診する．踵骨から 2 cm 以上近位の場合は painful arc sign（図3）を確認する．圧痛部位の

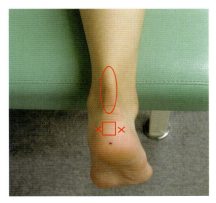

図2 アキレス腱炎の圧痛部位
○：アキレス腱周囲炎・腱症の圧痛部位．踵骨上端から 2 cm 以上近位の場合はアキレス腱周囲炎・腱症を疑い，painful arc を評価する．
□：アキレス腱付着部症または滑液包炎の圧痛部位．
×：滑液包炎の圧痛部位．踵骨を両側からつまむようにする（two-fingers squeeze test）．

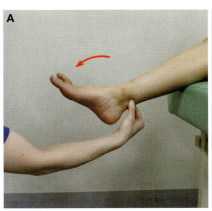 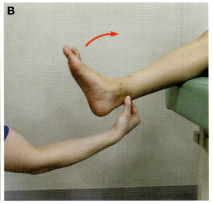

図3 painful arc sign
圧痛部位の上端または下端を把持し，底屈位（A）と背屈位（B）の圧痛を比較する．アキレス腱実質の場合は底背屈に伴って疼痛部位が変化するが，パラテノンの症状の場合は圧痛部位に変化はみられない．

上端または下端を把持し，底屈位と背屈位の圧痛を比較する．アキレス腱実質の場合は底背屈に伴って疼痛部位が変化するが，パラテノンの症状の場合は圧痛部位に変化はみられない．

■ 疼痛誘発

どの病態に対しても以下の項目の疼痛の確認をする．

CHECK POINT
- □ 足関節他動背屈（膝伸展位/屈曲位）
- □ 抵抗下足関節底屈
- □ カーフレイズ（膝伸展位/屈曲位）
- □ スクワット
- □ 歩行

下記は炎症の状態や主訴に合わせて評価をする．

CHECK POINT
- □ 片脚カーフレイズ（膝伸展位/屈曲位）
- □ 片脚スクワット
- □ ジャンプ（両脚/片脚）
- □ ホップ（前方/後方/側方）
- □ knee swing test[1]

*1 「5.1 足関節捻挫」(p.146) を参照．

足関節他動背屈によってアキレス腱の伸張時痛が生じるかをまず非荷重にて確認する．膝伸展位/屈曲位を比較することで，腓腹筋とヒラメ筋どちらの影響が強いかを比較する．また，抵抗下足関節底屈によって収縮時痛の有無もみる．

　動作時痛はカーフレイズ，スクワット，歩行をはじめに確認する．疼痛の生じた動作・位相の共通点を探すとメカニズムを整理しやすい．着目すべき点としては，① 足関節背屈角度，② 踵骨内外反角度，③ 筋・腱の収縮様式，④ 筋の収縮する速度，⑤ 重心の移動する方向，などが挙げられる．滑液包炎では足関節背屈位で疼痛が生じ，踵骨内外反角度や筋収縮は関係がないことが多い．アキレス腱付着部症やアキレス腱症では下腿三頭筋が遠心性に収縮する場面や，収縮速度が速いほうが疼痛増悪することが多い．アキレス腱症・アキレス腱周囲炎ではこれに加えて knee swing test や歩行，ホップなど，急速な回内運動が起きる場面で疼痛が生じる．炎症や変性が重度の場合は，発生の原因となった動作以外でも疼痛が発生することもある．

■ 疼痛増悪・減弱テスト

疼痛の生じた荷重動作に対して，徒手的な操作を加えることで疼痛減弱の有無を確認する．

4.2 アキレス腱炎・滑液包炎

CHECK POINT

- ☐ 下腿三頭筋の圧迫
- ☐ 内側縦アーチ保持
- ☐ 外側縦アーチ保持
- ☐ 踵骨外反
- ☐ 踵骨内反
- ☐ 踵骨後傾・距骨後方滑り
- ☐ 下腿内旋誘導
- ☐ 骨盤操作（前傾/後傾，回旋，内方偏位）
- ☐ 補高

下腿三頭筋の圧迫は筋活動を補助できるため，筋機能低下や固定機能低下があった場合に症状の減弱がみられる．また，アーチ保持や踵骨・距骨・下肢アライメント操作において疼痛が減弱するものは，改善すべき不良アライメントと捉えられる．アライメント操作の詳細は足関節捻挫も参考にされたい．アライメントの操作によって腓腹筋・ヒラメ筋の筋活動が変化することもあるため，筋を触知することによって併せて評価するとよい．補高やテーピングは徒手操作の加えづらい歩行やジャンプなどの評価において有用である．補高で改善する場合は，背屈制限や踵骨後傾アライメントはメカニズムとかかわっている可能性がある．テーピングで改善する場合は，筋機能低下や固定機能低下の関与が疑われる．

4 機能評価

■ アライメント（問題となるアライメントの把握）

評価項目
- ☐ 下腿（脛骨）*1：外旋，外傾
- ☐ 足部：扁平足：後足部外反／底屈，内側縦アーチ低下
　　　　　　ハイアーチ：後足部内反／背屈，外側縦アーチ低下

アライメントについては，下腿三頭筋-アキレス腱の走行に影響する下腿と後足部（踵骨）のアライメントを評価する．次いで上記アライメントに関連する足部タイプの評価（扁平足/ハイアーチ）を行う．

　荷重位での下腿外傾アライメントはアキレス腱内側部への伸張ストレスが増大し，下腿外旋アライメントは背屈可動性と底屈筋機能に直接的にかかわるため問題となる．下腿のアライメント評価は「3.1 膝前十字靱帯損傷（再建術前）」（p.60）を参照されたい．

　足部アライメントの評価は，まず後足部から行う．非荷重/荷重位にて内反/

部位別　第4章　下腿部

*2 leg heel angle（図5），および「5.2　後脛骨筋腱炎」（p.162）を参照.

外反アライメント*2，底屈/背屈アライメントを評価する．非荷重位と荷重において内外反方向への差が大きいと接地の際にアキレス腱実質への前額面上のストレスが増大し，底背屈方向への差が大きいと矢状面上ストレスが増大する．また，荷重位で踵骨が後傾アライメントとなると踵骨後面上縁とアキレス腱付着部・滑液包におけるインピンジメントや踵骨付着部における牽引ストレスが生じやすくなると考えられる．

後足部外反/底屈アライメントへ影響する因子としては扁平足が，後足部内反/背屈アライメントへ影響する因子としてはハイアーチが挙げられる．後足部のみのアライメントコントロールは困難であるため，選手の足部アライメントタイプを把握することが重要である．

■ 関節運動パターン（異常なパターンの把握）

評価項目
□ 足関節背屈時の足部外転（非荷重）*3
□ 足関節底屈時の内反増大（非荷重）*3
□ knee swing 時の舟状骨/立方骨降下*3

*3 「5.1　足関節捻挫」（p.146）を参照.

非荷重における足関節背屈/底屈の関節運動パターンをまず確認する*3．足関節背屈時の足部外転パターンは，蹴り出し動作や着地動作など足関節背屈位となる動作場面におけるマルアライメントや筋機能不全に影響を及ぼす．足関節底屈時の過度な内返しパターンは，前足部荷重場面におけるマルユースにつながる．

内方への knee swing において舟状骨（内側縦アーチ）の降下の程度を確認する*3．外方への knee swing においては立方骨の降下の程度を確認する*3．ハイアーチ型で確認することはもちろんであるが，扁平型における立方骨降下は heel contact での過度な外側荷重から heel off にかけて急速に内側に荷重位置が移動することにつながるため，どのタイプにおいても過度な立方骨降下は問題である．

■ 可動域・可動性（制限因子の確認）

*4 「3.1　膝前十字靱帯損傷（再建術前）」（p.60）を参照.

*5 「5.3　足底腱膜炎」（p.172）を参照.

評価項目
□ 足関節背屈（膝伸展位/屈曲位），距骨後方移動
□ 下腿内旋*4
□ 後足部内反/外反
□ 内側楔状骨回内/内転，立方骨挙上
□ 足趾屈曲/伸展*5
□ 足関節背屈位＋母趾伸展

足関節背屈制限については膝屈曲位と伸展位を比較することで，ヒラメ筋と腓

140

腹筋どちらの制限かを確認する．また，距骨頚を母指と示指で把持し，背屈に伴う距骨の後方への移動についても併せて評価する（図4）．下腿三頭筋の柔軟性に問題がなくとも，内果後方の軟部組織の滑走不全によって背屈制限が生じている可能性がある．

　後足部内外反可動性は踵骨を把持し徒手的に内外反することでその可動性を確認する（図5）．5°まで外反できない場合は静的/動的アライメントに影響し，その制限因子としては後脛骨筋や足趾屈筋腱の滑走不全，屈筋支帯の拘縮などが挙げられる．足関節底背屈制限と後足部アライメント改善には，膝関節における下腿内旋の可動性が必要となる[*4]．内側楔状骨回内／内転，立方骨挙上の評価については足関節捻挫の評価[*3]を参考にされたい．

　足趾については足底腱膜炎の評価[*5]も併せて参照されたい．まずMP関節を徒手的に伸展させ，足底腱膜の緊張が高まるか否かを確認する．30°程度で緊張が高まらない場合はウィンドラス機構が破綻しており，歩行におけるtoe-offや

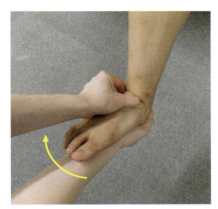

図4　背屈制限因子の確認
他動背屈の可動域を確認し腓腹筋・ヒラメ筋の柔軟性を評価するとともに，背屈に伴う距骨の後方移動を触知することで，内果後方の軟部組織の滑走性も評価する．

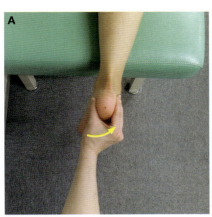 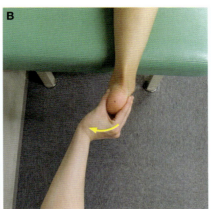

図5　後足部内反/外反可動性の評価
腹臥位にて踵骨を把持し，最大内反位（B）と最大外反位（A）のleg heel angleを評価する．可動性の増大はダイナミックアライメントに問題がなければ問題点とはならないが，5°以上の外反可動性は必要である．

● 中足趾節関節：metatarsophalangeal（MP）joints

ランニングにおける take off の際に足関節底屈筋群に頼った蹴り出しとなり，オーバーユースにつながる可能性がある．また，伸展制限がある場合は足底腱膜の柔軟性低下によるハイアーチにつながる可能性がある．また，足趾屈曲制限は内在筋の筋機能不全につながるため問題となる（図6）．

■ 筋力・筋機能検査

評価項目
□ 足関節底屈（膝伸展位）（腓腹筋，足趾屈筋，後脛骨筋，長・短腓骨筋）
□ 足関節底屈（膝屈曲位）（ヒラメ筋，足趾屈筋，後脛骨筋，長・短腓骨筋）
□ 内がえし（遠心性，後脛骨筋），足趾屈曲（足部内在筋）
□ 足関節固定機能（両脚/片脚カーフレイズ）

足関節底屈（膝伸展位/膝屈曲位）ではアライメントの確認とともに何回程度良いアライメントを保持し続けられるか，足部の動揺がどの程度みられるかも確認する．疼痛を伴わず，後足部回内外の代償もなく連続30回程度の最大底屈ができる程度の筋機能はどの病態に対しても必要である．付着部症ではスプリントの take off やジャンプなどでアキレス腱が伸張されて生じることが多いため，さらなる固定力が必要となる（図6）．固定機能が不十分である場合は運動中に瞬間的な足関節背屈運動を生じ，アキレス腱への伸張ストレスの増大や下腿三頭筋の柔軟性低下の原因となる．片脚動作は両脚における評価で大きな問題がなく，疼痛も再現されなかった場合に評価する．

アキレス腱症では動作中の回内運動を制動するために後脛骨筋（遠心性）や足部内在筋の筋機能（図7）が重要である．また，過度な外側接地（後足部内反）や下肢伸展機構の筋機能不全もアキレス腱症にとって問題となるため，膝・股関節，体幹の機能も併せて評価する必要がある．

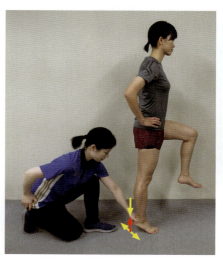

図6 足関節固定の機能
片脚カーフレイズにて踵骨に対して背屈方向や内外反方向に外乱を加える．膝関節伸展・骨盤前傾位で足関節最大底屈を保持できた場合，蹴り出しにおける足関節固定機能が十分であると判断する．
トレーニングとして実施する際は両脚カーフレイズから重心を片側に移動したり，壁につかまって安定した状態で動作を繰り返したりする．

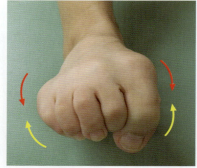

図7 足趾屈曲可動性と足部内在筋の筋機能評価
足趾を他動屈曲した際の横を評価する．筋機能評価においては足趾伸展抵抗をかけて屈曲位を保持できるか否かを評価する．

■ 動作分析

評価項目
- □ 歩行
- □ 片脚立位
- □ 両脚・片脚スクワット
- □ 両脚・片脚カーフレイズスクワット
- □ ホップ（前方・側方）

歩行は踵骨付着部の障害では矢状面上の問題が大きくかかわることが多い．toe-off における過剰な底屈運動や股関節伸展運動の不足，足関節固定の低下（瞬間的な背屈）は見逃さないようにする．アキレス腱実質の障害の場合は上記の問題に加えて，前額面上の問題がかかわっている可能性が高い．heel contact における後足部・膝関節内外反角と，mid stance における後足部・膝関節内外反角，股関節内転角や骨盤の外方偏位・回旋に特に着目する．

スクワットでは，① 足部・足関節のマルアライメントが生じないか，② 矢状面上で体幹・股関節・膝関節が協調して動いているか，③ 前額面上のマルアライメントが生じないか，を主に確認する．

着地する位相において疼痛が生じていた症例に対しては，足関節軽度底屈位を保持しながらのスクワット（図8，カーフレイズスクワット）を評価する．

ホップは蹴り出す際のダイナミックアライメントと，着地する際の衝撃吸収の両方を簡便に評価できる．足関節固定機能がメカニズムとかかわっていると考える場合は，特に着地の瞬間に前足部荷重で瞬間的に止まるように指示すると，瞬間的に固定する機能を有しているか否かを評価できる．

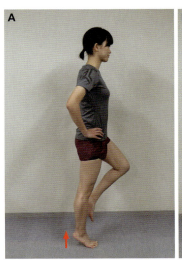 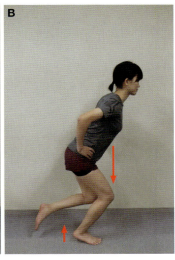

図8 カーフレイズスクワット
A：足関節軽度底屈位で片脚スクワットを実施し，踵骨の高さを同一位置に保持できた場合に，固定機能が十分であると判断する．
B：トレーニングとして実施する際は，動作の速度を変化させたり，非支持脚を屈伸・内外転方向に動かして外乱を加えたりする．

5 リハビリテーションと予防

ゴール設定（スポーツ動作開始まで）（図9）

運動療法においてはいずれの病態においてもメカニズムとかかわる① 下腿・足関節・足部マルアライメントと膝関節・足関節運動の正常化，② 足関節・足部筋機能の改善，③ 疼痛の生じた動作におけるダイナミックアライメントの改善，の3点が大きな目標となる．

腫脹の生じた部位や靴・ソックスによる長時間の圧迫を受けた組織は，滑走不全や伸張性・柔軟性が低下する．炎症期においては物理療法を実施し，慢性

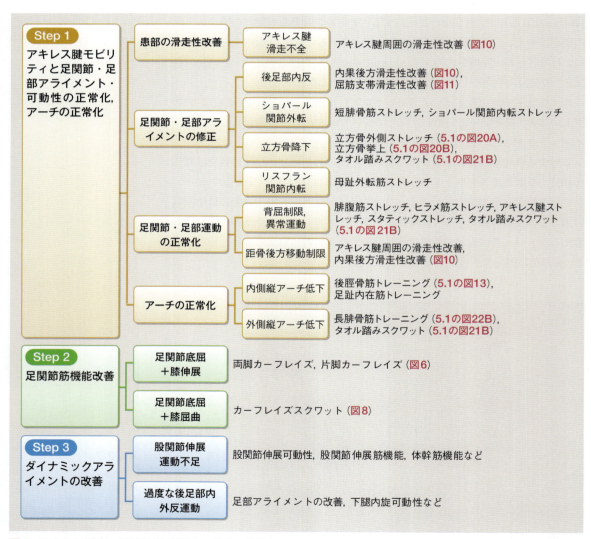

図9 アキレス腱炎・滑液包炎のツリーダイアグラム

期においては物理療法と併せて徒手的に改善させる必要がある．

　足関節背屈制限に対してはアキレス腱・脛骨内側縁付近の皮下組織や屈筋支帯周囲組織の滑走性改善を実施する（図10）．後足部内反の改善のためには屈筋支帯周囲における腱の徒手的リリースを実施する（図11）．ショパール関節の内転拘縮に対しては，母指外転筋周囲の軟部組織の滑走性を改善する必要がある．立方骨降下に対しては，タオル踏みスクワットと長腓骨筋トレーニングを実施する．足部アライメント改善のためのプログラムについては「5.1 足関節捻挫」（p.146）と「5.2 後脛骨筋腱炎」（p.162）のリハビリテーションを参照されたい．また，足部アライメントがメカニズムにかかわる場合はインソールやテーピングの使用も有用である．

　滑液包に急性に生じた炎症については1～2週の安静で炎症症状は消失する．炎症管理と並行しながら上記の目標を改善していくとともに，靴の変更や補高など外的因子に対するアプローチが有用である．

　アキレス腱実質部の治療としては遠心性収縮トレーニングが有用であると多くの研究で報告されている．遠心性収縮トレーニング後にコラーゲン線維配列の正常化や新生血管の消失が認められるといわれている．Alfredsonら[2]のプロトコルによると，膝伸展位と屈曲位それぞれ3セット（15回×3セット），2回/日，7日/週，12週間，痛みのない範囲で実施する．発生メカニズムに遠心性収縮がかかわっている場合には，十分な遠心性収縮機能を取り戻し，足関節の固定機能やダイナミックアライメントなど遠心性収縮以外の問題点も含めた発生メカニズムを考察することで，最短での競技復帰につながると考える．

● 文献

2) Alfredson H, Cook J : A treatment algorithm for managing Achilles tendinopathy : new treatment options. Br J Sports Med 2007 ; 41（4）: 211-216.

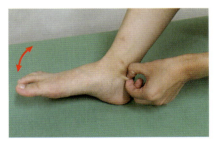

図10　アキレス腱周囲の滑走性の改善
滑走不全の生じやすいアキレス腱＋皮膚・Kager's fad pad・後脛骨筋・長母趾屈筋との間に指を置き，足関節の底背屈または足趾の屈伸を繰り返す．

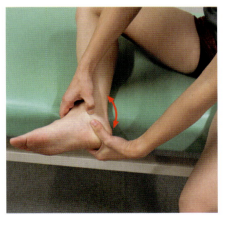

図11　後足部内反可動性改善のためのエクササイズ
屈筋支帯と周囲の軟部組織（特に後脛骨筋腱や長母趾屈筋）との間の滑走不全が生じやすいため，その間に指を置き底背屈を繰り返す．

部位別

第5章 足関節・足部

5.1 足関節捻挫

1 発生メカニズム（図1）

足関節捻挫はスポーツ活動において好発する外傷であり，大きく分けて内反捻挫と外反捻挫に分類されるが，大部分は内反捻挫が占める．内反捻挫は，方向転換動作やストップ動作などで足関節に過度な内反・内旋運動が生じた際に発生する．外側の靱帯組織（前距腓靱帯や踵腓靱帯など）を損傷することが多く，合併症として軟骨損傷や腓骨筋腱損傷，前下脛腓靱帯損傷を伴うこともあり，損傷組織がどの範囲まで及んでいるかを十分に評価する必要がある．足関節捻挫は，スポーツ外傷のなかでも比較的軽度なものと捉えられがちであり，十分な治療やリハビリテーションを行わずに競技復帰したために，可動域制限や荷重（下腿前傾）時痛の残存，再発の繰り返しに悩む症例は少なくない[1]．

足関節内反捻挫後の機能不全の特徴や，慢性的な足関節捻挫の再発や主観的な足関節不安定感を症状とする慢性足関節不安定症（CAI）[2] に移行するメカニズムをフローチャートに示す（図1）．足関節内反捻挫後は，距骨内反・内旋・前方不安定性（いわゆる構造的不安定性）が生じ（図1①），受傷後の可動域制限（図1②）や足関節周囲筋（特にヒラメ筋や腓骨筋群）の機能不全（図1③）などによるスポーツ動作時の過度な外側荷重（図1④）が足関節不安定感を増強（いわゆる機能的不安定性）させ，CAIに移行すると考えられる．

2 主訴

疼痛発生場面

受傷時の状況を詳細に聴取し，損傷組織や重症度を推定する．接触型の受傷は，ジャンプの着地などで相手の足に乗り上げたり，スライディングタックルを足関節内側に受けたりすることで内反強制され発生する．非接触型の受傷は，減速動作や方向転換動作で発生することが多い．いずれの場合においても，受傷動作時の足関節肢位を詳細に確認することが重要である．また，受傷後の競技

● 文献
1) 武冨修治, 福林 徹 編集：アスレティックリハビリテーションガイド. 文光堂, 2018：260-265.
2) Gribble PA, et al : Selection criteria for patients with chronic ankle instability in controlled research: a position statement of the International Ankle Consortium. J Orthop Sports Phys Ther 2013 ; 43（8）: 585-591.

● 足関節捻挫：sprain of ankle joint
● 慢性足関節不安定症：chronic ankle instability（CAI）

5.1 足関節捻挫

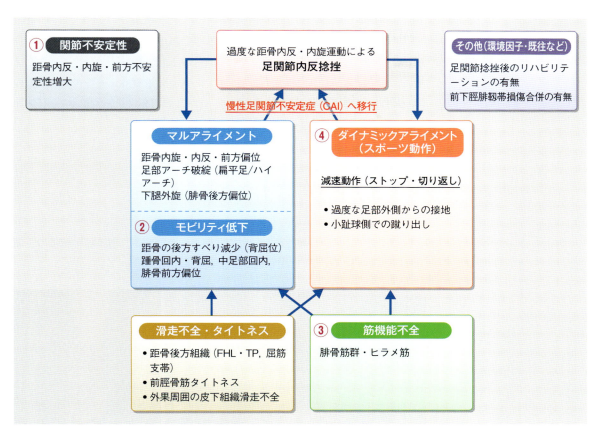

図1 足関節捻挫後から CAI へ移行するメカニズム

続行の有無や荷重・歩行が可能であったのかを聴取することで，損傷組織とその重症度を推測する．

慢性例では，足関節捻挫の受傷歴（回数）やその重症度[*1]，固定期間や免荷の有無を聴取する．足関節捻挫を繰り返している場合には，構造的な不安定性に加え機能低下が残存している場合が多いため，可動域制限や筋力低下，不安定性を自覚していたかなど，受傷前の状況も確認しておくとよい．

[*1] 医療機関を受診していない場合は，腫脹の程度や荷重の可否，運動再開までの期間などで推測．

■ 疼痛の種類

受傷後の症状の種類を聴取し，患部の状態を推定する．受傷後まもなく（急性期）の鋭い痛みは損傷靱帯（特に前距腓靱帯）の疼痛であるが，慢性期では外果周囲の滑走不全によって靱帯以外の軟部組織に伸張ストレスが加わることで同様の疼痛が発生することもある．動作時の鈍い痛みや荷重時の圧迫感（窮屈感）は関節内の慢性炎症が考えられ，下腿前傾に伴って出現する痛みは距腿関節アライメント不良や前下脛腓靱帯損傷の合併を疑う．

- 長母趾屈筋：flexor hallucis longus muscle（FHL）
- 後脛骨筋：tibialis posterior muscle（TP）

ADL上の疼痛の有無

歩行において立脚初期から中期までに疼痛があれば，関節内の腫脹が残存し荷重による圧迫ストレスで疼痛が出現している可能性を疑う．立脚後期や階段の降段動作時の疼痛（特に足関節前方に多い）が主訴であれば，背屈位の距腿関節アライメント不良による前方インピンジメントを疑う．

3 疼痛検査

圧痛（図2A, B）

足関節捻挫では，損傷頻度の高い前距腓靱帯，踵腓靱帯，前下脛腓靱帯の圧痛を確認し，外果の後方で腓骨筋腱損傷を確認する．

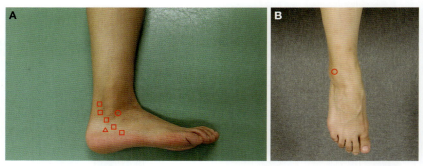

図2　足関節周囲の圧痛部位
A：足関節外側．○：前距腓靱帯の圧痛，△：踵腓靱帯の圧痛，□：腓骨筋腱の圧痛．
B：足関節正面．○：前下脛腓靱帯の圧痛．

疼痛誘発

以下に挙げる関節運動時の疼痛および筋収縮時痛を評価する．

CHECK POINT
- ☐ 足関節他動運動：底屈/背屈/背屈＋外旋
- ☐ 抵抗下足関節外がえし（背屈位/底屈位）
- ☐ knee swing test（外方）
- ☐ ホップ動作（前後・左右）

他動運動として足関節底屈・背屈と最大背屈位からの外旋による疼痛出現の有無を確認するが，損傷組織へ負荷を与えすぎないように十分注意して行う．他動底屈時の疼痛（図3A）は前距腓靱帯の損傷を示唆する所見だが，慢性例においては足趾伸筋群の滑走不全や浅腓骨神経の絞扼を疑う．他動背屈時の疼痛

● 日常生活動作：activities of daily living（ADL）

（図3B）は関節内腫脹の残存や距腿関節アライメント不良に伴う前方インピンジメントが考えられるが，前下脛腓靱帯の合併損傷が疑われる場合には最大背屈から外旋させることで疼痛が増強するか確認し（図3C），疼痛の増強を認めれば前下脛腓靱帯損傷の可能性が高い．抵抗運動としては抵抗下外がえし運動を背屈位と底屈位で行い，長・短腓骨筋それぞれの収縮時痛を確認し，足関節捻挫に合併しやすい腓骨筋腱損傷を疑う．

knee swing test（図4A）では，踵腓靱帯や腓骨筋腱に伸張ストレスが加わる

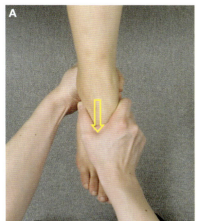 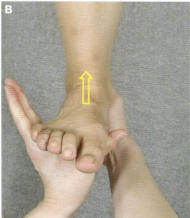 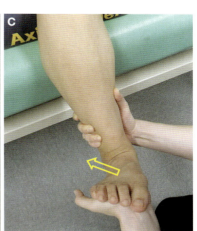

図3 足関節他動運動時の疼痛誘発
A：足関節底屈．距骨を前方に誘導しながら他動底屈する．B：足関節背屈．足部外旋が生じないよう，最大背屈位まで距骨をまっすぐに押し込む．C：足関節背屈＋外旋．足関節最大背屈位で外旋強制させ，遠位脛腓関節に対して離開ストレスを加える．

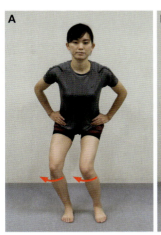 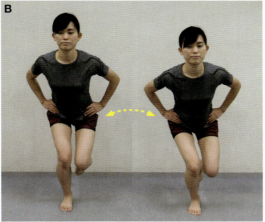

図4 荷重動作による疼痛誘発
A：knee swing test（外方）（右を患側とする）．両つま先を正面に向け，軽く膝を曲げた状態で膝のみを左右にゆっくり大きく揺らす．右膝を外方に向けたときの右足関節の疼痛の有無を評価する．
B：ホップ動作（左右）．片脚で左右にホップさせた際の疼痛の有無を確認する．同時にアライメントも観察するとよい．

ため，それらの損傷がある場合には疼痛が出現する．疼痛の有無だけではなく，足部アーチ構造や膝の内外側への移動量の左右差なども確認しておくことで，動作時の足部・足関節運動を把握する手がかりとなる．

ホップ動作は前後方向と左右方向（図4B）で行うことで急激な収縮＋矢状面・前額面上のストレスに対する疼痛を確認する．特に左右方向へのホップ動作は，受傷機転と類似した運動であるため，疼痛の有無だけではなく，その際のアライメントなども注意深く観察する．

疼痛増悪・減弱テスト

受傷直後で腫脹・熱感が強い場合を除き，疼痛誘発で陽性であった運動に対して徒手的に操作を行い，疼痛減弱の有無を確認する．

CHECK POINT
- 足関節他動底屈＋距骨外旋誘導（図5A）
- 足関節他動背屈＋距骨後方すべり誘導（図5B）
- 足関節外がえし抵抗＋腓骨前方誘導（図5C）
- knee swing test（外方）での中足部回内誘導（図5D）

他動底屈時に，距骨を外旋方向へ誘導することで疼痛減弱の有無を確認する．この操作によって疼痛が減弱された場合は，底屈運動に伴い距骨が過度に内旋し損傷組織に伸張ストレスが加わっていると判断する．他動背屈時に疼痛が出現する場合は，最大背屈位にて距骨の後方すべりを誘導し，疼痛減弱の有無を確認する．関節内腫脹による疼痛であれば痛みの変化はほとんどないが，背屈

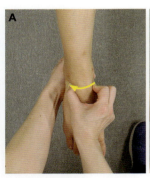
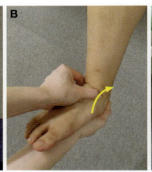
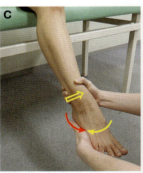
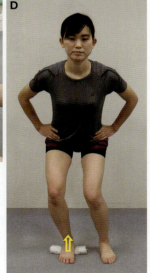

図5 疼痛増悪・減弱テスト

A：足関節他動底屈＋距骨外旋誘導．距骨を母指と示指で把持し，距骨外旋位に誘導して足関節を底屈させ，疼痛減弱の有無を確認する．

B：足関節他動背屈＋距骨後方すべり誘導．脛腓間に距骨をはめ込むように親指と人差し指で誘導しながら足関節を背屈させ，疼痛減弱の有無を確認する．

C：足関節外がえし抵抗＋腓骨前方誘導．検者は腓骨を前方に向かって誘導しつつ被検者に足関節外がえし抵抗運動をさせ，疼痛減弱の有無を確認する．

D：knee swing test ＋中足部回内誘導．立方骨の下方に丸めたタオルなどを置き，中足部の回内を誘導する操作を行い，疼痛の減弱や膝の振り幅の拡大を確認する．

位アライメント不良を起因とする前方インピンジメントや前下脛腓靱帯の伸張痛は，アライメント操作によって疼痛は軽減する．足関節外がえし抵抗時痛がみられた場合は，腓骨を前方に誘導することで疼痛が変化するか確認する．疼痛が減弱する場合には，腓骨アライメント不良が疼痛の要因である可能性がある．knee swing test（外方）で疼痛がある場合には，外側縦アーチ降下を防ぐための操作（立方骨挙上）で疼痛が減弱するかを確認する．疼痛が減弱する場合には，足部アーチ構造の破綻により疼痛が出現していると判断する．

4 機能評価

■ アライメント（問題となるアライメントの把握）

評価項目
- □ 下腿：外旋（腓骨後方偏位）
- □ 距骨：前方偏位/内反/内旋
- □ 踵骨：回内/回外
- □ 中足部：回外（立方骨降下，楔舟関節回外・外方偏位・底屈/背屈）

アライメントを評価する際は，脛腓間に対する距骨の位置として評価するため，遠位脛腓関節の向き（腓骨アライメント）を評価したうえで（図6A），距骨アライメントを評価する（図6B）．距骨頭の内外側を母指と示指で触診し，距骨傾斜や内・外旋を左右差で比較する．踵骨アライメントは，腹臥位にて足関節背屈位として脛腓間に距骨を適合させ，下腿に対する踵骨の傾斜の左右差を比較

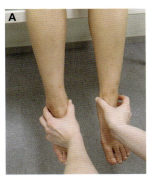 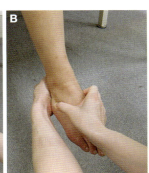 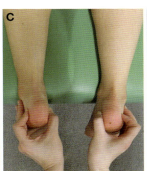 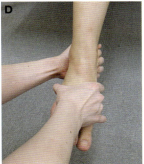

図6 アライメント評価
A：下腿外旋（腓骨後方偏位）アライメント．内果に対する外果の位置の左右差を確認する．健側に比べて患側の腓骨の後方・外方偏位が生じやすい．
B：距骨アライメント．距骨頭を母指と示指で触診し，内・外果との位置関係から距骨の前方偏位・内反・内旋を左右差で比較する．
C：踵骨アライメント．腹臥位にて足関節背屈位として下腿に対する踵骨の傾斜の左右差を確認する．
D：中足部アライメント．検者の一方の手で踵骨をやや回内位に誘導した状態で，舟状骨と立方骨の位置関係の左右差をもって評価する．

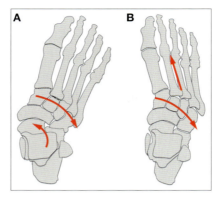

図7 足部アーチ構造の破綻の典型例
A：扁平足．脛腓間に対して距骨内旋が増大し，舟状骨は内下方偏位させられ，楔状骨は回外・外方偏位する．
B：ハイアーチ．距骨内反と踵骨回外・底屈により，立方骨は下方偏位させられ，中足骨（Lisfranc関節）は内転する．

する（図6C）．中足部アライメントは，荷重下でのアライメントを想定するために，徒手的に踵骨回内位に誘導したうえで評価する．足部外側の立方骨と足部内側の楔舟関節のアライメントを確認する（図6D）．

これらのアライメント不良の組み合わせの結果として，足部アーチ構造の破綻が生じる．足部アーチ構造の破綻の典型例として，扁平足とハイアーチにパターン分類すると考えやすい．扁平足は，距骨が前方偏位かつ内旋することで舟状骨の内下方偏位が誘導され，結果として内側縦アーチが降下した状態である．そのため扁平足では，舟状骨降下，踵骨回内，（舟状骨に対する）内側楔状骨回外・外方偏位が生じやすい（図7A）．ハイアーチは，距骨内反と踵骨回外・底屈により立方骨の下方偏位が誘導され，結果として外側縦アーチが降下した状態である．また，踵骨回内制限を生じるため足部外側荷重となりやすく，下腿は外旋位（腓骨後方偏位）を呈し，相対的に距骨は内旋位となっていることが多い．ハイアーチで生じやすいアライメント不良は，踵骨回外・底屈，立方骨降下，（舟状骨に対する）内側楔状骨底屈が生じやすい（図7B）．

■ 関節運動パターン（異常なパターンの把握）

評価項目
□ 足関節背屈時の足部外転
□ 足関節底屈時の内反増大
□ knee swing時の内側/外側縦アーチ降下

足関節最大背屈時に足部が外転する場合（図8）には，距骨内側の後方滑り運動の制限や遠位脛腓関節離開（腓骨外後方偏位）が疑われる．また，足関節底屈時に足部が内反する場合（図9）には，前距腓靱帯の損傷により距骨内旋方向への不安定性や，前脛骨筋や足趾伸筋群の滑走性低下による距骨前内側の可動性低下が疑われる．

knee swing test時の内側・外側アーチの降下（図10）は，健側との左右差を

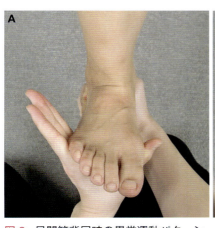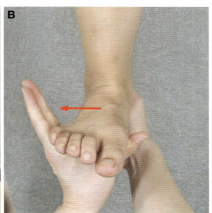

図8 足関節背屈時の異常運動パターン
A：正常な足関節背屈位．
B：距骨内側の後方滑り運動の低下により最大背屈位で足部が外転する．

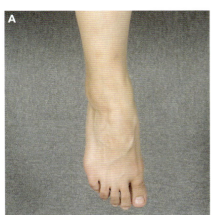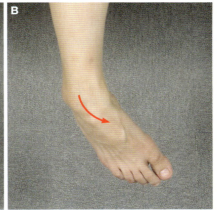

図9 足関節底屈時の異常運動パターン
A：正常な足関節底屈位．
B：距骨外側の過度な前方偏位と前内側の滑走性の低下により，底屈に伴い足部が内反する．

もって異常と判断するが，足部アライメントおよび足部アーチ構造の破綻のパターン分類と合わせて考察する[3]．knee swing test（内方）で内側縦アーチが降下する場合，距骨の後方すべり制限により，舟状骨が距骨に押し込まれるように内下方偏位しているか，舟状骨に対して内側楔状骨が外方偏位している可能性，もしくは内側縦アーチを保持する筋群（後脛骨筋など）の機能不全を疑う．knee swing test（外方）で外側縦アーチが降下する場合には，過度な下腿外旋（腓骨後方偏位）や踵骨の回外・底屈アライメントの可能性，もしくは外側縦アーチを保持する筋群（腓骨筋群など）の機能不全を疑う．

● 文献
3) 神野哲也 監修：整形外科リハビリテーション．羊土社，2012：361-379．

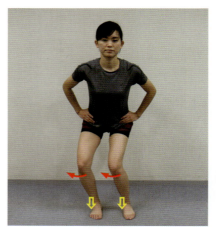

図10 knee swing 時の足部の異常運動パターン
右足：knee-out 時に立方骨の降下（外側縦アーチ降下）がみられる．
左足：knee-in 時に舟状骨の降下（内側縦アーチの降下）がみられる．

可動域・可動性（制限因子の確認）

評価項目
□ 足関節背屈位での距骨内側の後方すべり
□ 足関節底屈位での外がえし
□ 踵骨背屈・回内
□ 内側楔状骨回内/内転
□ 立方骨挙上

● 文献
4）片寄正樹 監修：足部・足関節理学療法マネジメント．メジカルビュー社，2018：36-53.

*2 長母指屈筋腱や後脛骨筋，Kager's fat pad 周囲など．

足関節背屈位での距骨内側の後方すべりは，距骨内側を後方へ押し込むように誘導することで評価する（図11A）．距骨の後方すべりが正常であれば，背屈に伴い舟状骨が内果に近く[4]，足関節背屈時の距骨内側の後方可動性が低下している場合には，距骨後方[*2]の滑走不全や踵骨の底屈や回内により距骨の後方移動が制限されている可能性が高い．足関節底屈位での外がえしは，他動足関節底屈最終域で距骨内側を前方へ牽引し，外がえし方向へ誘導することで評価する（図11B）．足関節底屈時の外がえし可動性が低下している場合は，距骨前内方（前脛骨筋や伸筋支帯周囲など）や内果下方の滑走不全を疑う．踵骨の背屈・回内可動性は，踵骨をやや回内方向に誘導しながら下方に牽引することで評価する（図12A）．踵骨の背屈可動性低下は，下腿三頭筋のタイトネスやアキレス腱周囲の滑走不全を疑い，回内可動性低下も伴っている場合は，屈筋支帯の上縁からアキレス腱内側にかけての滑走不全を認めることが多い．内側楔状骨の回内・内転可動性は，舟状骨と内側楔状骨を把持し，舟状骨に対して内側楔状骨を底側または内方へ誘導することで評価する（図12B）．回内可動性が低下している場合には，前脛骨筋のタイトネスや中間・外側楔状骨と立方骨の不良アライメントを呈している可能性がある．内転可動性が低下している場合には，上記不良アライメントに加えて，長腓骨筋のタイトネスを疑う．立方骨の挙上

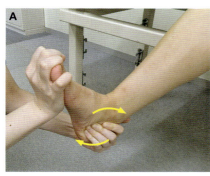
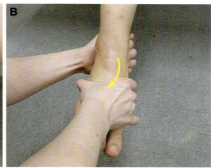

図 11 足関節（距骨）可動性の評価
A：足関節背屈位での距骨内側の後方すべり．片手で踵骨を後下方へ誘導しながら，もう一方で距骨内側を後方へ押し込むように操作する．
B：足関節底屈位での外がえし．片手で踵骨を上方へ誘導しながら，もう一方で距骨内側を前方へ牽引する．前内側の可動性低下が存在すると距骨内旋が増強する．

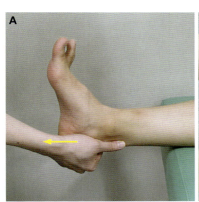
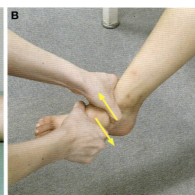
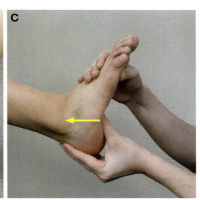

図 12 足部可動性の評価
A：踵骨背屈・回内可動性．片手で踵骨を包むように把持し，踵骨をやや回内方向に誘導しながら下方に牽引する．
B：内側楔状骨回内・内転可動性．検者は片方の手で舟状骨を把持し，もう一方の手で楔状骨を回内・内転方向に誘導し，可動性を確認する．
C：立方骨挙上可動性．立方骨を下方から押し上げ，上方可動性を確認する．

可動性は，非荷重位で足底部から足背方向へ立方骨を押し込むことで評価する（**図12C**）．挙上可動性が低下している場合には，小趾外転筋や短趾伸筋のタイトネスが疑われる．

■ 筋力・筋機能検査

評価項目
- □ 足関節外がえし抵抗（腓骨筋群）
- □ 足関節内がえし抵抗（後脛骨筋）
- □ 膝関節屈曲位での足関節底屈＋回内方向への抵抗

背屈位と底屈位で足関節外がえし抵抗運動を行い腓骨筋群の筋力発揮を評価する（図13A）．CAIの選手は腓骨筋の萎縮が生じていることが多いため，併せて筋ボリュームも触診にて評価するとよい．また，足趾伸筋による代償に注意する．次に足関節内がえし抵抗運動で後脛骨筋の評価を行う（図13B）．前脛骨筋の代償が入らないように注意をする．荷重下での足部・足関節の安定性を評価することも重要であり，膝関節屈曲位で足関節底屈（カーフレイズ）させ，踵骨

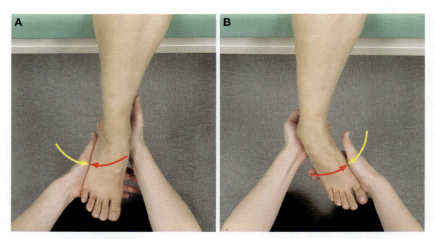

図13 足関節周囲筋機能評価
A：足関節外がえし抵抗（腓骨筋群）．背屈位と底屈位で行い，長・短腓骨筋を分けて評価する．足趾伸筋による代償に注意する．
B：足関節内がえし抵抗（後脛骨筋）．前脛骨筋による代償が生じないよう底屈位で行う．

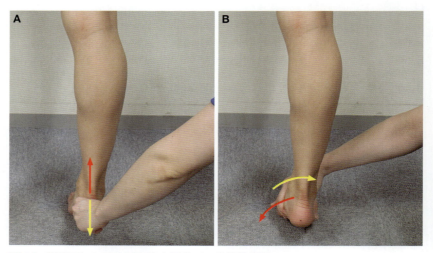

図14 荷重下における足関節底屈位での筋機能評価
A：膝関節屈曲位での足関節底屈抵抗．足関節底屈位で踵骨に下方への抵抗を加え，荷重下でのヒラメ筋機能を評価する．
B：膝関節屈曲位での足関節底屈＋回内抵抗．足関節底屈位を保持したまま，中足部に回外方向への外乱を加え，荷重下での腓骨筋機能を評価する．

● 慢性足関節不安定症：chronic ankle instability（CAI）

を下方に牽引したり，中足部に回外方向の外乱を加えたりすることにより，荷重下でのヒラメ筋や腓骨筋群の機能を評価する（図14A, B）．

■ 動作分析

評価項目
- □ 歩　行
- □ 片脚立位
- □ 片脚カーフレイズ

歩行では，立脚初期における過度な足部外側接地に着目して観察する．前距腓靱帯損傷による距骨内反不安定性や外側縦アーチの降下，腓骨筋機能不全により足部外側接地になりやすく，接地直後の足関節内反捻挫の再受傷リスクにつながる恐れがある（図15A）．片脚立位で過度な外側荷重の有無を観察する．外側アーチの低下により過度な外側荷重を呈している場合には，再受傷リスクが高くなるだけでなく，骨盤外方偏位や体幹側屈などの代償動作につながり股関節・体幹筋機能不全を生じる（図15B）．片脚カーフレイズでは，踵挙上時の小趾球（外側）荷重の有無を評価する．足関節底屈位での内がえしや中足部（楔状骨）回内可動性低下，腓骨筋群の機能不全により母趾球荷重を維持できず外側荷重となる．この場合，ランニングの蹴り出しや切り返し動作での不安定性に繋がるため改善が必要である（図15C）．

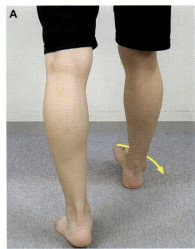 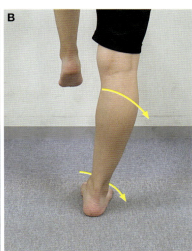 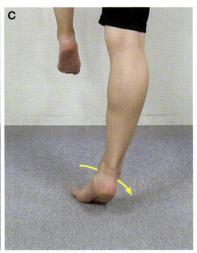

図15　足関節捻挫に特徴的な不良動作
A：歩行における過度な足部外側接地．接地直後の足関節内反捻挫の再受傷リスクにつながる．
B：片脚立位における過度な外側荷重．骨盤外方偏位や体幹側屈などの代償動作につながり，股関節・体幹筋機能不全を生じる．
C：片脚カーフレイズにおける小趾球荷重．ランニングの蹴り出しや切り返し動作での不安定性につながる．

5 リハビリテーションと予防

■ ゴール設定（スポーツ動作開始まで）（図16）

足関節捻挫後は，靱帯損傷の重症度や合併している靱帯損傷，捻挫の回数によって目安となる復帰時期が異なる．復帰までのおおよその期間として，Ⅰ度損傷は1〜2週間，Ⅱ度損傷は3〜4週間，Ⅲ度損傷は5〜6週間[*3]を要する．前下脛腓靱帯を損傷している場合，3週間程度は過度な足関節背屈による遠位脛腓間の離開に注意する必要がある．また，初回捻挫である場合には，靱帯の治癒を優先させるために2週間程度の背屈位固定を実施する．

リハビリテーションのポイントは急性炎症の消失後に，① 正常な足関節運動を獲得し，② 足関節周囲筋機能の改善によりアライメントを保持させ，③ 片脚立位・片脚カーフレイズなどの基本動作の安定性を獲得することである．

[*3] 2〜3週間の固定が必要．

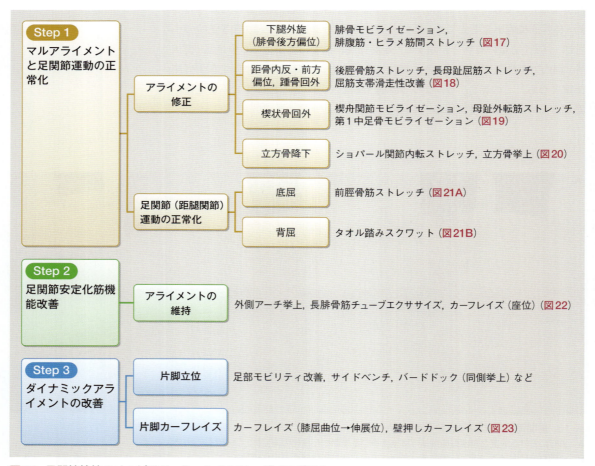

図16 足関節捻挫のリハビリテーションのツリーダイアグラム

● ショパール関節：Chopart joint

5.1 足関節捻挫

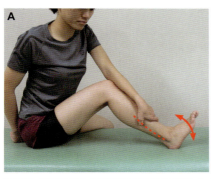
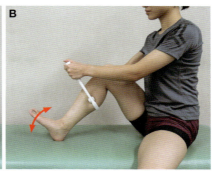

図17 下腿外旋(腓骨後方偏位)アライメントの修正
A：腓骨モビライゼーション．指で腓骨の後方から前方に向かって誘導しながら足関節底背屈を繰り返すことで，腓骨の前方可動性を改善させる．
B：腓腹筋・ヒラメ筋間ストレッチ．腓腹筋とヒラメ筋の間にマッサージ機器を当て足関節底背屈を繰り返すことで，腓腹筋とヒラメ筋の滑走性を改善させる．

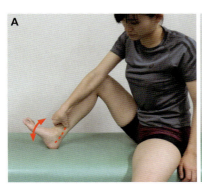
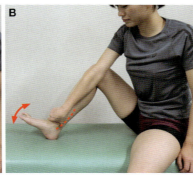
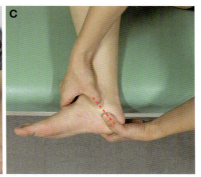

図18 距骨内反・前方偏位，踵骨回外アライメントの修正
A：後脛骨筋ストレッチ．脛骨内側面から後脛骨筋に指を滑らせるように圧迫を加え，足関節底背屈を繰り返す．
B：長母趾屈筋ストレッチ．距骨の後方に位置する長母趾屈筋に指を滑らせるように圧迫を加え，足関節底背屈を繰り返す．
C：屈筋支帯滑走性改善．内果と踵骨を把持し，屈筋支帯を下方に向かって圧迫しながら，踵骨背屈・回内方向に誘導する．

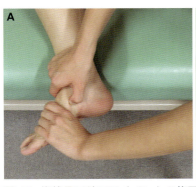
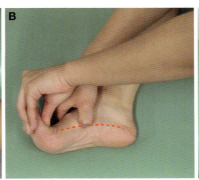
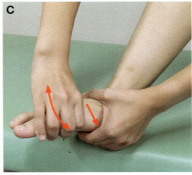

図19 楔状骨回外アライメントの修正
A：楔舟関節モビライゼーション．一方の手で舟状骨を把持し，もう一方の手で楔状骨を回内・内転方向へモビライゼーションを行う．
B：母趾外転筋ストレッチ．楔状骨の下方から母趾外転筋に向かって指を滑らせ，母趾の底背屈を繰り返す．
C：第1中足骨モビライゼーション．一方の手で楔状骨を把持し，もう一方の手で第1中足骨を底屈・背屈方向へモビライゼーションを行う．

部位別　第5章　足関節・足部

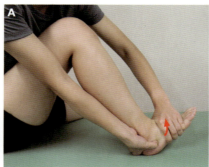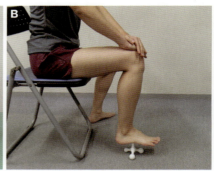

図20　立方骨降下アライメントの修正
A：ショパール関節内転ストレッチ．一方の手で踵骨を把持し，もう一方の手で中足部を内転方向へストレッチする．
B：立方骨挙上．モビライゼーション立方骨の下方にマッサージ機器を置き，踏みつけるようにして立方骨の上方可動性を改善させる．

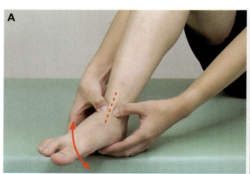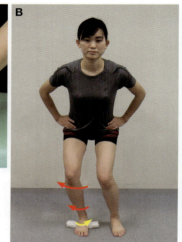

図21　立方骨降下アライメントの修正
A：足関節底屈運動の正常化を目的とした前脛骨筋ストレッチ．前脛骨筋腱を挟むように指を置き，足関節底背屈を繰り返す．
B：足関節背屈運動の正常化を目的としたタオル踏みスクワット．立方骨の下に丸めたタオルを置き，外側アーチを保持した状態で膝を外に向けることで，立方骨挙上と距骨内側の後方すべりを誘導する．

● ショパール関節：Chopart joint

5.1 足関節捻挫

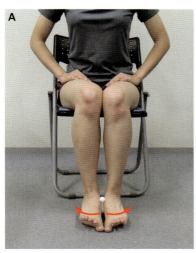 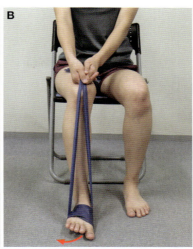 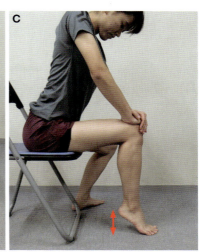

図22 足関節安定化筋機能改善のためのエクササイズ
A：外側アーチ挙上エクササイズ．足部内側にマッサージ機器を挟み，母趾を浮かせないようにしながら外側アーチを挙上し，短腓骨筋機能を改善させる．
B：長腓骨筋チューブエクササイズ．足部に巻いたチューブを母趾球で押し込むように意識しながら底屈し，長腓骨筋機能を改善させる．過度に足部外転しないように注意する．
C：カーフレイズ座位（ヒラメ筋機能改善）．椅子に座った状態でカーフレイズを行う．ヒラメ筋の収縮が十分得られていることを触診や視診で十分確認する．

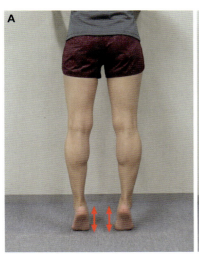 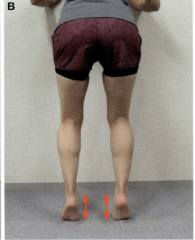 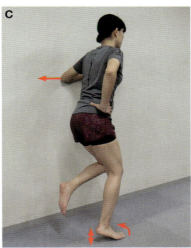

図23 足関節安定化筋機能改善のためのエクササイズ
A：カーフレイズ（膝伸展位）．膝伸展位を保持するために大腿四頭筋に十分力を入れて行い，踵の高さに左右差がないように行う．
B：カーフレイズ（膝屈曲位）．ヒラメ筋機能が低下している場合，膝を前方に突き出すことによって踵を挙上しようとする代償動作が出現しやすいので注意する．ヒラメ筋の収縮が十分得られていることを触診や視診で十分確認する．
C：壁押しカーフレイズ．膝屈曲位にてヒラメ筋の収縮を意識しつつ，腓骨筋機能の収縮を促す目的で対側の上肢で壁を押しながらカーフレイズを行う．

部位別

足関節・足部

第5章

5.2 後脛骨筋腱炎

1 発生メカニズム（図1）

後脛骨筋腱炎は，扁平足・toe-out肢位での動作の繰り返しや（図1①），外側アーチの低下の影響による接地後の急激な足部回内運動（図1②）の繰り返しによって後脛骨筋腱へのストレスが集中し，疼痛が生じる．また，扁平足（図1③）のマルアライメントを呈している選手は舟状骨が下制しやすいため[1]，より後脛骨筋へのストレスが増大しやすい．扁平足には（図1④）踵骨背屈，距骨後内側，楔状骨回内，立方骨挙上，ショパール関節内転のモビリティ低下が影響している場合が多い．さらに，外脛骨が存在する場合は，後脛骨筋腱の走行変化が生じるため，より疼痛が生じやすい．また，ヒラメ筋機能低下や後脛骨筋の滑走不全/機能低下（図1⑤⑥）によって踵骨，足部の安定性が低下し，症状を慢性化させやすいため，静的・動的アライメントと足部の固定機能が重要となる．

理学療法評価時には，まず疼痛誘発動作を特定し，疼痛減弱テストを行ないながら組織へのストレスを推察する．特に足部はアライメント操作が難しいため，疼痛減弱テストを行う際はテーピングやペンなどの小物を使用しながらストレスを考察することもある．また，疼痛組織へのストレスを増大させる可能性のあるダイナミックアライメントや機能の評価へと進める．

2 主訴

疼痛発生場面

疼痛の急性発症/慢性発症および疼痛が出現する動作場面を聴取する．具体的には，方向転換動作やジャンプ，着地の際に受傷した足関節捻挫に伴う急性発症なのか，ランニング時などの慢性発症なのかを聴取し，急性発症であれば腱損傷を疑う．また，ランニングのfoot-strike～mid-supportで痛いのかtake offで痛いのかを聴取する．foot-strike～mid-supportの疼痛であれば足関節背屈機能に，take offの疼痛であれば足関節底屈機能に着目して機能評価を行う．

● 文献
1) 福林 徹 監修：足部スポーツ障害治療の科学的基礎．ナップ，2012：145.

● 後脛骨筋腱炎：tendinitis of tibialis posterior tendon
● ショパール関節：Chopart joint

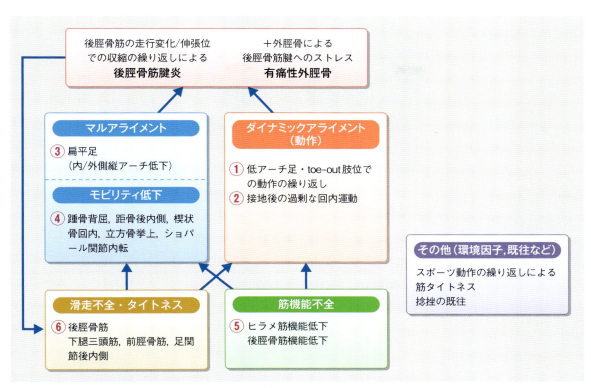

図1 後脛骨筋腱炎，有痛性外脛骨の発生メカニズム

■ 疼痛の種類

受傷後の症状の種類を聴取し，患部の状態を推定する．鋭い痛みは腱損傷を疑うべきであり，鈍い痛みは慢性痛の場合が多い．

■ ADL上の疼痛の有無

歩行時の疼痛が生じている場合は重症度が高い場合が多い．また，疼痛発生場面に記載したように，立脚中期の疼痛の場合と立脚後期の疼痛の場合でリハビリテーションのアプローチが異なるため，疼痛フェーズの聴取も重要である．

3 疼痛検査

■ 圧痛（図2）

後脛骨筋腱に沿って圧痛を確認し，外脛骨が存在する場合は外脛骨周囲の圧痛を確認する．

● 日常生活動作：activities of daily living（ADL）

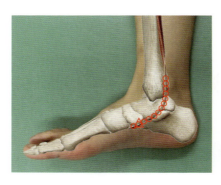

図2 後脛骨筋腱の圧痛
○：後脛骨筋腱の圧痛，△：外脛骨部の圧痛．

疼痛誘発

以下に挙げた筋組織の伸張時痛・収縮時痛，および荷重時痛を評価する．

CHECK POINT
- 伸張時痛：足関節背屈，足関節背屈＋外反
- 収縮時痛：足関節内反抵抗
- 荷重時痛：下腿前傾，knee swing test，カーフレイズ，片脚カーフレイズ，ホップ，ホップ（前後）（図3），ホップ（左右）（図4）

伸張時痛は足関節背屈と足関節背屈＋外反で評価する．足関節背屈のみで疼痛を有する場合は比較的重症例が多い．収縮時痛は足関節内反抵抗痛で確認する．荷重時痛は，下腿前傾で荷重時の伸張痛を評価し，さらにknee swing test荷重時の伸張＋前額面上のストレスに対する疼痛を確認する[*1]．カーフレイズ，片脚カーフレイズでは荷重時の収縮時痛を確認し，ホップで急激な収縮時の疼痛を確認，さらにホップを前後方向と左右方向で行うことで急激な収縮＋矢状面・前額面上のストレスに対する疼痛を確認する．運動を開始する際は，矢状面での疼痛だけではなく，最低限左右方向へのホップの疼痛が消失している必要がある．

*1 「5.1 足関節捻挫」(p.146)を参照．

疼痛増悪・減弱テスト

疼痛誘発で陽性であった荷重痛に対し，徒手や道具を使用してアライメント操作を行い，疼痛減弱の有無を確認する．疼痛減弱の程度をもとに，リハビリテーションプログラムにおける優先順位の参考とする．

CHECK POINT
- アライメント操作　・舟状骨挙上（図5A，B）
　　　　　　　　　・内側楔状骨下制（図5C）
　　　　　　　　　・立方骨挙上（図5D）

下腿前傾痛やカーフレイズ時痛に対して，上記の操作を行い，疼痛減弱の程度

5.2 後脛骨筋腱炎

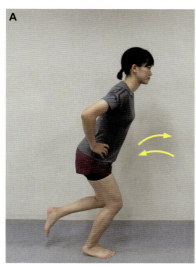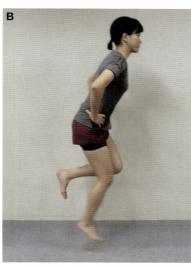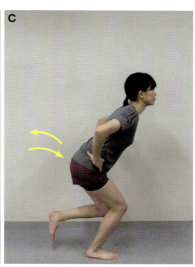

図3　ホップによる疼痛誘発（前後）
A：後方へのホップの着地動作，B：ホップ時の空中姿勢，C：前方へのホップの着地動作．
Aは加速動作，Cは減速動作を模しているため，直線の走動作，減速動作の開始基準として捉えやすい．

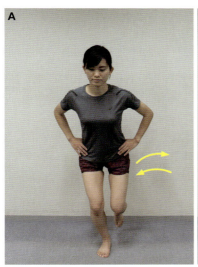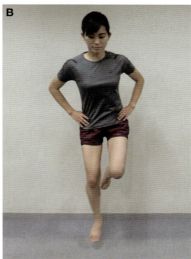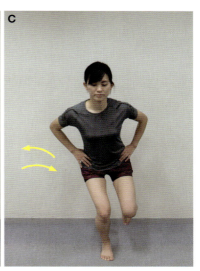

図4　ホップによる疼痛誘発（左右）
A：外側方向（実施者の右方向）へのホップの着地動作，B：ホップ時の空中姿勢，C：内側方向（実施者の左方向）へのホップの着地動作．
Cの着地の際に後脛骨筋腱への遠心性負荷が増大するため，疼痛を誘発しやすい．

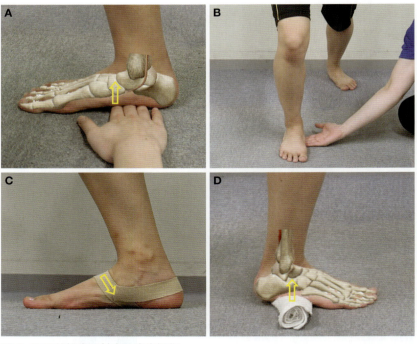

図5 下腿前傾痛に対する疼痛操作
A, B：舟状骨の挙上．舟状骨の下方に指を入れ，疼痛の変化を聴取する．
C：楔状骨の下制．テーピングにて楔状骨を下制方向に誘導し，疼痛の変化を聴取する．
D：立方骨の挙上．立方骨の下方に丸めたタオルやペンを入れ，疼痛の変化を聴取する．

を確認する．舟状骨挙上は舟状骨の下に手を入れて挙上方向に誘導する（図5A, B）．内側楔状骨は下制方向に誘導するが，徒手で難しい場合はテーピングにて行う（図5C）．立方骨挙上はペンや割り箸，指を立方骨の下方に入れて誘導する（図5D）．

4 機能評価

アライメント（問題となるアライメントの把握）[2]

評価項目
☐ 内側アーチ低下
☐ 外側アーチ低下

足部アライメントは舟状骨降下テストや単純X線写真による評価などを行うことが多いが，臨床的には各関節のモビリティと密接に関係しているため，モビリティを並行して評価を行う必要がある．簡便な内側アーチの評価では too

● 文献
2) 片寄正樹 監修：足部・足関節理学療法マネジメント．メジカルビュー，2018：110-152．

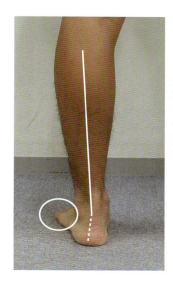

図6 too many toes sign と leg heel alignment
足部を後方から観察した際に，外側の足趾が観察できる現象を too many toes sign という（○）．扁平足による中足部外転の影響による．また下腿の長軸（実線）と踵骨の長軸（破線）のなす角度を leg heel alignment とよび，後足部の内反・外反アライメント評価に用いる．

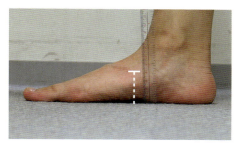

図7 舟状骨高の計測
床面から舟状骨の高さを計測する．足サイズの影響を考慮する場合は，舟状骨高を足長で除した値を使用する．また，椅子座位での舟状骨高と立位での舟状骨高の差（navicular drop test）を計測することで，荷重位でのアーチの沈み込む程度を評価できる．

many toes sign と leg heel alignment（図6），舟状骨高を使用する（図7）．後脛骨筋腱炎を発症する選手の内側縦アーチの低下パターンは大きく捉えると2種類あり，立位時に踵骨から回内している内側アーチ低下のパターン（パターン1）と，立位時の踵骨は正常な位置であっても中足部–前足部の回外アライメントによって前足部荷重時に内側アーチが低下するパターン（パターン2）である．踵骨から回内しているパターン1は，中足部–前足部の外転アライメントが特徴的であり，パターン2は非荷重位での中足部–前足部回外が特徴的である．

関節運動パターン（異常なパターンの把握）

評価項目
- □ 足関節背屈時の足部外転
- □ 足関節底屈時の内反増大

評価法については足関節捻挫の評価[*2]を参照されたい．

[*2] 「5.1 足関節捻挫」（p.146）を参照．

可動域・可動性（制限因子の確認）

評価項目
- □ 踵骨背屈
- □ 足関節背屈位での距骨内側の後方すべり
- □ 内側楔状骨回内/内転
- □ 立方骨挙上

踵骨可動性の評価方法を図8に示す．それ以外の評価方法は足関節捻挫の評価[*2]を参照されたい．後脛骨筋腱炎では，足関節捻挫後の評価と項目が類似す

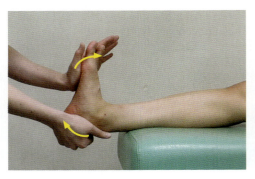

図8 足関節背屈に伴う踵骨の背屈可動性の評価
踵骨を後方から把持し,下方へ引き出しながら足関節背屈方向へ誘導する.足関節背屈運動の際に,踵骨の背屈運動がどの程度貢献しているのかを評価できる.

るが,後脛骨筋腱の走行が伸張位にならないよう,短縮位に誘導するイメージで各骨の可動性を確認する.後脛骨筋腱が伸張位となるのは,踵骨底屈,距骨前方偏位,楔状骨回外/外転（舟状骨に対して）であるため,その反対方向への可動性を評価する.

筋力・筋機能検査

評価項目
□ 足関節内がえし抵抗（後脛骨筋）
□ 膝関節屈曲位での足関節底屈＋回内方向への抵抗

アーチ保持に貢献する後脛骨筋,前足部荷重時の踵骨/中足部の安定性の機能評価を行う.後脛骨筋の評価は疼痛に注意しながら行う.評価法は足関節捻挫の評価[*3]を参照されたい.

[*3]「5.1 足関節捻挫」(p.146)を参照.

動作分析

評価項目
□ 片脚立位/片脚スクワット
□ 歩行
□ ホップ

片脚立位,片脚スクワット,歩行を観察し,足部のダイナミックアライメントの不良を確認する.片脚立位では,過度の足部内側荷重/足部外側荷重の有無を観察する.片脚立位時の過度な足部外側荷重は,前足部へ荷重移動する際に足部内側方向へ荷重移動の加速度が増加する可能性があるため注意する必要がある.片脚スクワットでは,内側縦アーチの低下に影響する knee-in toe-out の有無を観察する（図9）[3].歩行では,上述した内側縦アーチの低下に加え,初期接地後の急激な足部外反運動に着目して観察する（図10）.また,立脚後期のピボット様の足部外転運動（図10C）も後脛骨筋へのストレスを増大させるた

● 文献
3) 小山貴之 編著：アスレティックケア.ナップ,2016：154.

5.2 後脛骨筋腱炎

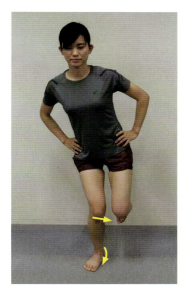

図9 片脚スクワット時のknee-in toe-outに伴う内側縦アーチの低下
knee-inに伴ってアーチが低下するのか，アーチが低下することによってknee-inするのかを注意深く観察する．

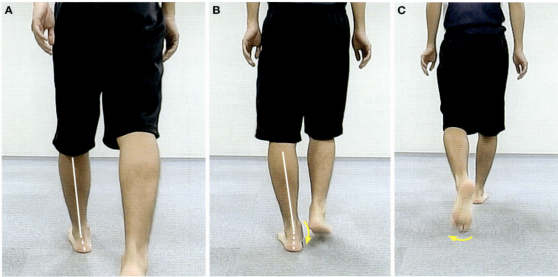

図10 歩行中の初期接地-立脚中期の足部外反運動と立脚終期の足部外転運動
A：初期接地時には踵骨内反位で後足部外側からの接地を行っている．
B：荷重応答期-立脚中期で後足部外反運動が生じる．
C：立脚終期で足部外転するピボット運動が生じている．

め，注意が必要である．
　ホップ動作の評価については足関節捻挫の評価[*3]を参照されたい．

5 リハビリテーションと予防

ゴール設定（スポーツ動作開始まで）（図11）

後脛骨筋腱の損傷が認められる場合は3〜6週間の安静を要し，腱周囲の炎症の場合は2〜3週間の安静期間が必要である．炎症所見がなく，疼痛減弱テストで疼痛が消失する場合は，疼痛を消失させしだい可及的早期に運動再開を目指す．

リハビリテーションは，①足部・足関節運動の正常化を獲得し，②足部固定筋機能を改善させた後，③片脚立位から片脚スクワットまでのダイナミックアライメントを改善させる．

● 文献
4) 蒲田和芳：徒手的組織間リリース®の治療効果．整形外科最小侵襲手術ジャーナル（別冊88），全日本病院出版会，2018．

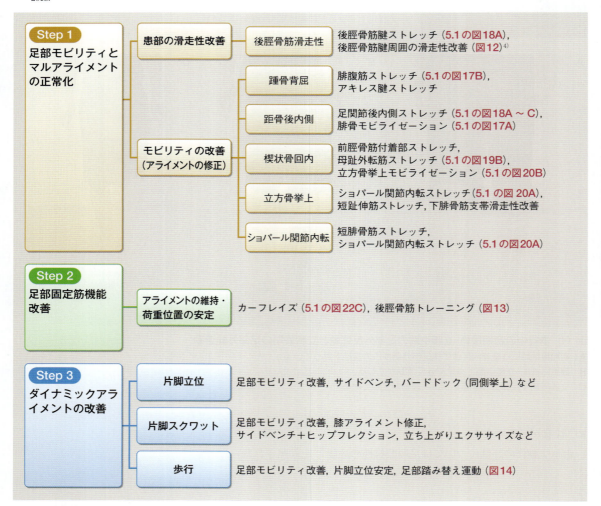

図11　後脛骨筋腱炎のリハビリテーションのツリーダイアグラム

● ショパール関節：Chopart joint

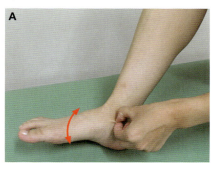 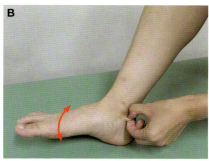

図12 後脛骨筋腱の滑走性改善
A：後脛骨筋腱付着部周囲の滑走性改善．滑走不全の認められる部位に対して皮膚上からつまむように把持し，足関節を底背屈する．
B：Aと同様により近位部での滑走性改善を行う．
後脛骨筋腱周囲に腫脹が残存している場合は注意して行う．急性期の腫脹が固まってきたら可及的早期に後脛骨筋腱周囲の滑走性獲得を目指す．滑走性が低下していると，炎症が消失していても疼痛が残存してしまうことが多い．

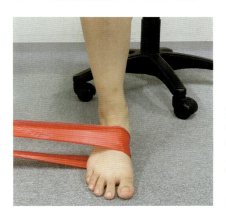

図13 足関節内反運動＋カーフレイズ
チューブに抗して足関節内反方向に力を入れながらカーフレイズを行う．後脛骨筋とヒラメ筋の収縮を同時に得られやすいが，荷重負荷が高くなるとあまり意味をなさないため，リハビリ初期の後脛骨筋の収縮確認として用いる．

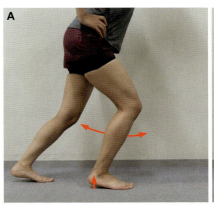 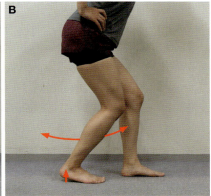

図14 カーフレイズ＋下肢踏み替え運動
A：スプリットスクワットの状態で，前方の足に荷重をかけ，踵部を数cm浮かせた状態で固定する．
B：反対の足を前方に動かしても足部の固定を維持する．
AとBを繰り返し，支持脚の足部固定性を向上させる．

部位別

足関節・足部

5.3 足底腱膜炎

1 発生メカニズム（図1）

足底腱膜炎は，足底腱膜の踵骨付着部の疼痛と，母趾外転筋付着部の疼痛，踵部筋膜支帯の疼痛，踵部脂肪体の疼痛に分類することができる．足底腱膜付着部痛は扁平足（内側・外側・横アーチの低下）で発症するパターン（図1①）と凹足（外側アーチ低下）で発症するパターンがある（図1②）．扁平足パターンでは，足底腱膜へ持続的な伸張ストレスが加わり[1]，凹足パターンでは，外側足底腱膜の機能低下によって内側足底腱膜への負荷が増大する（図1④）．母趾外転筋付着部痛は，外側アーチ低下による動作中，接地時に過剰な足回内運動（図1⑤）によって，母趾外転筋への過剰な伸張ストレスが生じることに起因する．踵部筋膜支帯痛は足底筋膜付着部より近位で疼痛を訴え，ハムストリングス，下腿三頭筋，足底腱膜の連結する筋膜のタイトネス（図1③）により疼痛が生じる．また，足底筋膜付着部痛や踵部筋膜支帯痛が生じ，同部位に炎症が生じると，周辺組織である踵部脂肪体まで炎症が波及し，脂肪体自体の疼痛を訴えることも多い．また，後方重心で踵部荷重でのストップ動作（図1⑥）などを繰り返すことによって，踵部脂肪体への直接的な外力が加わり疼痛を生じる場合もある．

理学療法評価時には，まず疼痛部位（組織）を特定し，その組織へのストレスを考察しながら身体機能を評価する．上述したように，踵部周囲は疼痛を発する組織が散在するため，疼痛組織の特定が非常に重要である．また，疼痛組織へのストレスを増大させる可能性のあるダイナミックアライメントや機能の評価へと進める．

2 主訴

疼痛発生場面

疼痛の急性発症/慢性発症および疼痛が出現する動作場面を聴取する．具体的には，ランニングのfoot-strike時の踵部への直接的な物理的負荷や，mid-sup-

● 文献
1) 福林 徹 監修：足部スポーツ障害治療の科学的基礎．ナップ，2012．

● 足底腱膜炎：plantar fasciitis

5.3 足底腱膜炎

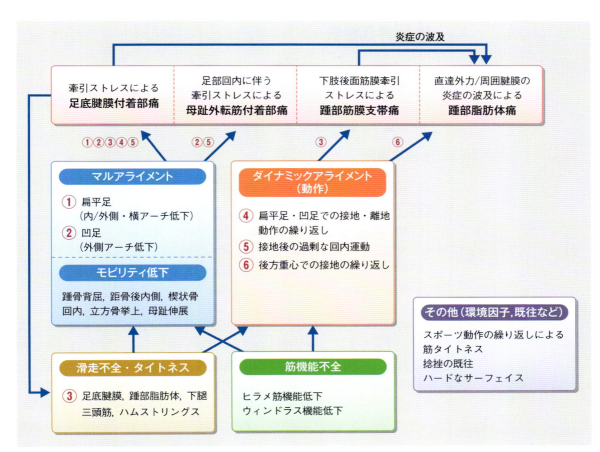

図1 足底腱膜炎の発生メカニズム

port から take off 時の足底腱膜の伸張負荷，横方向への動きの際の疼痛などを聴取する．まれに急性的に足底腱膜の断裂も発生するため注意を要する．

■ 疼痛の種類

受傷後の症状の種類を聴取し，患部の状態を推定する．足底腱膜炎は接地時の疼痛がメインとなることが多いが，地面と当たることによる疼痛なのか，足底が伸張され引きちぎれそうな疼痛なのかを聴取する．

■ ADL上の疼痛の有無

歩行時痛が生じている場合は，安静後の疼痛（朝の1歩目など）なのか，長時間歩行時の疼痛なのかを聴取する．長時間安静後の疼痛は組織のタイトネス・患部の炎症による影響が考えられ，長時間歩行後の疼痛は不良動作や筋機能不全の影響による疼痛であると推察できる．また，患部の炎症の影響が強い場合は運動後の安静時に「ズキズキ」とした疼痛を訴える場合が多い．

● 日常生活動作：activities of daily living（ADL）

3 疼痛検査

■ 圧痛（図2）

足底腱膜の実質部，踵骨付着部，踵部脂肪体，踵骨隆起後下方，母趾外転筋付着部の圧痛を評価する．

■ 疼痛誘発

以下に挙げた筋組織の伸張時痛・収縮時痛，および動作時痛を評価する．

CHECK POINT
- □ 伸張時痛：足関節背屈（図3A），足関節背屈＋足趾伸展（図3B），足関節背屈＋足趾伸展＋SLR（図3C），CKC下腿三頭筋ストレッチ（図4）
- □ 収縮時痛：足趾屈曲抵抗，カーフレイズ
- □ 動作時痛：歩行，ホップ

伸張時痛は足関節背屈，足関節背屈＋足趾伸展，足関節背屈＋足趾伸展＋SLRをそれぞれ評価し，筋や筋膜を伸張させ疼痛を確認する．足関節背屈と足趾伸展，SLRを同時に行うことで下肢後面筋膜を伸張できる（図3）．たとえば，足関節背屈＋足趾伸展で疼痛がなく，足関節背屈＋足趾伸展＋SLRで疼痛が生じた場合，大腿後面筋膜が疼痛に影響していることが推察できる．また，徒手的な伸張では力が不十分な場合は，他動的な足関節背屈だけでなく，荷重位足関節背屈ストレッチ（図4）によって疼痛を確認する．収縮時痛では，足趾の屈曲抵抗とカーフレイズで疼痛を評価する．動作時痛は歩行とホップで確認し，歩行時痛は疼痛フェーズと疼痛の種類[*1]を必ず確認し患部へのストレスを考察

*1 ぶつかる痛み，引っ張られる痛みなど．

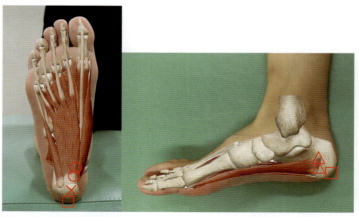

図2 足底腱膜炎の圧痛
○：足底腱膜付着部の圧痛，△：母趾外転筋付着部の圧痛，×：踵部脂肪体部の圧痛，□：踵部筋膜支帯部の圧痛．

- 下肢伸展挙上：straight leg raising（SLR）
- 閉鎖性運動連鎖：closed kinetic chain（CKC）

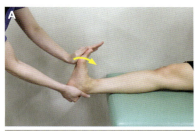
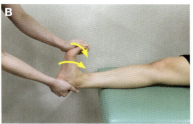
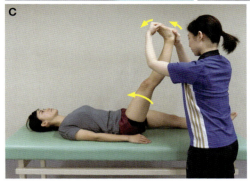

図3 伸張時痛の評価
A：足関節背屈時の疼痛評価．B：足関節背屈＋足趾伸展時の疼痛評価．C：足関節背屈＋足趾伸展＋SLR時の疼痛評価．

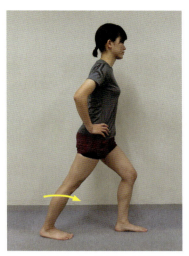

図4 荷重位での伸張痛の評価
踵部を接地させた状態で足関節の背屈を行う．徒手的に疼痛を再現できない場合は荷重位での疼痛を確認する．この肢位からのカーフレイズのように筋収縮下で疼痛の誘発ができる場合も多い．

する．

疼痛増悪・減弱テスト

疼痛誘発で陽性であった伸張痛・収縮時痛に対し，徒手的にアライメント・滑走不全の操作を行い，疼痛減弱の有無を確認する．足底腱膜炎では，CKCでの足関節背屈ストレッチとカーフレイズにて疼痛増悪・減弱テストを行うことが多い．疼痛減弱の程度をもとにリハビリテーションプログラムにおける優先順位の参考とする．

CHECK POINT
- □ アライメント操作[*2]
  - ・舟状骨挙上
  - ・立方骨挙上
- □ 滑走性改善
  - ・大腿後面筋膜
  - ・下腿後面筋膜
  - ・足底腱膜

*2 「5.2 後脛骨筋腱炎」（p.162）を参照．

徒手的に舟状骨・立方骨の挙上を行い，疼痛減弱・増悪の有無をみる[*2]．また，足底腱膜炎の多くは筋膜組織の伸張ストレスで発症するため，滑走不全の影響をセラピストの徒手介入によって一時的に排除した状態で運動時痛を検証する．具体的には大腿後面筋膜，下腿後面筋膜，足底腱膜の滑走不全をそれぞれ改善

してから疼痛減弱を確認すると，疼痛の原因組織を絞り込みやすい．また，疼痛誘発時に足趾を屈曲/伸展させたときの疼痛変化を確認する．足趾屈曲時に疼痛が減弱する場合は，足趾筋の機能低下の影響，増悪する場合は足趾筋の過使用（他の機能低下の代償）と判断し，足趾伸展時に疼痛が減弱する場合はウィンドラス機構の機能低下の影響，疼痛が増大する場合は足底腱膜のタイトネスの影響があると判断できる．

4 機能評価

■ アライメント（問題となるアライメントの把握）

評価項目
- ☐ 扁平足（内側・外側・横アーチ低下）
- ☐ 凹足（外側アーチ低下）

内側アーチ・外側アーチ低下は後脛骨筋腱炎のアライメント，可動域・可動性の評価[*3]を参照されたい．横アーチの低下は，単純X線写真の正面像にて開張足の評価を行う．また，立方骨下制の影響を受けることが多いため，立方骨の可動性を確認することも重要である[*4]．

[*3] 「5.2 後脛骨筋腱炎」(p.162) を参照．
[*4] 「5.1 足関節捻挫」(p.146) を参照．

■ 関節運動パターン（異常なパターンの把握）

評価項目
- ☐ 足関節背屈時の足部外転
- ☐ 足関節底屈時の内反増大

評価法については足関節捻挫の評価[*4]を参照されたい．

■ 可動域・可動性（制限因子の確認）

評価項目
- ☐ 踵骨背屈
- ☐ 足関節背屈位での距骨内側の後方すべり
- ☐ 内側楔状骨回内/内転
- ☐ 立方骨挙上
- ☐ 母趾伸展

距骨内側の後方すべり，内側楔状骨回内/内転，立方骨挙上は後脛骨筋腱炎の評価[*3]を参照されたい．踵骨の背屈可動性は，後脛骨筋腱炎の評価で記載した方法のみではなく，腹臥位で踵骨を把持し，入念に左右差を確認する必要がある

（図5）．母趾の伸展は足関節中間位で評価する．その際，代償運動である第1中足骨底屈に注意する（図6A，B）．

■ 筋力・筋機能検査[2,3]

評価項目
- □ 膝関節屈曲位での足関節底屈＋回内方向への抵抗
- □ ウィンドラス機構[3]

前足部荷重時の踵骨安定性と，アーチ保持に貢献するウィンドラス機構の機能評価を行う．踵骨の安定性評価については足関節捻挫の評価[*4]を参照されたい．
　ウィンドラス機構の機能評価は，母趾伸展の可動域を評価する際と同様に足関節中間位で母趾を伸展させ，足底腱膜の緊張を触知する．足底腱膜のタイトネスが認められる場合は第1中足骨の底屈が生じ，足底腱膜の緊張は触知できないことが多い（図6B，C）．また，第2～5趾も同様に伸展させ，足底腱膜の緊張を触知する．内側・外側の足底腱膜がバランスよく機能することが望ましい．

● 文献
2) 片寄正樹 監修：足部・足関節理学療法マネジメント．メジカルビュー，2018：59-123.
3) 小山貴之 編著：アスレティックケア．ナップ，2016：159-160.

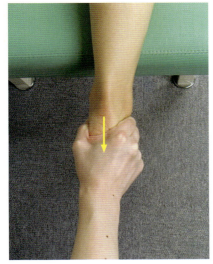

図5　腹臥位での踵骨背屈可動性の評価
踵骨を把持し，下方（踵骨背屈方向）へ牽引する．その際のエンドフィールと制限因子となっている下腿後面筋の部位を確認する．

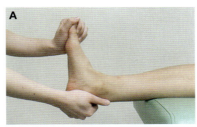
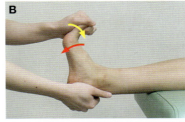
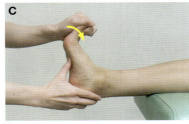

図6　母趾伸展可動性の評価
A：足関節中間位に保持する．
B：Aの肢位から母趾を伸展し，可動性を評価する．図では第1中足骨底屈の代償運動が認められる．
C：母趾伸展位の状態で足底腱膜の緊張を触知する．母趾伸展時に第1中足骨底屈の代償運動が認められる場合は，腱膜の緊張が十分でない場合が多い．

■ 動作分析

評価項目
- □ 片脚立位/片脚スクワット
- □ 歩行
- □ ホップ

*5 「5.1 足関節捻挫」(p.146)と「5.2 後脛骨筋腱炎」(p.162)を参照.

足関節捻挫と後脛骨筋腱炎の評価[*5]を参照されたい.

● 文献
4) 蒲田和芳:徒手的組織間リリース® の治療効果. 整形外科最小侵襲手術ジャーナル（別冊88）. 全日本病院出版会, 2018.

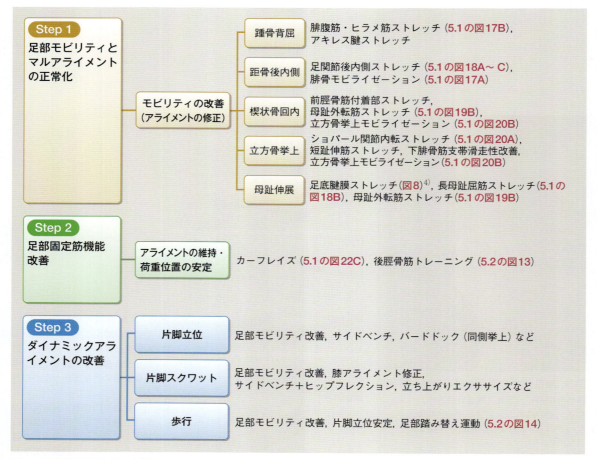

図7 足底腱膜炎のリハビリテーションのツリーダイアグラム

5 リハビリテーションと予防

ゴール設定（スポーツ動作開始まで）（図7）

足底腱膜の炎症が認められる場合は2週間程度の安静期間が必要である．炎症所見がなく，即時的な疼痛減弱が認められる場合は可及的早期に運動再開を目指す．

　リハビリテーションは，①筋膜タイトネスの改善，足部・足関節運動の正常化を獲得し，②足部固定筋機能を改善させた後，③片脚立位から片脚スクワットまでのダイナミックアライメントを改善させる．

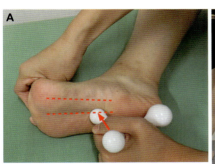
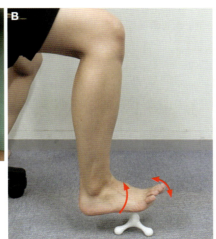

図8　足底腱膜ストレッチ
A：足底腱膜の内外側を圧迫し，母趾の伸展/屈曲を繰り返す．
B：Aと同様のほぐしを座位で行う．圧をかけやすいことに加えて，足関節を背屈位で行うことで，より効果的に行うことができる．
10回ほど母趾を動かしたら圧迫する部位を変えて行う．

部位別

第5章 足関節・足部

5.4 Jones骨折

1 発生メカニズム（図1）

Jones（ジョーンズ）骨折は第5中足骨への荷重ストレスが繰り返されることで発症する．荷重ストレスが骨へ集中する原因は，凹足アライメント（図1①）や踵骨外反・立方骨挙上・第5中足骨の背屈の各モビリティ低下（図1②）によって接地後の衝撃が緩衝できないことであり，加えて足底外側荷重での動作（図1③）を繰り返すことで，第5中足骨への応力が集中すると考えられる[1]．足部のモビリティ低下は腓骨筋，小趾外転筋，短趾伸筋や術創部の滑走不全・タイトネスが影響し，足底外側荷重には足部の固定力や体幹固定力（図1⑤）が影響を与えるため，リハビリテーションを行う際は考慮が必要である．

理学療法評価時には，まず疼痛部位（骨折線の場所）を特定し，その組織へのストレスを考察しながら身体機能を評価する．特に第5中足骨から近位部の関節を中心に細かく評価し，動作を観察する際は足部のみにとらわれず，外側荷重となる要因を評価する．

● 文献
1) 鈴川仁人：第5中足骨疲労骨折予防のためのトレーニング法. 臨床スポーツ医学 2008；25：303-310.

2 主訴

疼痛発生場面

疼痛の急性発症（バキッという音の有無）/慢性発症および疼痛が出現する動作場面を聴取する．具体的には，カッティング動作やジャンプ時，キック踏み込み時の急性発症なのか，繰り返しのステップ時の慢性発症なのかを聴取し，急性発症であれば完全骨折を疑う．また，慢性的な疼痛を自覚していた後に急性的な完全骨折に至る場合も多い．慢性的な疼痛であれば，疼痛出現動作を詳しく聴取し，患部へかかるストレスを推察する．

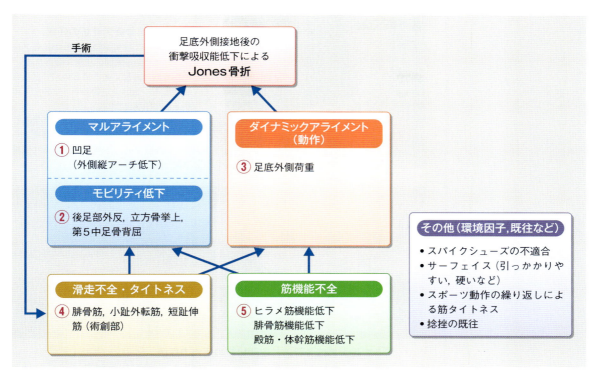

図1 Jones骨折の発生メカニズム

■ 疼痛の種類

第5中足骨の底面には小趾外転筋や小趾対立筋，短小趾屈筋などが走行し，第5中足骨の近位部には短腓骨筋腱が走行するため，筋なのか，骨なのかを区別する必要がある．両者同時に疼痛を生じている場合もあるが，筋疲労のような疼痛なのか，骨が歪むような，響くような疼痛なのかを確認する．

3 疼痛検査

■ 圧痛（図2）

第5中足骨のどの部位の疼痛なのか，または第5中足骨付近の筋腱の疼痛なのかを圧痛部位によって評価する．第5中足骨の場合は近位から茎状突起，近位骨幹部，遠位骨幹部と全体的に圧痛をチェックする．Jones骨折の好発部位は近位骨幹部の外側足底面のため，同部位の圧痛検査は入念に行う．また，付近の疼痛を訴えやすい筋腱組織としては，短腓骨筋腱，小趾外転筋，小趾対立筋，短小趾屈筋などがあるため，骨と鑑別する必要がある．しかしながら，Jones不

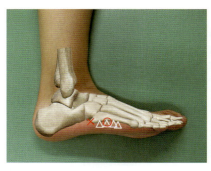

図2 第5中足骨疲労骨折の圧痛
- ○：Jones 骨折の好発部位．第5中足骨近位骨幹部の外側足底面の圧痛を確認する．
- ×：短腓骨筋付着部である第5中足骨茎状突起の圧痛．短腓骨筋腱炎や下駄骨折で疼痛を訴える場合が多い．
- △：小趾外転筋，小趾対立筋，短小趾屈筋などの疼痛部位．第5中足骨に付着するため，鑑別することが難しい．詳細な触診は図3Bを参照．

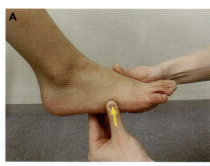 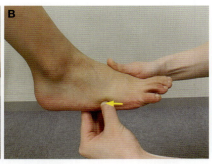

図3 第5中足骨近位骨幹部と軟部組織の圧痛の評価
A：第5中足骨近位骨幹部を外側足底面から押し上げるように圧痛を確認する．
B：第5中足骨と軟部組織を分けるように足底面方向に軟部組織を押し，圧痛を確認する．

全骨折では無症候性例もあり，圧痛のみで疼痛組織を鑑別することは困難であるため，画像検査と併用し判断する．画像検査により骨に問題がないのにもかかわらず難渋する疼痛がある場合は，圧痛検査によって軟部組織の状態も入念に評価する（図3A, B）．

■ 疼痛誘発

以下に挙げた骨組織へのストレス痛や荷重時痛，および軟部組織の収縮時痛を評価する．

> **CHECK POINT**
> - □ 骨への応力を加えた際の疼痛：第5中足骨への曲げ応力
> - □ 荷重時痛：自然立位時，足部外側への荷重時，カーフレイズ時，カーフレイズ＋外側荷重時の疼痛
> - □ 軟部組織収縮時痛：足関節外転抵抗，小趾屈曲抵抗，小趾外転抵抗時の疼痛

まずは骨へ応力を加えて疼痛を確認する．第5中足骨近位の茎状突起部と骨頭部を把持し，患部を開くような曲げ応力と捻るような捻転応力を加えて疼痛を

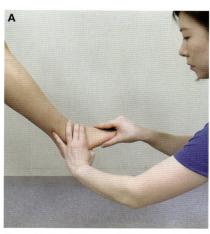
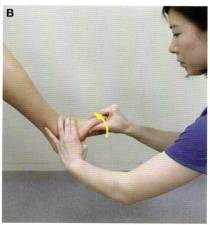

図4　第5中足骨への背屈方向の曲げ応力による疼痛評価
A：第5中足骨の近位と遠位を把持する．
B：近位を固定した状態で遠位を背屈方向へと押し込む．この際に患部の疼痛の有無を確認する．

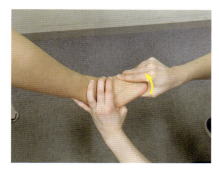

図5　第5中足骨への内転方向への曲げ応力による疼痛評価
近位を固定した状態で遠位を内転方向へと押し込み，この際に患部の疼痛の有無を確認する．

確認する（図4, 5）．疼痛が誘発できる場合は，骨組織の損傷が疑われ，疼痛発生に至った原因のストレス特定にも有用である．次いで荷重時痛を確認する．荷重時痛は自然立位時の疼痛（図6A）と，足部外側へ荷重をした際の疼痛（図6B），カーフレイズ時の前足部荷重時の疼痛（図7A），カーフレイズ＋外側荷重にて前足部外側への荷重をした際の疼痛（図7B）を確認する．

　骨だけではなく，周囲の筋の収縮時痛も確認する．第5中足骨茎状突起に付着する短腓骨筋の収縮時痛は足部外転抵抗で評価し，短小趾屈筋には小趾屈曲抵抗，小趾外転筋には小趾外転抵抗で疼痛を確認する（図8, 9）．

部位別 第5章 足関節・足部

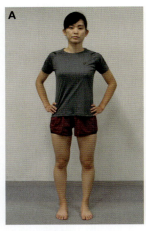
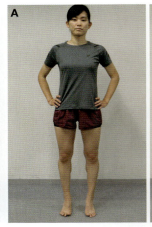

図6 荷重位での疼痛評価
A：自然立位，B：外側荷重位．
2肢位の荷重位置の違いと疼痛の変化を確認する．

図7 カーフレイズ位での疼痛評価
A：母趾球荷重位，B：外側荷重位．
2肢位の荷重位置の違いと疼痛の変化を確認する．

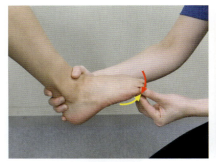
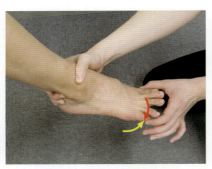

図8 小趾屈曲抵抗時痛の評価
小趾伸展方向の抵抗に対して，小趾屈曲位を保持させる際の疼痛を確認する．

図9 小趾外転抵抗時痛の評価
小趾内転方向の抵抗に対して，小趾外転位を保持させる際の疼痛を確認する．

疼痛増悪・減弱テスト

疼痛誘発で前述したように，自然立位と足部外側荷重，足部内側荷重で疼痛を比較する．外側荷重時に疼痛が増悪し，内側荷重時に疼痛が減弱する場合は，第5中足骨への荷重負荷が疼痛の原因となっている可能性が高い．また，立方骨挙上位での荷重時痛減弱の有無を確認する[*1]．

*1 「5.2 後脛骨筋腱炎」(p.162) を参照．

184

4 機能評価

■ アライメント（問題となるアライメントの把握）

評価項目
- [ ] 凹足：外側アーチの低下

足部の外側アーチを評価する．荷重時の立方骨の高さを評価するが，立方骨の位置関係の評価は難しいため，モビリティで評価する場合が多い[*2]．踵骨アライメントについては leg heel alignment を用いて，下腿の長軸に対する踵骨長軸の角度を測定し評価する[2]．

■ 関節運動パターン（異常なパターンの把握）

評価項目
- [ ] 足関節背屈時の足部外転
- [ ] 足関節底屈時の内反増大

評価法については足関節捻挫の評価[*2]を参照されたい．

■ 可動域・可動性（制限因子の確認）

評価項目
- [ ] 第5中足骨：背屈
- [ ] 立方骨：挙上
- [ ] 後足部：外反

可動性では，まず第5中足骨の背屈可動性を評価する．第5中足骨骨頭部を把持し，背屈方向へ押し込み，可動性を確認する（図10）．立方骨は足底部から足背方向へ押し込んだ際の可動性を評価する[*2]．後足部は踵骨を足底側から把持し外反方向へ動かした際の可動性を評価する（図11）．

[*2]「5.1 足関節捻挫」（p.146）を参照．

● 文献
2) Matsuda, S : Characteristics of the foot static alignment and the plantar pressure associated with fifth metatarsal stress fracture history in male soccer players: a case-control study. Sports Medicine-open 2017 ; 3(1) : 27.

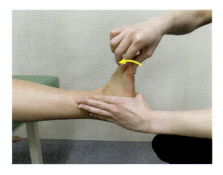

図10 第5中足骨の背屈可動性評価
近位を固定した状態で遠位を背屈方向へと動かし，可動性を評価する．

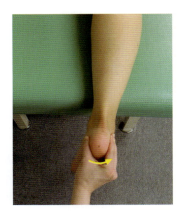

図11 後足部外反方向への可動性
踵骨を把持し，脱力した肢位からの外反方向への可動性を評価する．

■ 筋力・筋機能検査

評価項目
□ 膝関節屈曲位での足関節底屈＋踵骨下方への抵抗
□ 足関節回内（腓骨筋）
□ 体幹/殿筋

前足部荷重時の踵骨安定性（ヒラメ筋）と，足部の外がえしに貢献する腓骨筋は足関節捻挫の評価[*3]を参照されたい．また，外側荷重に関係する体幹，殿筋機能については別途評価が必要である．

*3 「5.1 足関節捻挫」（p.146）を参照．

■ 動作分析

評価項目
□ 片脚立位
□ 歩行
□ ホップ

片脚立位，歩行を観察し，足部の荷重位置を確認する．片脚立位では，足部外側荷重の有無とそれに伴う体幹，骨盤帯，膝関節の運動を評価する．歩行では，初期接地から立脚相中期にかけて後足部の回内運動の有無を観察し，足部回内運動に伴う荷重中心の内側偏位が正常に起こっているかどうかを確認する．足部以外の問題によって足部外側荷重での歩行が生じている場合もあるため，注意して観察する必要がある．

　ホップでは，前方向・横方向に跳んだ際の離地と着地を評価する．離地，着地ともに外側荷重になっていないかどうかを確認し，外側荷重になっていれば，その原因（体幹，股関節，膝関節，足部）を評価して改善させる必要がある．着地の評価では踵部を接地させずに行い，着地後の動揺を確認する．基本的には，

5.4 Jones骨折

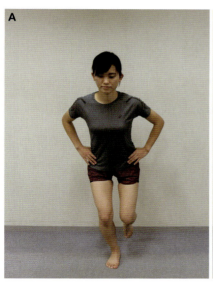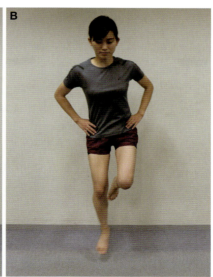

図12 横方向ホップの安定性評価
A：外側方向（実施者の右方向）へのホップの着地．B：着地前の空中姿勢．
Aの着地時に母趾球荷重であり，その後外側へと荷重がブレないか確認する．基本的に3秒間安定していれば問題ないと判断する．

母趾球荷重で動揺せずに3秒間安定できれば問題ないと判断する（図12）．

5 リハビリテーションと予防

■ ゴール設定（スポーツ動作開始まで）（図13）

単純X線写真上で完全骨折・不全骨折の診断が下された場合は，医師の指示に従い手術療法か保存療法を選択する．

　不全骨折で保存療法を選択した場合は，①前述した足部の可動性の獲得，②静的・動的な足部荷重位置の正常化，③片脚立位から片脚スクワットまでのダイナミックアライメント改善を前提としてリハビリテーションを行い，低出力超音波パルス（LIPUS）療法（図14）や足底板療法（図15）を平行して行う[3]．プレーを継続する場合は，定期的な単純X線写真チェックや圧痛チェックを行う必要があるが，保存治療中に完全骨折に至る例や，半年経過して癒合する例などが報告されているため，「どの所見が陽性であればプレーを中断すべきか」などの判断は難しい現状である．

　術後のリハビリテーションも基本的には不全骨折例と同様であるが，第5中足骨近位部の術創の滑走不全により第5中足骨や立方骨のモビリティが低下するため，可能な限り早期から術創へのアプローチも行うべきである．通常術後3～4か月での復帰が見込まれる．

●文献
3）初鹿大祐：サッカー部員に対するJones骨折検診の試み．整形外科 2018；69（7）：752-755．

● **低出力超音波パルス**：low intensity pulsed ultrasound（LIPUS）

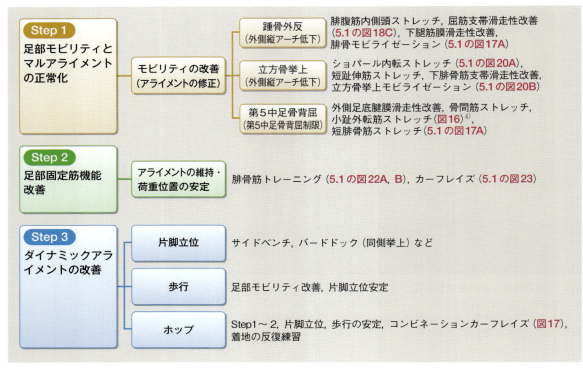

図13 Jones骨折のリハビリテーションのツリーダイアグラム

● 文献
4) 蒲田和芳：徒手的組織間リリース®の治療効果. 整形外科最小侵襲手術ジャーナル（別冊88），2018．

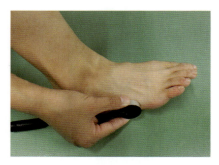

図14 LIPUS療法
骨折線を確認し，骨折部にプローブがしっかりと当たるように確認する．

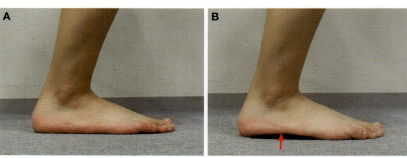

図15 インソール
A：インソールなしでの荷重．B：立方骨を挙上し，外側アーチの挙上を行うことで第5中足骨への圧を分散し，外側アーチによる衝撃緩衝を計る．

● 低出力超音波パルス：low intensity pulsed ultrasound（LIPUS）

5.4 Jones骨折

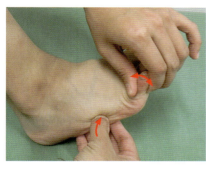

図16 小趾外転筋ストレッチ
第5中足骨と小趾外転筋間に指を入れ，小趾を屈曲/伸展させながら滑走性を改善させる．第5中足骨の背屈可動性の獲得と，第5中足骨周囲の軟部組織の疼痛に有効である場合が多い．

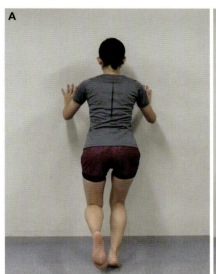 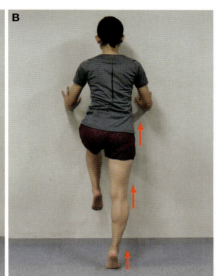

図17 コンビネーションカーフレイズ
片脚スクワットの状態（A）から，足関節底屈・膝関節伸展・股関節伸展を同時に行い，母趾球荷重を維持する（B）．骨盤帯が後傾しないように注意し，ランニングのtake off時をイメージして行う．

部位別

第6章 腰背部

筋・筋膜性腰痛，腰椎椎間板ヘルニア，腰椎分離症

1 発生メカニズム

　腰部疾患の発生メカニズムは，腰部周辺を家屋のようにとらえると理解しやすい．図1に示したとおり，「家屋の屋根を胸郭，基礎を骨盤，地盤を下肢に見立てると，腰部疾患は「柱」のトラブルにたとえることができる．家屋の柱のトラブルが柱の問題だけで起こることが少ないように，腰部疾患もまた，腰部の問題だけで起こることは非常にまれである．むしろマルアライメントや，機能異常を呈した胸郭・骨盤・下肢の間に置かれることで，腰椎が生理的前弯位や左右対称性を維持しきれず，過度の圧縮や剪断，伸張ストレスにさらされた結果として腰部疾患に至るケースがほとんどである．したがって，腰部疾患のリハビリテーションに際しては，腰部と腰部周囲の関節の問題との関連性を考えたうえで，発生メカニズムを考える視点が必要である．

　以下に，臨床的に遭遇することの多い，筋・筋膜性腰痛，腰椎椎間板ヘルニア，腰椎分離症の典型的な発生メカニズムを解説する．なお，寛骨・仙骨・胸郭の運動方向については図2〜4を参照されたい．

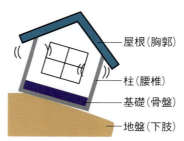

図1　腰部疾患の発生メカニズムのイメージ

筋・筋膜性腰痛，腰椎椎間板ヘルニア，腰椎分離症

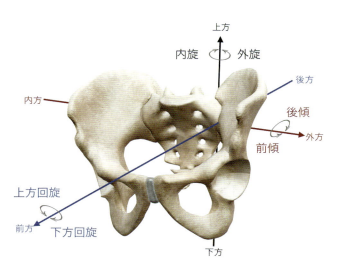

図2 寛骨の運動方向
図では仙骨に対する左寛骨の運動を示す．本書では，内外方軸周りの運動を前傾⇔後傾，上下軸周りの運動を内旋⇔外旋，前後軸周りの運動を上方回旋⇔下方回旋と定義する．

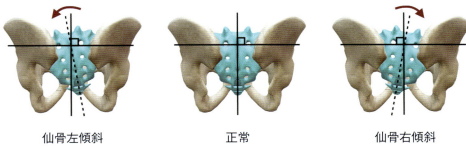

図3 仙骨の前額面アライメント
本書では，両上後腸骨棘（PSIS）を結ぶ線の垂直二等分線と仙骨長軸が一致している場合を正常と定義する．一方，両PSISを結ぶ線の垂直二等分線に対して仙骨長軸が右に傾斜していれば右傾斜，左に傾斜していれば左傾斜とする．あくまで空間内ではなく，寛骨関節面に対してどのように偏位しているかで評価する点に注意されたい．

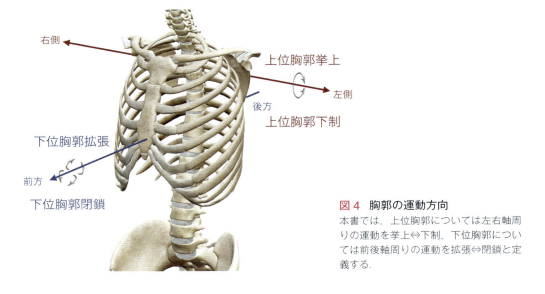

図4 胸郭の運動方向
本書では，上位胸郭については左右軸周りの運動を挙上⇔下制，下位胸郭については前後軸周りの運動を拡張⇔閉鎖と定義する．

● 上後腸骨棘：posterior superior iliac spine（PSIS）

191

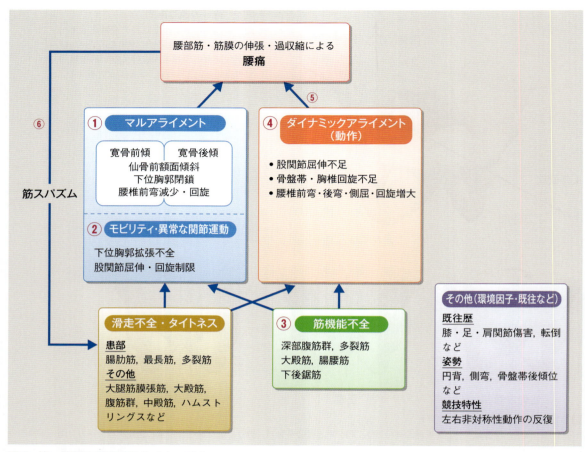

図5 筋・筋膜性腰痛の発生メカニズム

■ 筋・筋膜性腰痛（図5）

筋・筋膜性腰痛の原因となる因子として主に，次の3つが挙げられる．

① **マルアライメント**（左右寛骨非対称，仙骨前額面傾斜，下位胸郭閉鎖，腰椎前弯減少・回旋）（図5①）
② **関節可動域・可動性低下**（股関節屈伸・回旋制限，胸郭拡張不全）（図5②）
③ **筋機能不全**（体幹安定性低下）（図5③）

　これらを有したままスポーツを行うと，動作中の股関節屈伸不足や骨盤帯・胸椎回旋不足とそれに伴う腰椎前弯/後弯/側屈/回旋増大が起こる（図5④）．その結果，腰部筋・筋膜の伸張または過収縮が惹起され（図5⑤），筋・筋膜性腰痛が発生する．また，筋・筋膜性腰痛が発生すると疼痛性筋スパズムにより腰背部筋の過緊張が増悪し（図5⑥），アライメントや関節可動域・可動性は悪化の一途をたどる．このような負のスパイラルの形成は，腰部疾患が慢性化しやすい理由でもある．

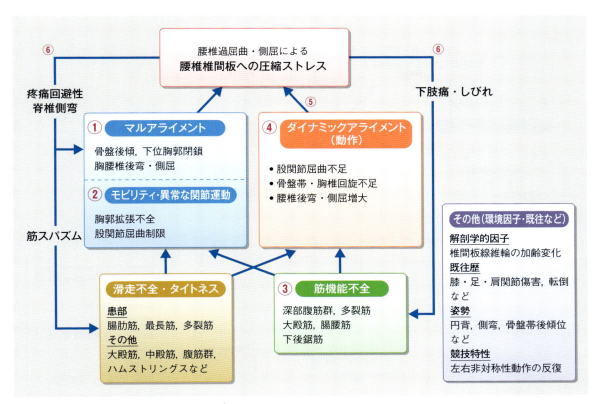

図6 腰椎椎間板ヘルニアの発生メカニズム

腰椎椎間板ヘルニア（図6）

基本的な流れは前述の筋・筋膜性腰痛に同じである．ただし，腰椎椎間板ヘルニアの症例は骨盤後傾や下位胸郭閉鎖，胸腰椎後弯など，いわゆる猫背姿勢を呈していることが特徴である（図6①）．このような身体特性があると，スポーツ中の特に体幹前屈または側屈運動によって腰椎椎間板へ圧縮ストレスが加わりやすく（図6⑤），その反復の結果として腰椎椎間板ヘルニアが発生する．また，ヘルニアによる疼痛性筋スパズムや下肢の痛み・しびれ，疼痛回避性脊椎側弯が長期化すると，腰背部筋の過緊張やマルアライメント，殿筋群の機能低下がさらに増悪する（図6⑥）．

腰椎分離症（図7）

基本的な流れは前述の筋・筋膜性腰痛に同じである．腰椎分離症の発生におけるポイントは，スポーツ中の腰椎伸展・回旋負荷の反復である．マルアライメント（左右寛骨非対称，仙骨前額面傾斜，下位胸郭閉鎖，腰椎前弯減少・回旋）（図7①）や股関節伸展・回旋制限，下位胸郭拡張不全（図7②），筋機能不全

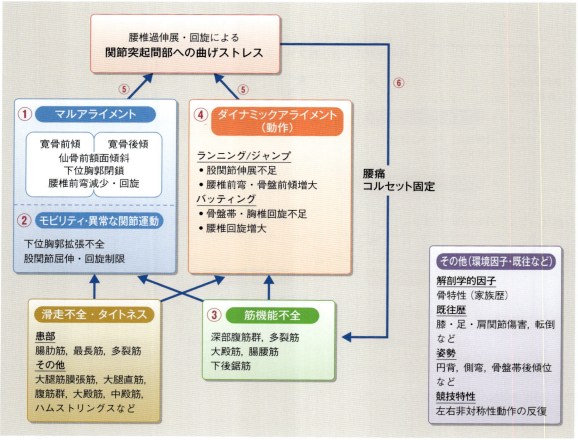

図7 腰椎分離症の発生メカニズム

（図7③）を呈した体幹部では，ランニングやジャンプ，バッティングなどにより代償的に腰椎過伸展・回旋が起こる（図7④）．その結果，腰椎の関節突起間部には生理的範疇を超えた曲げストレスが付与され（図7⑤），腰椎分離症が発生する．また，腰椎分離症の症例は病態によってはコルセットによる長期固定が処方されることもある．これにより，多くの体幹筋，特に腰椎安定性に寄与する腰多裂筋がしばしば萎縮する（図7⑥）．

2 主訴

疼痛発生場面

腰痛の発生場面は患者が行う競技によって多岐にわたり，その一つひとつを列挙していては切りがないため，以下の5つの運動のいずれかに分類する．

筋・筋膜性腰痛，腰椎椎間板ヘルニア，腰椎分離症

表1　腰部疾患のADL上の疼痛・症状

疾患	ADL上の疼痛・症状	原因因子
筋・筋膜性腰痛 腰椎分離症	長時間座位保持痛 長時間立位保持痛	姿勢，マルアライメント，股関節柔軟性不足，腰部周囲の軟部組織滑走不全
	就寝時痛	マルアライメント，股関節柔軟性不足，腰部周囲の軟部組織滑走不全
	朝方の腰部のこわばり	腰部周囲の軟部組織滑走不全
腰椎椎間板ヘルニア	咳・くしゃみ	根性疼痛
	感覚鈍麻 スリッパが脱げやすい ちょっとした段差につまづきやすい	神経脱落症状
	直腸膀胱障害	馬尾神経圧迫
	就寝時痛	マルアライメント，股関節柔軟性不足，腰部周囲の軟部組織滑走不全
	朝方の腰部のこわばり	腰部周囲の軟部組織滑走不全

① 体幹前屈
② 体幹後屈
③ 体幹回旋
④ 体幹側屈
⑤ 体幹回旋＋後屈

　急性発症であればいずれかの運動を瞬間的に過度に行ったことが，慢性発症であればいずれかの運動を幾度となく反復していたことが，それぞれ疼痛発生に多分にかかわっていると考えられる．

疼痛の種類

患者の訴える疼痛の種類から，患部の場所や状態を推察する．一般的に，痛みが鋭ければ急性痛，鈍ければ慢性痛と判断する．筋が損傷したときは可動性が低下し，運動すると疼痛は増悪する．体幹運動時に腰部のつまり感を訴える場合は腰部周囲の軟部組織滑走不全，恐怖感を訴える場合は腰椎不安定性をそれぞれ疑う．腰椎椎間板ヘルニアでは，激しい腰痛や片側の下肢痛・しびれ，腰殿部・下肢の重苦しい痛みなどの症状が特徴的である．腰椎分離症の症例が訴える痛みの種類は鈍いことが多いが，これは疲労骨折または滑膜炎によるものである．

ADL上の疼痛の有無

ADL上の疼痛・症状とその原因として有力な因子を，疾患ごとに**表1**にまとめた．

● 日常生活動作：activities of daily living（ADL）

3 疼痛検査

■ 圧痛（図8）

骨・関節では，腰椎棘突起や横突起，椎間関節，仙腸関節などの圧痛を検査する．続いて，上殿神経や坐骨神経などの大きな神経を押さえ，痛みを感じるか聴取する．軟部組織では，腰最長筋や腰腸肋筋，腰多裂筋，広背筋，腰方形筋，梨状筋，そのほか殿筋群などの圧痛を確認する．アスリートでは，疲労の蓄積により腰背部筋が緊張している場合も多々あるため，圧痛検査では必ず左右差をみることが重要である．

■ 疼痛誘発

CHECK POINT
☐ 自動運動時痛：体幹前屈/後屈/回旋/側屈/回旋＋後屈

体幹前屈/後屈/回旋/側屈/回旋＋後屈のなかから，聴取した主訴の動作に最も近い運動を選択し，患者に行わせる．運動時痛が認められたら，それが圧痛検査時に特定した部位や深度と一致するかを聴取する．もし異なるようであれば，運動時痛検査中に別途確認する．疼痛が誘発される運動とその組織が明確になれば，疼痛を誘発しているストレスの種類が推測できる．

■ 疼痛増悪・減弱テスト[1]

疼痛を誘発しているストレスがある程度推測されたら，次はそれを意図的に変化させたときに疼痛も増減するかを検証する．このプロセスにより，腰痛の発

● 文献
1) 平沼憲治, 岩崎由純 監修, 蒲田和芳 編集：コアセラピーの理論と実践. 講談社, 2011：83-87.

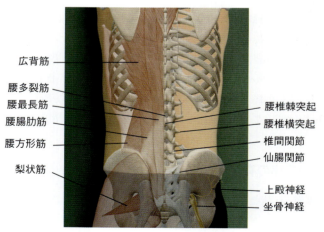

図8　腰部の主な圧痛部位

症メカニズムが明らかになるだけでなく，治療方針の決定においても多くの情報を得られる．テストの際は「この操作により疼痛は減りますか？」などではなく，「この操作により疼痛は変化しますか？」とオープンクエスチョン式に患者に聞くことが望ましい．また，仮に患者が「減った」と答えた場合は「通常の場合の痛みを10としたとき，この操作によってどれくらいまで減りましたか？」と訊くことで，操作によって変化させた因子の影響度を推し量ることができる．たとえば，寛骨アライメントの操作によって「10の痛みが4まで減りました」と患者が答えたとしたら，寛骨アライメントが腰痛の原因の6割程度を占めていると推測できる．

　腰部の疼痛増悪・減弱テストは，「セラピストによる徒手操作」と「患者の肢位操作」の2種類に大別される．

◎セラピストによる徒手操作

セラピストが患者の関節や軟部組織を徒手的に操作することで，疼痛増悪・減弱を試みる．以下に，具体例を挙げる．

CHECK POINT

□ 骨盤運動操作
□ 寛骨アライメント操作（図9A～C）
□ 仙骨アライメント操作（図10）
□ 胸郭アライメント操作（図11）
□ 腰椎アライメント操作（図12A，B）
□ 腰部周囲の軟部組織操作（図13）

① **骨盤運動操作**：体幹前屈に伴う骨盤前傾または体幹後屈に伴う骨盤後傾に不足が認められるような場合において，それをアシストするような徒手操作を加える．この操作により疼痛が減少すれば，骨盤前後傾運動の不足が腰痛の原因であると考えられる．

② **寛骨アライメント操作**：寛骨に対して，以下の操作を行う．

❶ 寛骨前後傾の修正（図9A）：寛骨の前傾または後傾を徒手的に修正し，運動時痛の変化を検証する．この操作により疼痛が減少すれば，寛骨前傾または後傾アライメントが腰痛の原因であると考えられる．

❷ 寛骨内外旋の修正（図9B）：寛骨の内旋または外旋を徒手的に修正し，運動時痛の変化を検証する．この操作により疼痛が減少すれば，寛骨内旋または外旋アライメントが腰痛の原因であると考えられる．

❸ 寛骨下方回旋の修正（図9C）：寛骨上部を左右から圧迫することで下方回旋を徒手的に修正し，運動時痛の変化を検証する．この操作により疼痛が減少すれば，寛骨下方回旋アライメントが腰痛の原因であると考えられる．

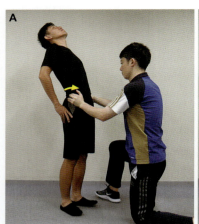 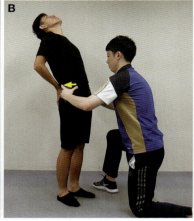 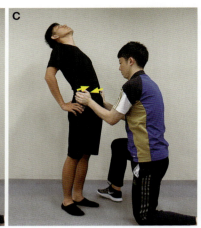

図9　寛骨アライメント操作による疼痛増悪・減弱テスト
A：寛骨前後傾の修正（図は右寛骨を前傾させている）．
B：寛骨内外旋の修正（図は右寛骨前面を離開させることで外旋させている）．
C：寛骨下方回旋の修正（図は両寛骨を外側から圧迫することで上方回旋させている）．

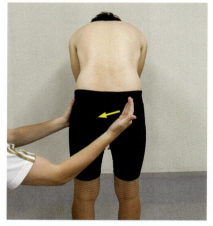 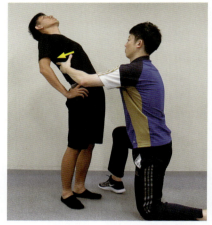

図10　仙骨アライメント操作による疼痛増悪・減弱テスト
手の小指球外側面を仙骨外側縁に当てながら牽引し，前額面傾斜を修正する．

図11　胸郭アライメント操作による疼痛増悪・減弱テスト
手を下位胸郭前面に当て，左右対称な横径拡張を促す．

③仙骨アライメント操作（図10）：仙骨の前額面傾斜を徒手的に修正し，運動時痛の変化を検証する．この操作により疼痛が減少すれば，仙骨の前額面アライメントが腰痛の原因であると考えられる．

④胸郭アライメント操作（図11）：体幹後屈に伴う下位胸郭拡張に不足が認められるような場合において，それをアシストするような徒手操作を加える．この操作により疼痛が減少すれば，下位胸郭拡張運動の不足または左右非対称性が腰痛の原因であると考えられる．

筋・筋膜性腰痛，腰椎椎間板ヘルニア，腰椎分離症

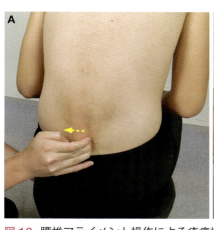
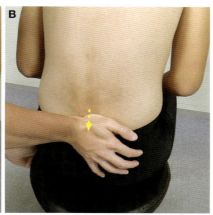

図12 腰椎アライメント操作による疼痛増悪・減弱テスト
A：指を腰椎棘突起に引っ掛けて側方へ牽引し，腰椎左右偏位アライメントを修正する．B：手の母指球を腰椎棘突起に当てながら尾側へ牽引し，腰椎上下偏位アライメントを修正する．

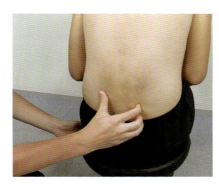

図13 腰部周囲の軟部組織操作による疼痛増悪・減弱テスト
図では最長筋と腸肋筋の間に指を挿入させた状態で前屈動作を行わせている．

⑤ **腰椎アライメント操作**：腰椎棘突起に対して，以下の操作を行う．
  ❶ 左右偏位の修正（**図12A**）：正中線から左右いずれかへ偏位が認められる場合，その高位の腰椎棘突起を徒手的に修正し，運動時痛の変化を検証する．この操作により疼痛が減少すれば，腰椎棘突起の左右方向の配列異常が腰痛の原因であると考えられる．
  ❷ 上下偏位の修正（**図12B**）：腰椎棘突起の間隔を触知したときに特異的に狭いペアが認められる場合，その下位腰椎棘突起を徒手的に下方へ押し込み，運動時痛の変化を検証する．この操作により疼痛が減少すれば，腰椎棘突起の上下方向の配列異常が腰痛の原因であると考えられる．

⑥ **腰部周囲の軟部組織操作**（**図13**）：慢性化した腰痛患者では腰背部筋の滑走不全や筋スパズムが悪化しているため，前述のアライメント修正による疼痛増悪・減弱テストへの反応が乏しいことも少なくない．そのような場合は組織間に指を滑り込ませ，滑走不全の影響を一時的に排除した状態で運動時痛を検証する．以下に具体例を列挙する．

❶ 最長筋・腸肋筋−肋骨間

❷ 最長筋・腰腸肋筋−腹横筋膜間

❸ 最長筋−腰腸肋筋間

❹ 最長筋−腰多裂筋間

❺ 腰椎棘突起−腰多裂筋間

❻ 腰椎棘突起−皮下帯膜間

これらの操作により疼痛が減少すれば，組織間の滑走不全が腰痛の原因であると考えられる．

◎患者の肢位操作

セラピストによる徒手操作は，技術や力の問題，患者の体型などの理由により，ときとして困難なこともある．その際には，患者の肢位を操作することで疼痛増悪・減弱を試みる．また，この方法には，その後の治療対象となる軟部組織をある程度特定できるという利点もある．

CHECK POINT

☐ 骨盤運動操作座位と立位の運動時痛比較

☐ 股関節屈曲（図14A）

☐ 股関節外転（図14B）

☐ 股関節外旋（図14C）

☐ 膝関節屈曲（図14D）

☐ 最大吸気位

☐ 肩甲骨セッティング（図15）

☐ チンイン

① **座位と立位の運動時痛比較**：体幹前屈や体幹後屈を座位と立位で行い，その際の運動時痛を比較することで，腰痛の原因をマクロに評価できる．たとえば，立位よりも座位で疼痛が強ければ，下肢からの上行性の問題の関与は比較的少なく，骨盤より上の機能異常の存在が腰痛の主な原因であることが示唆される．反対に，座位よりも立位で疼痛が強ければ，荷重による下肢からの異常な張力伝達やアライメントパターン，鼠径部滑走不全の影響が強いことが示唆される．

② **股関節屈曲**（図14A）：主に体幹後屈時痛の検査を一側の股関節を屈曲位にして実施し，通常肢位の場合と比較する．この操作により疼痛が減少すれば，鼠径部の軟部組織や股関節屈筋群の滑走不全による寛骨後傾運動不足が腰痛の原因であると考えられる．

③ **股関節外転**（図14B）：運動時痛の検査を両側の股関節を外転位にして実施し，通常肢位の場合と比較する．この操作により疼痛が減少すれば，大腿筋膜張筋や中殿筋，小殿筋，腸脛靱帯，大殿筋，そのほか大転子周囲の

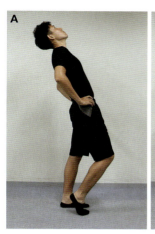 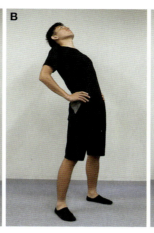 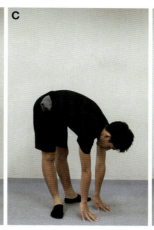 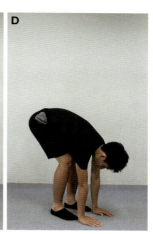

図14 下肢関節肢位操作による疼痛増悪・減弱テスト
A：股関節屈曲．B：股関節外転．C：股関節外旋．D：膝関節屈曲．

軟部組織などの滑走不全や，仙腸関節不安定性による寛骨下方回旋（仙腸関節離開）が腰痛の原因であると考えられる．

④ **股関節外旋**（図14C）：運動時痛の検査を両側の股関節を外旋位にして実施し，通常肢位の場合と比較する．この操作により体幹前屈時痛が減少すれば大殿筋の滑走不全による寛骨前傾運動不足，体幹後屈時痛が減少すれば縫工筋の滑走不全による寛骨後傾/外旋運動不足がそれぞれ腰痛の原因であると考えられる．

⑤ **膝関節屈曲**（図14D）：主に体幹前屈時痛の検査を一側の膝関節を屈曲位にして実施し，通常肢位の場合と比較する．この操作により疼痛が減少すれば，ハムストリングスの滑走不全による寛骨前傾運動不足が腰痛の原因であると考えられる．

⑥ **最大吸気位**：運動時痛の検査を最大吸気位で実施し，通常肢位の場合と比較する．この操作により疼痛が減少すれば，胸郭挙上/拡張不足が腰痛の原因であると考えられる．ただし，胸郭周囲の軟部組織の滑走不全が重度の症例では，最大吸気位でも胸郭の挙上/拡張が認められないこともあるため，結果の解釈には注意が必要である．

⑦ **肩甲骨セッティング**（図15）：主に体幹後屈時痛の検査を肩甲骨内転位で実施し，通常肢位の場合と比較する．この操作により疼痛が減少すれば，肩甲骨マルアライメントやそれに伴う胸郭挙上/拡張不足が腰痛の原因であると考えられる．

⑧ **チンイン**：主に体幹後屈時痛の検査をチンイン位で実施し，通常肢位の場合と比較する．この操作により疼痛が減少すれば，頭頸部マルアライメントやそれに伴う胸椎・胸郭マルアライメントが腰痛の原因であると考えられる．

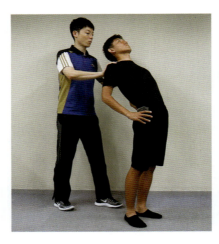

図15 肩甲骨アライメント操作による疼痛増悪・減弱テスト
両肩甲骨を他動的に内転させた状態で体幹後屈を行わせる．

4 機能評価

■ アライメント[1)]

評価項目
- □ 寛骨：前後傾，内外旋，下方回旋
- □ 仙骨：前額面傾斜，前後傾
- □ 骨盤（空間内）：前後傾
- □ 胸郭：下位胸郭閉鎖，上位胸郭下制
- □ 腰椎
- □ 胸椎
- □ 脊椎：矢状面アライメント，側屈，側方シフト
- □ 肩甲骨：外転，前傾，下方回旋
- □ 頭部：前方突出
- □ 下肢：膝関節外旋/伸展制限，足部回外

以下に各部位のアライメント評価法を解説する．また，**表2**に腰部疾患の原因となる関節マルアライメントとその原因因子をまとめたので，併せて参照されたい．

　① **寛骨**：下記3つのアライメントを評価する．なお，これらはあくまで左右の相対的な位置関係であるため，それを問題視するか否かは疼痛側や疼痛増悪・減弱テストの結果も踏まえて判断される．
　　❶前後傾（**図16A**），❷内外旋（**図16B**），❸下方回旋（**図16CD**）
　② **仙骨**：下記2つのアライメントを評価する．
　　❶前額面傾斜（**図17A**），❷前後傾（**図17B**）

筋・筋膜性腰痛，腰椎椎間板ヘルニア，腰椎分離症

表2　腰部疾患の原因となる関節マルアライメントとその原因因子

マルアライメント		原因因子		
		滑走不全	筋機能不全	他部位のマルアライメント
寛骨	前傾	大腿筋膜張筋，大腿直筋，腸腰筋，脊柱起立筋	大殿筋	仙骨，下肢
	後傾	中殿筋，大殿筋，ハムストリングス	腸腰筋	
	下方回旋	中殿筋，小殿筋，腸脛靭帯	腹横筋	
	内旋	鼠径靭帯，縫工筋		
	外旋	大腿筋膜張筋，中殿筋		
仙骨	前額面傾斜	大殿筋，梨状筋	大殿筋	
	前傾	脊柱起立筋群		寛骨，腰椎
	後傾	大殿筋，梨状筋，尾骨周囲筋群	腰多裂筋	
骨盤（空間内）	前傾	大腿筋膜張筋，大腿直筋，腸腰筋，脊柱起立筋	大殿筋	仙骨
	後傾	中殿筋，大殿筋，ハムストリングス	腸腰筋，腰多裂筋	
胸郭	上位胸郭下制	大胸筋		頭頚部，肩甲帯
	下位胸郭閉鎖	腹直筋，外腹斜筋，前鋸筋，広背筋	下後鋸筋，前鋸筋下部線維	骨盤
腰椎	前弯増大	腰背部筋群		仙骨，寛骨，胸郭
	前弯減少	腹直筋，外腹斜筋，腰背部筋群	腸腰筋	
胸椎	後弯増大		胸多裂筋	仙骨，寛骨，胸郭，肩甲帯，頭頚部
脊椎	側屈	腹・背筋群	腹・背筋群	仙骨，寛骨，胸郭
	側方シフト	腹・背筋群	腹・背筋群	

③ **骨盤（空間内）（図18）**

④ **胸郭**：下記2つのアライメントを評価する．

　❶下位胸郭閉鎖（**図19A**），❷上位胸郭下制（**図19B**）

⑤ **腰椎**：棘突起の配列を触診し，特定の高位の棘突起が上下や左右に偏位していないかを評価する．

⑥ **胸椎（図20）**[2]

⑦ **脊椎**：

　❶矢状面アライメント：脊椎全体の矢状面アライメントとそれに伴う腰椎前弯の過不足を評価する（**図21**）．

　❷側屈（**図22A**）

　❸側方シフト（**図22B**）

⑧ **肩甲骨**：投球障害肩の評価[*1]を参照されたい．腰部疾患には肩甲骨外転/前傾/内旋アライメントが関連していることが多い．

⑨ **頭部**：頚椎捻挫，バーナー症候群の評価[*2]を参照されたい．腰部疾患には上位胸郭下制や胸椎後弯に伴う頭部前方偏位が関連していることが多い．

⑩ **下肢**：下肢のマルアライメントは骨盤アライメントに影響を及ぼすため，

● **文献**

2) Sakata J, Nakamura E, et al : Physical risk factors for a medial elbow injury in junior baseball players: A prospective cohort study of 353 players. Am J Sports Med 2017 ; 45（1）: 135-143.

*1 「8.2 投球障害肩」(p.248) を参照．

*2 「第7章 頚椎捻挫，バーナー症候群」(p.218) を参照．

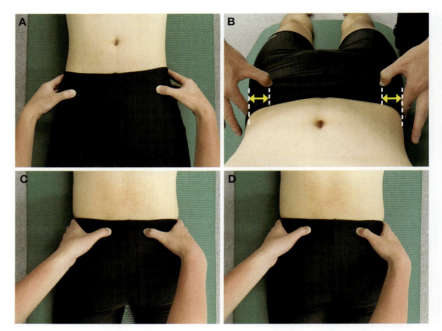

図16 寛骨アライメントの評価
A：寛骨前後傾…患者を背臥位にし，左右の上前腸骨棘（ASIS）を触診して頭尾側方向の高さを比較する．図では右ASISが左に比べ尾側（下方）に位置していることから，相対的に右寛骨前傾・左寛骨後傾位と判断する．患者を腹臥位にし，左右の上後腸骨棘（PSIS）の頭尾側方向の高さを比較してもよい．
B：寛骨内外旋…患者を背臥位にし，左右のASISと腸骨稜外側端を触診して，2点間の前額面上の投影距離を比較する．図では左に比べ右のほうが短いことから，右寛骨内旋・左寛骨外旋位と判断する．
C, D：寛骨下方回旋…患者を股関節外転位で腹臥位にし，左右のPSISを触診する（C）．次に，股関節を内転させ，PSIS間距離の変化を触知する（D）．股関節内転に伴いPSIS間距離が開大する場合は，寛骨下方回旋アライメントと便宜的に判断する．

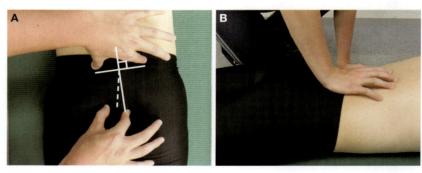

図17 仙骨アライメントの評価
A：前額面傾斜…患者を腹臥位にし，両側のPSISおよび仙骨外側端を触診する．正常であれば左右のPSISを結ぶ線の垂直二等分線と仙骨の長軸は一致する．図では仙骨は右傾斜位を呈していると判断する．
B：前後傾…患者を腹臥位にし，仙骨の上1/3または下1/3を腹側へ押して可動性を評価する．仙骨の上1/3の可動性がなければ仙骨後傾位，下1/3の可動性がなければ仙骨前傾位とそれぞれ便宜的に判断する．

- 上前腸骨棘：anterior superior iliac spine（ASIS）
- 上後腸骨棘：posterior superior iliac spine（PSIS）

間接的に腰部疾患の原因となりうる．たとえば，足部回外や膝関節外旋アライメント由来の腸脛靱帯の緊張が大腿筋膜張筋や中殿筋を介して寛骨アライメントを悪化させることはしばしば経験する．また，膝関節伸展制限に起因する機能的脚長差なども，寛骨アライメントに直接的に影響を及ぼす．各評価法の詳細は膝前十字靱帯損傷[*3]，足関節捻挫の評価[*4]を参照されたい．

*3 「3.1 膝前十字靱帯損傷（再建術前）」(p.60)を参照．
*4 「5.1 足関節捻挫」(p.146)を参照．

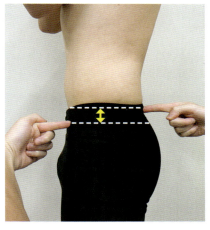

図18 骨盤アライメント（空間内）の評価

患者を立位にし，一側のASISとPSISを触診して2点間の矢状面上の投影点の高低差を目測する．臨床的に正常値は2横指程度で，これより大きければ前傾位，小さければ後傾位とそれぞれ便宜的に判断する．

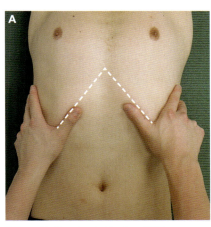
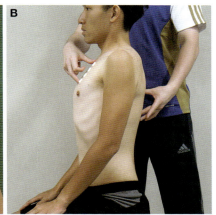

図19 胸郭アライメントの評価

A：下位胸郭閉鎖…患者を背臥位にし，左右の肋骨弓を触診して傾斜を比較する．胸骨下角に左右差がある場合，より鋭角なほうを下位胸郭閉鎖位とする．差が微小で判断しかねる場合は，深呼吸に伴う左右の第10肋骨の内側縁間距離の開大を観察し，その程度が小さいほうを下位胸郭閉鎖位と評価する．またこのとき，安静時と最大吸気時の差が25mmを下回った場合，胸郭拡張不全と判断する．
B：上位胸郭下制…患者を座位にし，前方から胸骨を触診する．次に，息を吸いながら胸を張らせたときの胸骨の挙上・後傾の程度を評価する．この運動がほとんど認められない場合，上位胸郭下制位と判断する．

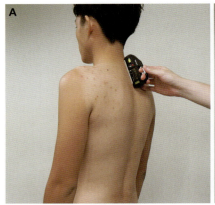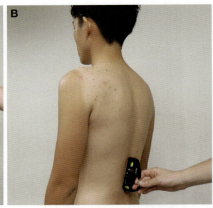

図20 胸椎アライメントの評価
患者を立位にし，矢状面上での第1・2胸椎棘突起（A）および第12胸椎棘突起・第1腰椎棘突起（B）の傾斜角を測定する．これらの合計が30°を上回った場合，胸椎後弯と判断する[2]．

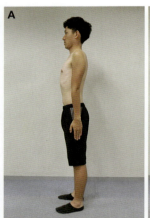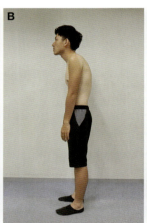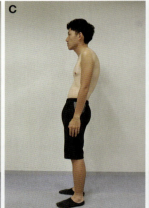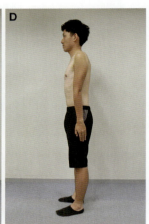

図21 脊椎の矢状面アライメントの評価
A：正常，B：円背，C：sway back，D：平背．

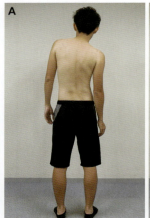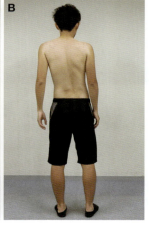

図22 脊椎の前額面アライメントの評価
A：側屈…頚椎から腰椎までの棘突起を順に上から触診していく．すべての棘突起を結んだ線が左右いずれかへの凸を呈していた場合，側屈位であると判断する．
B：側方シフト…頚椎から腰椎までの棘突起を順に上から触診していく．すべての棘突起を結んだ線が左右いずれかへのS字を呈していた場合，側方シフト位であると判断する．

関節運動パターン（異常なパターンの把握）

評価項目
- □ 体幹前屈：股関節屈曲・胸腰椎屈曲バランス不全
- □ 体幹後屈：股関節伸展・胸腰椎伸展バランス不全
- □ 体幹回旋：骨盤・胸郭回旋不足
- □ 体幹前屈時の胸郭アライメント：rib hump

① **体幹前屈**（図23）：立位での体幹前屈を矢状面で観察し，身体後面のカーブの形状から股関節屈曲および胸腰椎屈曲のバランスを評価する．股関節屈曲不足は胸腰椎過屈曲の代償運動を伴う体幹前屈の原因となる．股関節屈曲は十分な一方で背面のラインが平坦な場合は，腰背部筋の滑走不全や筋スパズムによる胸腰椎屈曲不足が疑われる．

② **体幹後屈**（図24）：立位での体幹後屈を矢状面で観察し，身体前面のカーブの形状から股関節伸展および胸腰椎伸展のバランスを評価する．股関節伸展不足は腰椎過伸展の代償運動を伴う体幹後屈の原因となる．胸腹部のラインが平坦な場合は，胸郭周囲軟部組織の滑走不全や頭頸部マルアライメントによる胸椎伸展不足が疑われる．

③ **体幹回旋**：立位での体幹回旋を前額面と水平面で観察する．骨盤レベルの運動の不足または左右差が認められた場合は，股関節回旋制限が疑われる．次に，座位での体幹回旋を前額面と水平面で観察する．顔の後ろを向く程度の不足または左右差が認められた場合は，胸椎後弯アライメントや下位胸郭拡張不全，頭部前方偏位アライメントが疑われる．

④ **体幹前屈時の胸郭アライメント**：立位での体幹前屈を前額面で観察し，胸郭隆起（rib hump）を評価する．この隆起の左右差が1.5cm以上あれば，脊柱側弯もしくは一側の下位胸郭閉鎖アライメントが疑われる．

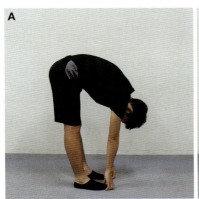 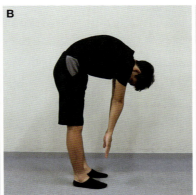 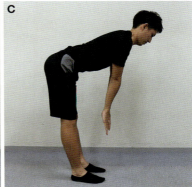

図23 体幹前屈運動パターンの評価
A：正常．B：股関節屈曲不足．C：胸腰椎屈曲不足．

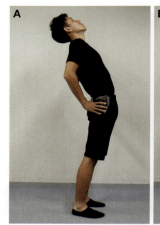
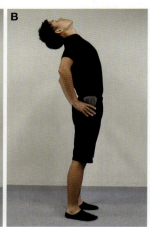

図24 体幹後屈運動パターンの評価
A：正常，B：股関節・胸腰椎伸展不足．

可動域・可動性（制限因子の確認）

評価項目
- □ 股関節（寛骨の代替指標）：屈曲，伸展，内転，外転，内旋，外旋
- □ 仙骨：前額面傾斜，前後傾
- □ 骨盤（空間内）：前後傾
- □ 胸郭：下位胸郭拡張，上位胸郭挙上
- □ 腰椎：前弯，後弯
- □ 胸椎：伸展
- □ 脊椎：側屈，側方シフト
- □ 肩甲骨：内転，後傾，上方回旋

先の疼痛増悪・減弱テストやアライメント，関節運動パターンの評価の結果を踏まえ，股関節（寛骨可動性の代替指標）や仙骨，胸郭，腰椎の可動域・可動性の評価を適宜行う．なお，仙骨や胸郭の可動性評価法は，アライメント評価法とほぼ重複する．可動域・可動性はマルアライメントと密接な関係をもつ．たとえば，股関節伸展制限は寛骨前傾，股関節屈曲制限は寛骨制限とそれぞれ関連していることが多い．評価の際，制限因子も同時に判別しておくと，その後の治療プログラム考案において有益である．制限因子は，他動的に骨や関節を動かした際に最も抵抗する組織を触診で特定することで判断する．制限因子の詳細は**表2**を参照されたい．

筋・筋膜性腰痛，腰椎椎間板ヘルニア，腰椎分離症

部位別

■ 筋力・筋機能検査

評価項目
- □ **股関節周囲筋**：屈筋（腸腰筋），伸筋（大殿筋）
- □ **胸部筋群**：腹横筋下部線維，内腹斜筋
- □ **背部筋群**：腰多裂筋，下後鋸筋
- □ **体幹剛体化能**：Valsalva操作

① **股関節周囲筋**：股関節屈曲と伸展の徒手筋力検査（MMT）を行う．股関節屈曲では主に腸腰筋機能を評価しているため，検査中に腰椎の生理的な前弯が保持されているかも併せて観察する．股関節伸展では，仙腸関節安定化や仙骨アライメント保持において重要な大殿筋の筋力を検査している．股関節伸展時の大殿筋のtoneとvolumeも平行して評価しておくとよい．

② **腹横筋下部線維**（**図25**）[3]：ドローインを行った際の腹横筋下部線維の収縮を触診によって確認する．なお一般的には，腹直筋や外腹斜筋，腹横筋上部線維も体幹安定化に作用すると捉えられているが，これらの筋はいずれも胸郭に付着するため，それに依存した安定化メカニズムはスポーツ中の呼吸量の増加とともに容易に破綻するため，著者は臨床的にはさほど重要ではないと考えている．

③ **体幹屈曲＋回旋**：背臥位での体幹屈曲＋回旋を行った際の腹横筋，内・外腹斜筋，腹直筋の収縮を触診によって確認し，それらの活動レベルを評価する．このとき，内腹斜筋と腹横筋が優位に活動することが望ましい．

④ **腰多裂筋**（**図26**）：腹臥位での骨盤前傾を行った際の腰多裂筋の収縮を触診によって確認し，その活動レベルを評価する．

⑤ **下後鋸筋**（**図27**）：四つ這いフロントレイズを行うことで，下位胸郭拡張に作用する下後鋸筋の機能を推測する．

⑥ **体幹剛体化能**（**図28**）：ヴァルサルヴァ（Valsalva）操作（息を止めて力むこと）を行うことで，腹腔内圧上昇による体幹剛体化能を評価する．なお，一般的に腰部疾患のリハビリテーションでは腹腔内圧を高めることが重要視されるが，筆者はこれを好まない．なぜなら，腹腔内圧を高めるためには前述のとおり呼吸を止めないといけないため，対人コンタクトや重量挙げなど限られたスポーツ場面でしか応用ができないからである．また，腹腔内圧上昇は体幹可動性の低下をまねくため，運動域の大きな動作では腹腔内圧は必ずしも高ければよいというものではない．基本的には脊柱の可動性を低下させない筋活動パターンの獲得が重要であると認識したうえで本評価を行うことが望ましい．

● **文献**

3) Marshall P, Murphy B : The validity and reliability of surface EMG to assess the neuromuscular response of the abdominal muscles to rapid limb movement. J Electromyogr Kinesiol 2003 ; 13 (5) : 477-489.

6
腰背部

● **徒手筋力検査**：manual muscle test（MMT）

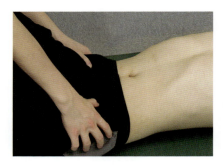

図25 腹横筋下部線維機能の評価
触診位置は上前腸骨棘から尾側かつ内方へそれぞれ約2cmの場所のところで，この場所であれば外腹斜筋の影響を受けにくいと考えられる[3]．多くの場合，収縮は確認できる一方で，ドローイン中に腰椎が屈曲するなど姿勢が変化したり，呼吸下では収縮が維持できなかったりする．また，腹横筋は1つの筋であるにもかかわらず，その活動にはしばしば左右差が認められるので，その点も注意して評価する．

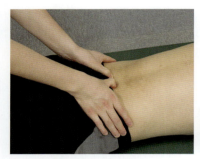
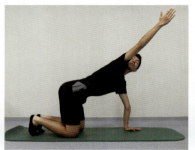
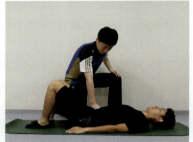

図26 腰多裂筋機能の評価
腰多裂筋は腰椎棘突起の外尾側を触れ，軽く骨盤前傾運動を行うことで，触診している指をゆっくり押し返すように指示するとわかりやすい．

図27 下後鋸筋の評価
下後鋸筋は非常に薄い筋で触診が困難なため，フロントレイズの際に天井を見上げられる程度の胸郭回旋が起こっていることを便宜上の正常と規定し，評価する．

図28 体幹剛体化能の評価
膝立て背臥位でValsalva操作を行った際に，セラピストは手でゆっくり体重をかける．ある程度の荷重を5秒間かけても腹部が押し込まれなければ正常と判断する．

■ 動作分析

評価項目
- □ 片脚ブリッジ
- □ 四つ這い−上下肢挙上
- □ 座位−肩甲骨内転＋体幹回旋
- □ スクワット

① **片脚ブリッジ**：背臥位で片脚ブリッジを行った際，腰椎・骨盤を正中位に保ったまま運動可能であるかを評価する．体幹安定化機構に不備がある場合，腰椎過前弯や非支持側骨盤の後方回旋が観察されることが多い．

② **四つ這い−上下肢挙上**：四つ這いで一側の上肢または下肢，および一側上肢と反対側下肢を挙上した際，腰椎・骨盤を正中位に保ったまま運動可能であるかを評価する．腹横筋と多裂筋を主体に体幹を安定化できていないと，骨盤後傾や腰椎過前弯などが観察されることが多い．

③ **座位−肩甲骨内転＋体幹回旋**：座位で頭の後ろで手を組み，肩甲骨内転位を保持した状態で体幹回旋を行った際，前額面上で腰椎・骨盤を正中位に保ったまま運動可能であるかを評価する．腹横筋と多裂筋を主体に体幹

筋・筋膜性腰痛，腰椎椎間板ヘルニア，腰椎分離症

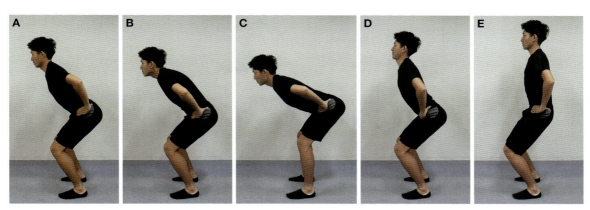

図29　スクワットの評価
A：正常，B：円背，C：下腿前傾不足，D：腰椎過前弯，E：股関節屈曲不足．

を安定化できていないと，胸椎過後弯や腰椎過前弯，体幹側屈，骨盤後傾などが観察されることが多い．

④ **スクワット**（**図29**）：スクワットを行わせた際の動的アライメントと筋収縮を評価する．理想的なスクワットは，腰椎の生理的前弯が保たれ，股関節屈曲と下腿前傾運動が同期した動作を指す．このとき，荷重位置は母趾球が中心となっていることが望ましい．体幹の筋活動では，腹横筋と多裂筋の予備緊張と胸背部筋の十分な活動が特に重要である．

5　リハビリテーションと予防

ゴール設定（スポーツ動作開始まで）（図30）

筋・筋膜性腰痛において筋損傷がある場合，3週間ほど安静にする．急性の腰椎椎間板ヘルニアでは，ヘルニアの自然縮小および消失のために，一般的に3か月安静にするのが推奨される．腰椎分離症では，CT所見による病期分類とMRI所見で治療方針が決定される（**表3**）[4]．疼痛減弱テストが陽性で，機能的な問題による部分が大きい場合には，疼痛を消失させしだい，可能な限り早期に競技への部分的復帰を許可する．

表3　腰椎分離症の治療方針決定基準

CTによる病期分類/MRI所見	治療方針
CT病期分類初期	3か月体幹装具固定
CT病期分類進行期　MRIでの椎弓根浮腫（＋）	6か月体幹装具固定
CT病期分類進行期　MRIでの椎弓根浮腫（−）	疼痛消失させしだい
CT病期分類終末期	疼痛消失させしだい

● 文献

4) Sairyo K, Sakai T, Yasui N : Conservative treatment of lumbar spondylolysis in childhood and adolescence: the radiological signs which predict healing. J Bone Joint Surg Br 2009 ; 91 (2) : 206-209.

リハビリテーションは，① 体幹のアライメント修正，② 体幹安定化機能改善，③ 動作の改善の順で進める（図30）．

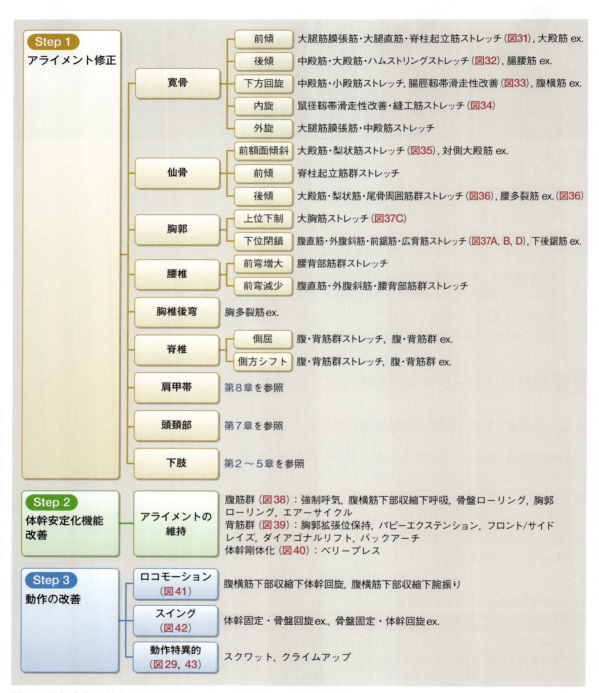

図30 腰部疾患に対するリハビリテーションのツリーダイアグラム

筋・筋膜性腰痛，腰椎椎間板ヘルニア，腰椎分離症

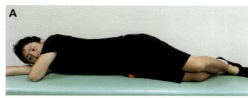
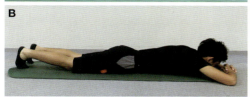
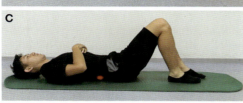

図31　寛骨前傾修正のプログラム
A：大腿筋膜張筋ストレッチ，B：大腿直筋ストレッチ，C：脊柱起立筋ストレッチ．ボールを対象の筋およびそれと隣接する筋の間に当て，身体を軽くゆする．

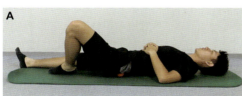
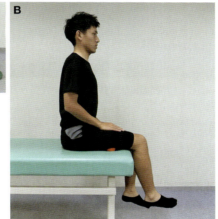

図32　寛骨後傾修正のプログラム
A：大殿筋・中殿筋ストレッチ，B：ハムストリングストレッチ．ボールを対象の筋およびそれと隣接する筋の間に当て，身体を軽くゆする．

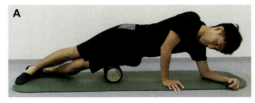
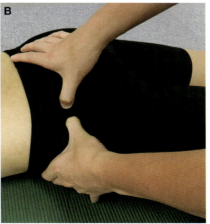

図33　寛骨下方回旋修正のプログラム
A：腸脛靱帯滑走性改善，B：中殿筋・大殿筋ストレッチ…筋間に指を挿入し，2筋を分けるように操作する．

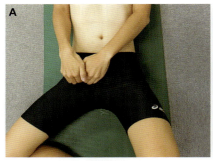 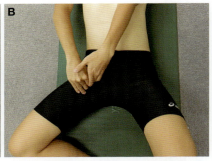

図34 寛骨内旋修正のプログラム
A：鼠径靱帯滑走性改善…鼠径靱帯上の皮膚をつまむ．
B：縫工筋ストレッチ…縫工筋と長内転筋の交差部に指を挿入し，2筋を分けるように操作する．

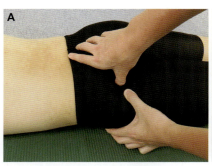 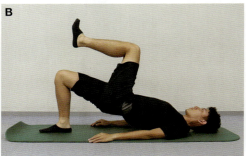

図35 仙骨前額面傾斜修正のプログラム
A：梨状筋ストレッチ…梨状筋上を擦るように指を動かし，大殿筋との間を分けるように操作する．
B：大殿筋エクササイズ．

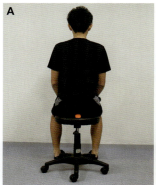 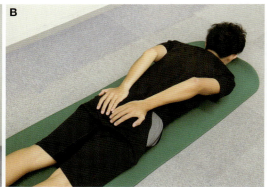

図36 仙骨後傾修正のプログラム
A：尾骨周囲筋ストレッチ…ボールや柔らかい筒で尾骨周囲筋を圧迫する．
B：腰多裂筋エクササイズ…軽く骨盤前傾運動を行う．両手で仙骨を後傾方向に牽引すると，運動方向がわかりやすくなる．

筋・筋膜性腰痛，腰椎椎間板ヘルニア，腰椎分離症

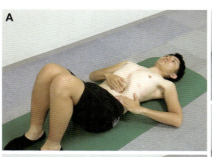
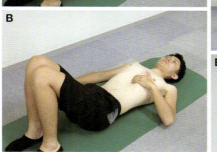
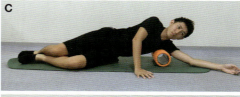
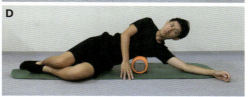
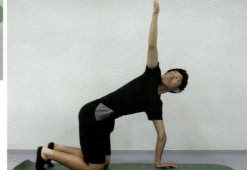

図37 胸郭アライメント修正のプログラム
A：腹直筋ストレッチ…腹直筋外側縁に指を引っ掛け，外腹斜筋との間を分けるように操作する．B：外腹斜筋ストレッチ…外腹斜筋の肋骨弓付着部を圧迫する．C：大胸筋ストレッチ…フォームローラーで大胸筋外側縁を圧迫する．D：前鋸筋・広背筋ストレッチ…フォームローラーで前鋸筋・広背筋を圧迫する．E：下後鋸筋エクササイズ…四つ這い位で一側上肢のサイドレイズを行う．

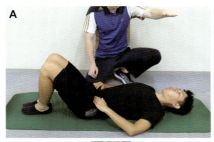
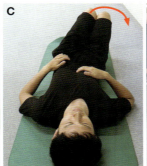
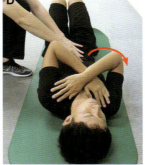
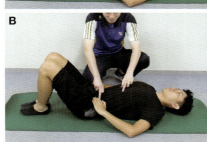
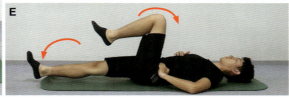

図38 腹横筋下部線維機能改善のプログラム
A：強制呼気…口すぼめ呼気を行う．吐ききる直前に腹横筋下部線維が収縮することを触診で確認する．B：腹横筋下部収縮下呼吸…腹横筋下部線維を持続的に収縮させた状態で呼吸を行う．上部腹筋群は極力弛緩させておくことがポイントである．C：骨盤ローリング…Bを維持しながら骨盤を左右にロールする．D：胸郭ローリング…Bを維持しながら胸郭を左右にロールする．E：エアーサイクル…Bを維持しながら自転車をこぐように下肢を交互に屈伸する．

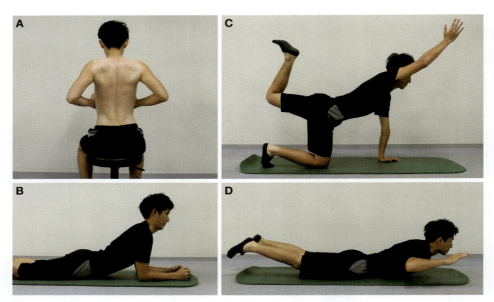

図39 背筋群機能改善のプログラム
A：胸郭拡張位保持…息を吸って胸郭を拡張させたのち，その肢位を保ったまま呼吸を続ける．手による側方からの圧迫に反発するように行うと，下後鋸筋の収縮を得やすい．
B：パピーエクステンション…パピーポジションにて，頚・胸椎屈曲と頭部後方移動・胸椎伸展とを交互に行う．
C：ダイアゴナルリフト…四つ這い位から一側上肢挙上と対側下肢伸展を同時に行う．
D：バックアーチ…両腕を左右に開いた腹臥位から股関節と胸椎を伸展させ，1秒保つ．

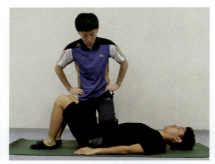

図40 ベリープレス
背臥位にて息を止めて腹腔内圧を上げる．セラピストが5秒間程度圧迫しても腹部が凹まないように耐える．

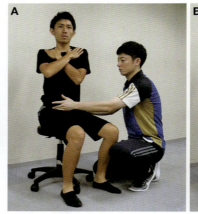
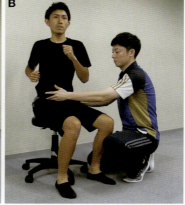

図41 ロコモーショントレーニング
A：腹横筋下部収縮下体幹回旋…腹横筋下部線維を持続的に収縮させた状態で呼吸しながら，体幹を左右に回旋させる．
B：腹横筋下部収縮下腕振り…腹横筋下部線維を持続的に収縮させた状態で呼吸しながら，腕振り動作を行う．

筋・筋膜性腰痛，腰椎椎間板ヘルニア，腰椎分離症

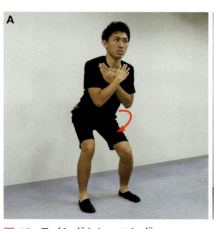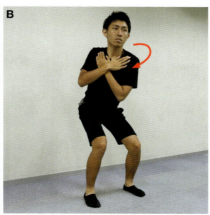

図42 スイングトレーニング
A：体幹固定・骨盤回旋…体幹を極力固定したまま骨盤の回旋を繰り返す．
B：骨盤固定・体幹回旋…骨盤を極力固定したまま脊椎の回旋を繰り返す．

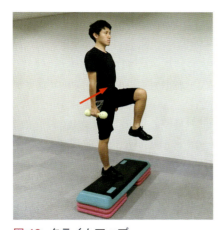

図43 クライムアップ
一側の足を台の上にのせ，大殿筋を意識しながら股関節を伸展して昇段する．

部位別

第7章 頸部

頸椎捻挫，バーナー症候群

1 発生メカニズム（図1）

頭頸部外傷はラグビーやアメリカンフットボール，レスリングなどコンタクトスポーツにおいて好発する．その多くは，頭頸部への接触やタックルにおける逆ヘッドなどの不良動作により，頸部に過剰な軸圧や側屈・回旋などの力がかかり，頸椎あるいは腕神経叢にストレスが加わることによって生じる．脳への損傷や頸椎骨折は生命にかかわることがあり，第一に予防すべき外傷である．一方，リハビリテーションの機会が多い外傷は頸椎捻挫やバーナー症候群であり，本章ではこの2疾患について取り上げる．

図1に具体的な発生メカニズムを示す．頸椎捻挫，バーナー症候群ともに，中位頸椎の可動性増大（図1①）と頸部の固定性が低下（図1②）した状態でのタックルが原因となる場合が多い．バーナー症候群の場合，腕神経叢に対する①伸張，②圧迫，③直達外力の3つのストレスのいずれかが加わることにより受傷する．その背景には頭部前方突出のアライメント不良（図1③）や体幹・肩甲骨の固定性低下（図1②）がある．加えて，バーナー症候群や頸椎捻挫の発生は上肢の筋出力低下や頸部の固定性を低下させ（図1④），悪循環となりやすい．また，タックルへの恐怖心もタックル時の姿勢を悪化させ，危険性が増大する（図1⑤）．

2 主訴

■ 疼痛発生場面

受傷場面を把握する．姿勢など機能的な問題点を改善すれば防げる場面で受傷したのか，相手の動きへの反応が重要な場面で受傷したのかによっても，アプローチ方法は異なる．自らがタックル/ブロックをして受傷した場合は，機能・反応に加えてスキルの問題を有している可能性もある．相手にタックル/ブロックをされて受傷した場合，機能・反応の問題を有している可能性が考えられ

頚椎捻挫，バーナー症候群

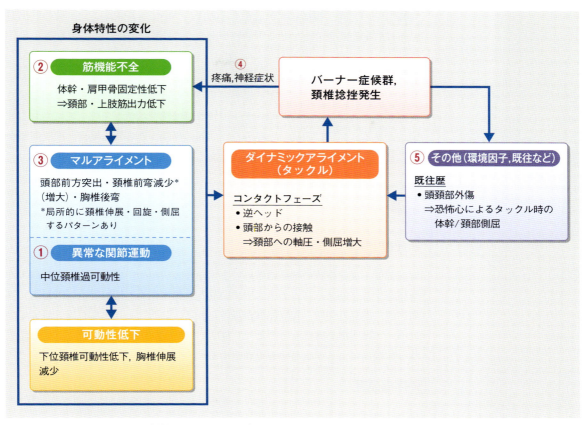

図1　バーナー症候群・頚椎捻挫の発生メカニズム

る．スクラムで生じた場合は機能の問題が大きいことが多い．頚部へ直接接触されるなどの直達外力で受傷した場合はスキルや反応の問題が考えられる．

受傷した際の方向も確認が必要である．伸展/屈曲/同側側屈/反対側側屈いずれの方向に力がかかったかにより，ストレスの種類が異なる．また，頚部の外傷は繰り返す選手も多く，反復しているか否かの確認も必要である．

疼痛の種類

バーナー症候群では受傷した瞬間に「灼けるような痛み」「電気が走ったような痛み」が頚部から肩・上腕・前腕・手指にかけて広範に生じる．これに対し頚椎捻挫では頚部に限局した痛み・痺れが生じるほか，筋スパズムにより周囲筋の疼痛を訴える場合がある．

ADL上の症状の有無

受傷した際の疼痛と現在の症状について詳細に聴取する．安静時痛がある場合，患部の炎症症状が残存していると捉えられる．上肢の筋出力低下や頚部の運動

- 筋スパズム：muscle spasm
- 日常生活動作：activities of daily living（ADL）

時痛とその方向，神経症状が増悪する動作についても把握する．上肢の筋出力低下は肩関節疾患でも生じる可能性があるため，鑑別を行う必要がある．

疼痛・症状発生部位

頚椎捻挫では，神経症状がある場合安静時または頚椎運動時に神経支配領域に疼痛が生じることがある．バーナー症候群では神経症状が上肢全域に生じる可能性がある．頚部に限局した痛みや周囲筋の疼痛がみられる場合，椎間関節からの放散痛や筋スパズムによる痛みである可能性が高い．

3 疼痛検査

圧痛

疼痛部位・炎症症状の確認のため，まず頚椎棘突起の圧痛を，次に筋スパズムを確認する．筋スパズムの生じやすい筋として僧帽筋上部線維，肩甲挙筋，斜角筋群，胸鎖乳突筋，起立筋群が挙げられる．問診により疼痛を訴えたエリアについては圧痛を確認することで，筋スパズムにより生じているのか，神経症状や放散痛による症状なのかを判断する．

疼痛誘発

以下に挙げた頚椎運動時の疼痛を確認する．

CHECK POINT
- ☐ 頚椎伸展
- ☐ 頚椎回旋
- ☐ 頚椎側屈
- ☐ 頚椎伸展＋側屈
- ☐ チンイン

頚椎捻挫では主に伸展および回旋で疼痛が生じる．筋由来の疼痛がある場合，該当する筋を伸張または短縮することで疼痛が誘発できる．バーナー症候群について，圧迫型は疼痛側への頚椎側屈で，牽引型は反対側への頚椎側屈で症状が誘発される．なお，安静時にも神経症状が残存している時期はこの誘発は避け，減弱テストから実施することが望ましい．頚椎伸展＋同側側屈は疼痛誘発に鋭敏な方法であるが，頚椎捻挫・バーナー症候群（圧迫型）のいずれでも疼痛が生じることがあり，他の運動方向や症状の発生部位と併せて判断する．スポーツ時にはチンインした肢位でタックルを行うため，復帰前にはチンイン（頭部後方誘導）も行い，同肢位が疼痛なくとれるかを確認する．

頚椎捻挫，バーナー症候群

■ 疼痛増悪・減弱テスト

症状の出現する頚椎の運動方向を把握した後，以下の操作を行い，症状が減弱する操作を把握する．

CHECK POINT
- □ **胸椎・胸郭操作**：胸椎自動伸展，上位胸郭拡張
- □ **頭部・頚椎操作**：頭部屈曲，下位頚椎伸展，棘突起回旋
- □ **肩甲骨操作**：肩甲骨挙上・内転

胸椎・胸郭操作ではまず胸椎自動伸展（図2）を行い，頚椎運動（伸展，回旋，側屈，チンイン）の症状が変化するか否かを確認する．胸椎の自動伸展により，下位頚椎の伸展が誘導される．頚部痛が減弱する場合，胸椎アライメントに起因する疼痛と考えられる．上位胸郭拡張では，強制吸気により上位胸郭を拡張させる．上位胸郭の拡張は胸骨を後傾させ，胸椎の伸展を誘導させるとともに，頭部前方突出が減弱する．頚部痛が減弱する場合には，胸骨も含めた上位胸郭アライメントに起因する疼痛と考えられる．また，片側の上位胸郭を他動的に拡張させるよう操作（図3）を加えると，拡張側の斜角筋の緊張を緩めることができ，かつ下位胸椎を回旋させ，水平面上の頚椎アライメント不良の軽減を図ることができる．強制吸気のみで疼痛が軽減された場合は矢状面上の問題が関与し，片側の胸郭操作のほうが疼痛が軽減された場合は，水平面および前額面上の問題が関与していると考える．

　頭部・頚椎操作では，チンイン時に外後頭隆起を把持し頭部屈曲運動をサポートする（図4）．チンインを上位頚椎の屈曲を伴わずに行うと，主に中位頚椎の伸展運動となる．チンインの疼痛が頭部屈曲のサポートにより減弱する場合は，頭部アライメントに起因する疼痛と考えられる．下位頚椎伸展では，下位頚椎の伸展運動をサポート（図5）した状態で頚椎を伸展させる．疼痛の減弱が得られた場合，下位頚椎の伸展可動性低下が疼痛の原因である可能性がある．棘突起回旋は頚椎アライメントに前額面上・水平面上の左右差があった場合は，正中に戻す方向に棘突起の回旋操作を加え（図6），頚椎運動の減弱の有無をみる．症状の生じている高位とその上下は低可動性または過可動性であることが多いため，留意する．

　肩甲骨操作では，肩甲骨を胸郭に対して他動的に挙上・内転させ，頚部の運動時痛の変化をみる（図7）．僧帽筋上部線維や肩甲挙筋など肩甲骨に付着する筋を短縮位とすることで筋スパズムの頚部痛への影響を把握する．肩甲骨を他動的に挙上・内転させた際に疼痛が減弱した場合には，肩甲骨のアライメントまたは固定性に起因する疼痛と考えられる．

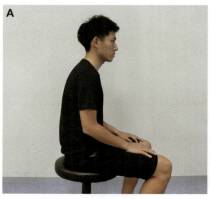 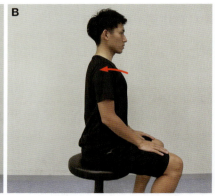

図2　胸椎伸展による疼痛減弱テスト
胸椎後弯位（A）と，自動で胸椎伸展した肢位（B）での頚椎の運動時痛を比較する．疼痛が減弱した場合，胸椎アライメントが関連していると考える．

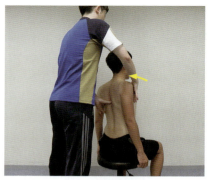 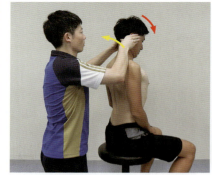

図3　徒手による胸郭拡張操作
上位胸椎を手で支え，もう一方の手で上位胸郭を拡張させる．肩甲帯の後傾の動きのみにならないよう注意する．

図4　頭部屈曲サポート
外後頭隆起を把持し，頭側へ持ち上げるイメージで屈曲運動をサポートする．

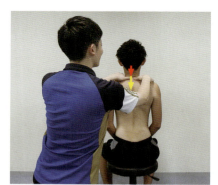 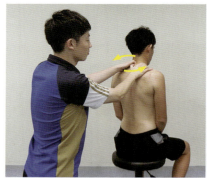

図5　下位頚椎の伸展運動のサポート
低可動性の頚椎を触診し，伸展運動をサポートする．

図6　棘突起のアライメント操作
前額面上・水平面上の左右差がある隣接する棘突起を把持し，正中に戻す方向に操作する．上下の椎体の低/過可動性の有無も併せて評価する．

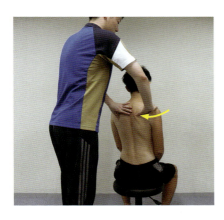

図7 肩甲骨操作による疼痛減弱テスト
一方の手で胸郭を支持し，他方の手で胸郭に対して肩甲骨を挙上または内転させる．肩甲骨に付着する僧帽筋上部線維・肩甲挙筋は短縮位となるため，減弱する場合は筋スパズムの関与を考える．

4 機能評価

■ アライメント（問題となるアライメントの把握）

評価項目
- □ 頭部・頚椎：頭部前方突出，側屈・回旋
- □ 胸椎・胸郭：胸椎後弯・側屈

はじめに矢状面上のアライメント異常を把握する．理想的な矢状面アライメントは耳孔-肩峰-大転子を結ぶ線が一直線となる（図8A）．頭部前方突出は最も多くみられる不良アライメントであり，肩峰-大転子ラインに対して耳孔が前方に偏位する（図8B）．この姿勢は頭頚部伸筋群の過活動を生じる．また，頭部前方突出・頚椎の前弯減少は胸椎後弯と関連する．胸椎後弯によって誘発された肩甲帯前傾・外転アライメントは，体幹・肩甲帯の固定性低下につながる．

　次に前額面，水平面上のアライメント異常を把握する．急性期では症状回避のため，前額面上にて頚椎が側屈していることがある．症状が遷延化している場合には側屈に加え，回旋を伴う場合もある．また，症状回避の姿勢が長期化すると，頚椎側屈だけでなく胸椎を反対側に側屈したアライメントを生じることもある．評価としてはまず座位・立位において前方から左右の耳孔と肩峰が水平か否かを視診する．後方からは脊柱と肩甲骨・鎖骨・胸郭を触診し左右差の有無を確認する．また，胸郭アライメントは背臥位においても評価する．ベッドから両肩峰までの距離と，肋骨弓の高さ・形状を確認する．左右非対称な脊柱アライメントは関節運動の非対称パターンを生み出し，筋活動にも影響を及ぼす．疼痛の増悪・減弱テストにより関与が疑われたマルアライメントは，残存している症状を改善するために解決すべき問題となる．これに加えて，コリジョンスポーツへの復帰においては，頚部～肩甲帯・骨盤までを1つの剛体として支持できるようになる必要がある（後述）．

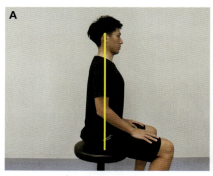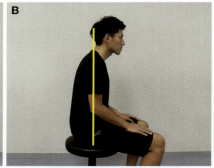

図8 矢状面からのアライメント評価
A：理想的なアライメントでは耳孔−肩峰−大転子を結ぶ線が体幹軸に対して並行となる．
B：頭部前方突出アライメント．頭部前方偏位，下位頚椎前弯の消失または後弯，胸椎後弯の増大は多くみられるマルアライメントである．胸椎後弯と肩甲骨前傾・外転アライメントは体幹・肩甲帯の固定性低下につながる．

関節運動パターン

評価項目
□ 頚椎伸展/屈曲
□ 頚椎回旋
□ 頚椎側屈

矢状面より，頚椎の伸展・屈曲運動を観察する．問題となっているレベルとその上下の椎体の可動性について観察する．下位頚椎および上位胸椎伸展が減少する場合，伸展運動時に患部のレベルでの頚椎の過可動性が誘発される．また，後頭下筋群のタイトネスがあると，頚椎屈曲に伴うべき頭部屈曲が減少し，同様に患部のレベルでの頚椎の過可動性が引き起こされる．

　回旋運動も確認する．回旋時の対側への椎体棘突起の可動性低下や過可動性を評価し，屈曲伸展同様，問題となっているレベルの椎体と上下の椎体の動態を把握する．

　側屈運動時には過剰な頚椎伸展を伴うパターンと，疼痛回避のために頚椎の屈曲を伴うパターンがある．また，後頭下筋群のタイトネスにより上位頚椎の低可動性が生じていることもあり，どのレベルで側屈しているかも評価する．

可動域・可動性（制限因子の確認）

評価項目
□ 頚椎屈曲/伸展・側屈・回旋
□ 胸郭拡張
□ チンイン（図9）

頚椎屈曲制限がある場合，頚部伸筋のタイトネスが考えられ，その多くは後頭下筋群が問題となる．肩甲挙筋は筋スパズムが生じることが多いが，その原因として受傷時の防御性収縮が挙げられる．しかし，頭部前方偏位によって過活動を生じている場合があるため，安易にほぐすことは注意を要する．頚椎伸展制限がある場合は頚部屈筋タイトネスを疑う．問題となるのは多くは胸鎖乳突筋である．頚椎回旋の制限因子としては胸鎖乳突筋・前斜角筋・後頭下筋群・脊柱起立筋のタイトネス・筋スパズムが挙げられる．頚椎側屈は胸鎖乳突筋・斜角筋・後頭下筋群・脊柱起立筋のタイトネス・筋スパズムが制限因子となりうる．どの運動方向においても問題となる筋のタイトネスは表層の筋であることが多い．

胸郭拡張の評価は腰背部のアライメント[*1]評価をもとに強制吸気を行う．中・下位胸郭は体幹側面（第7〜10肋骨レベル）と肋骨弓を触診し，強制吸気時の動きを確認する．肋骨弓は正常では横に拡張するが，制限がある場合は横径拡張が小さくなる，または前上方への運動となる．上位胸郭は鎖骨下から触診

[*1] 「第6章 筋・筋膜性腰痛，腰椎椎間板ヘルニア，腰椎分離症」(p.190) を参照．

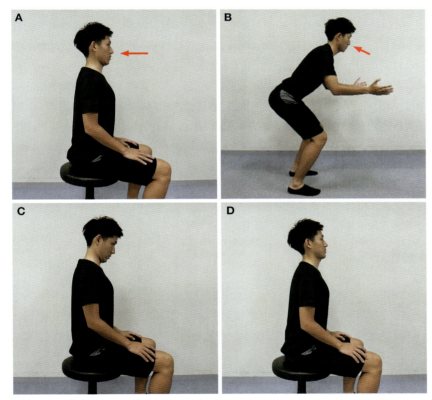

図9 理想的なチンインと不良アライメント
A，B：頚椎の生理的な前弯を保っている．視線は斜め上30°くらいを見るよう意識するとよい．
C：頭部の過度な屈曲が起き，生理的な前弯が減少している．
D：頭部の過度な伸展が起き，顎が上がっている．

部位別　第7章　頚部

し強制吸気時の前後径の拡張を評価する．頚椎疾患において問題となることが多いのは体幹前面・側面筋のタイトネスによる胸郭拡張制限である．強制吸気において制限があると判断した場合，他動運動も評価する．肋椎関節を触診し，胸椎に対して肋骨を他動的に動かすことで肋椎関節の可動性を確認する．肋骨弓は横径拡張方向に他動的に動かすことで可動性を評価する．

　チンインにおいては，頚椎中間位から視線を斜め上方に向け頭部を後方に引き込むよう指示する．この際，頚椎の生理的な前弯を保てているか，頭部の過度な屈曲・伸展が起きていないかを評価する（図9）．

■ 筋力・筋機能検査

評価項目
- □ 頚椎：屈曲，伸展，側屈，回旋
- □ 腹圧保持，胸郭拡張保持
- □ 肩甲骨内転，シュラッグ

頚椎のリハビリテーション初期においては，疼痛の生じない自動可動域を確認したのち，疼痛の生じない範囲で頚椎に屈曲・伸展・側屈・回旋方向に徒手抵抗をかける．初めは等尺性収縮によって筋の収縮時痛を確認する．収縮時痛がなければ関節可動域内での求心性・遠心性収縮の評価を進めていく．

*2　「第6章 筋・筋膜性腰痛，腰椎椎間板ヘルニア，腰椎分離症」(p.190) を参照．

*3　「8.2 投球障害肩」(p.248) を参照．

　体幹機能として腹圧保持（腹横筋・内外腹斜筋）と胸郭拡張保持（胸多裂筋・下後鋸筋）を評価する*2．肩甲帯機能は肩甲骨内転（僧帽筋中・下部線維，菱形筋）とシュラッグ（僧帽筋上部線維）を評価する*3．神経症状があった場合には，上記のほか該当する筋の筋機能・筋力は治療のたびに把握しておくとよい．

　競技復帰のためには頚椎屈曲・伸展・側屈・回旋に対してすべての方向に十分に抵抗できる機能が必要である．十分か否かの判断として，コリジョンスポーツにおいてはチンイン位で保持できることが必要となる．チンイン位に保持するよう指示をし，頭部にあらゆる方向から外乱を加え，動揺の有無をみる．

■ 動作分析

評価項目
- □ 座位・ブリッジ・スクワットポジション×頚部固定保持（体幹との協調性）
- □ 四つ這い位・プランクポジション・ベアポジション×頚部固定保持（上肢との協調性）
- □ タックル肢位×頭頚部固定保持

上記の頭頚部の筋機能評価について，初めは背臥位や側臥位など支持面が広い肢位で実施する．これによって頚部のみでチンインを保持できるようになったら頚部自体を固定できる機能を有していると判断し，座位やブリッジ，スクワ

ットの肢位などで体幹と協調して支持できるか否かを評価する．また，スポーツ動作においてはタックルなど上肢も協調して働く場面も多いため，四つ這い位やプランクポジション，ベアポジションなど上肢支持の肢位での評価も実施する．頭頚部の固定とともに腹圧を高め，肩甲帯を固定することで頭部から肩甲帯・骨盤までが1つの剛体として支持できることが目標となる．

　実際のスポーツ場面では常にこの状態を保つのではなく，必要に応じて瞬間的に固定する必要がある．実際にコンタクトする場面の動きについては「第15章 ラグビー」（p.380）も参考にしたうえで問題点を抽出し，問題となる機能・スキル・反応の改善のためのリハビリテーションを実施する必要がある．

5 リハビリテーションと予防

■ ゴール設定（スポーツ動作開始まで）（図10）

頚椎捻挫・バーナー症候群では急性期の症状の改善がまず重要となる．急性期のリハビリテーションとしては炎症管理を最優先とし，頚部の症状に対し直接的に影響を及ぼすマルアライメントと脊柱・胸郭運動については可及的早期に改善させる．

　急性期症状が消失（24時間以降）した後，正常な関節運動とアライメントの改善も図りつつ，疼痛のない範囲での頚部の等尺性トレーニングを開始する．胸椎・胸郭・肩甲帯についてはアライメントの改善と並行して，維持するためのトレーニングを積極的に実施する．

　1～2週間程度で神経症状の消失が確認でき，頚椎の可動性が改善したらトレーニングの負荷を増加させる．チンインを保持しながら体幹・上肢と協調して支持するためのプログラムを実施する（図10）．

　コンタクト開始の条件として，下記の項目の改善が必要であるといわれている[1]．

1. 疼痛の消失
2. 神経症状（motor, sensory）の改善
3. 頚椎可動性制限なし
4. 頚椎の安定性および上肢筋力の改善
5. 問題となるアライメントの改善

頚椎の安定性の改善のみによって頚椎捻挫・バーナー症候群が予防できるという十分なエビデンスはない．これは「2〉主訴」の疼痛発生場面で述べた機能・スキル・反応などの要素が複合的に関与しているためと考える．そのため，再発予防のためには1～4の項目に加えて，5の問題となるアライメント・動作の改善が望ましい．

　3～5の項目は以前より有していた問題であることもある．今回の受傷によ

● 文献
1) Cantu RC：Stingers, transient quadriplegia, and cervical spinal stenosis: return to play criteria. Med Sci Sports Exerc 1997；29（7 Suppl）：S233-235.

● 運動：motor
● 感覚：sensory

り生じた問題点と，以前より有していた問題点を考察し，再受傷のリスクを最小限に抑えた状態での復帰を目指すことが理想的である．

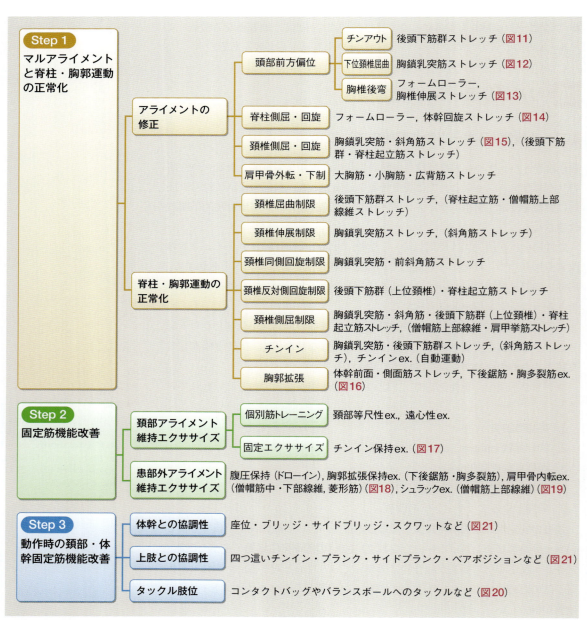

図10　頚部疾患に対するリハビリテーションのツリーダイアグラム

頚椎捻挫，バーナー症候群

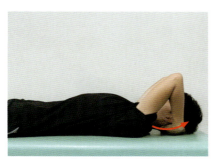

図11 後頭下筋群ストレッチ（セルフ）
両手の母指を外後頭隆起に当てる．顎を引きながら母指で頭部を持ち上げる動きをゆっくり繰り返す．上位頚椎前屈を促しながら後頭下筋群の柔軟性を改善する．

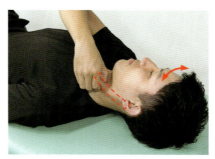

図12 胸鎖乳突筋ストレッチ（セルフ）
手で胸鎖乳突筋をつまみ，頚椎を疼痛のないように側屈または回旋の運動をゆっくり繰り返す．

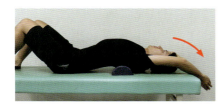

図13 胸椎伸展ストレッチ
胸椎の後面に丸めたタオルやローラーなどを置き，背臥位になる．上肢挙上をゆっくり繰り返したり，深呼吸をすることで胸椎の伸展と胸郭の拡張を促す．

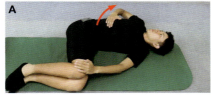
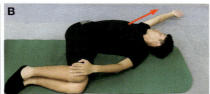

図14 体幹回旋ストレッチ
側臥位から上体を回旋させる．下位胸郭の拡張を改善する場合は，中・下位胸郭に手を置き，呼吸に伴い軽く拡張方向に引っ張るようにする（A）．上位胸郭の拡張を促す場合は，上肢を挙上位とする（B）．

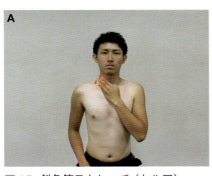
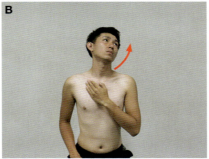

図15 斜角筋ストレッチ（セルフ）
斜角筋の深層には血管・神経が通っているため強い圧迫は避けるべきである．指の腹でなでるようにほぐす（A）．前斜角筋は鎖骨下から胸郭を圧迫し，胸郭が動かないように頚部を側屈・伸展するとストレッチできる（B）．後斜角筋は筋腹を指で圧迫し，頚椎を側屈すると，圧迫部位より近位側の筋のストレッチができる．

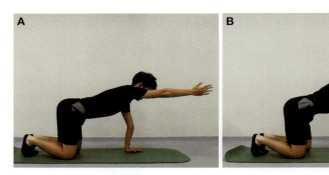

図16 下後鋸筋・胸多裂筋トレーニング
四つ這い位から片側の上肢を水平まで挙上した肢位を開始肢位とする（A）．挙上側の胸郭を拡張するように意識しながら，可能な限り高く上肢を持ち上げるようにする（B）．

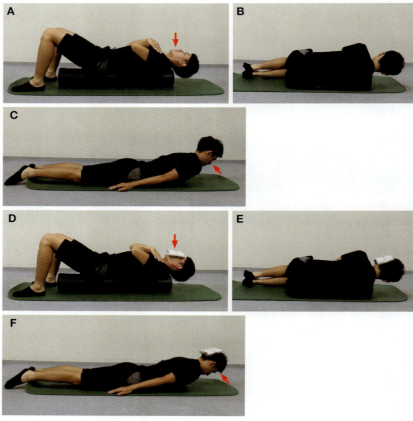

図17 チンイン保持エクササイズ
背臥位，腹臥位，側臥位などさまざまな姿勢でチンインする．慣れてきたら保持する時間を長くしたり，重りを乗せたりして負荷をあげていく．

頚椎捻挫，バーナー症候群

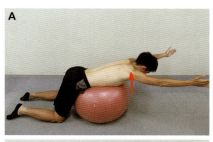
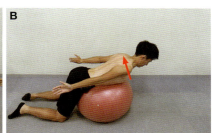
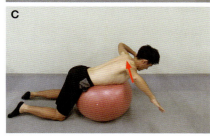

図18 肩甲骨内転エクササイズ
初めは背臥位や椅子座位など安定した肢位で実施し，可能となったらバランスボール上で腹臥位となり，バランスをとりながらトレーニングするなど負荷を上げていく．

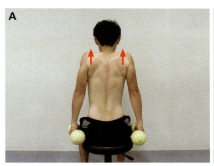
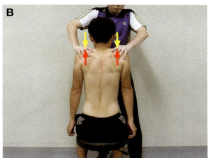

図19 シュラック
座位または立位にて肩甲骨を挙上する．可能となったらダンベルを持つ．パートナーから肩甲骨下制方向に外乱を加えてもらうなどで負荷を上げていく．

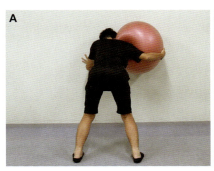
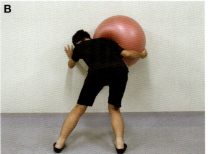

図20 タックル肢位における固定機能
後方からみたときに両肩と骨盤が長方形をなすようにする（A）．不良姿勢では，脊柱の側屈により両肩と骨盤は台形または平行四辺形をなす（B）．

部位別 第7章 頚部

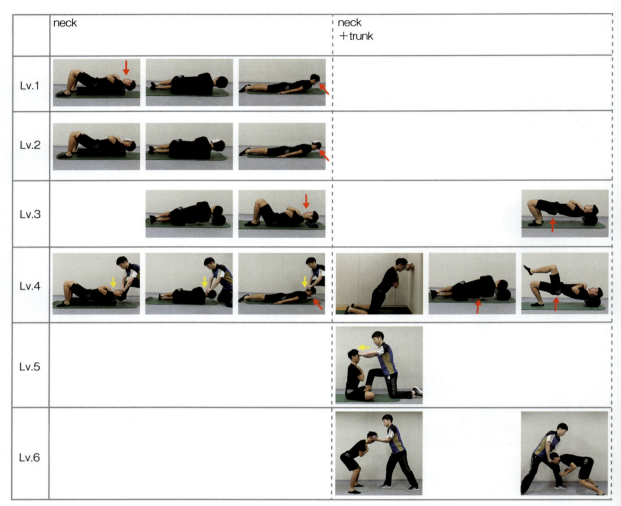

図21 頚部（neck）・体幹（trunk）・上肢（shoulder）固定のトレーニング
頭部支持でのブリッジや，パートナーからの頭部への外乱，ベアポジションなど上肢で支持した状態でのチンイン保持により，頚部・体幹・上肢を協調して支持できるようにする．

頚椎捻挫, バーナー症候群

neck +shoulder	neck +trunk +shoulder	

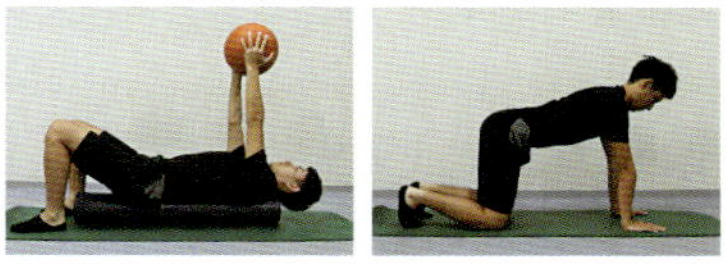

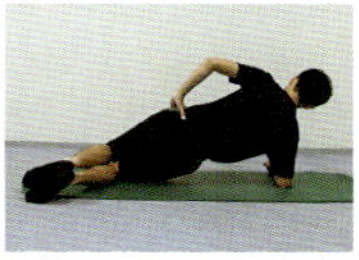

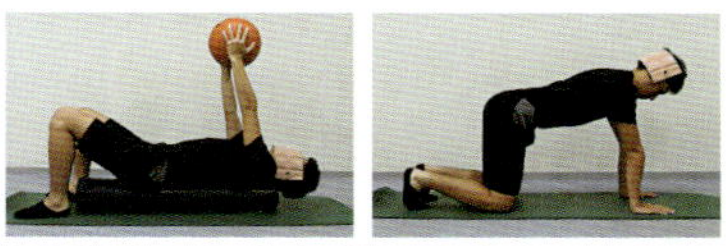

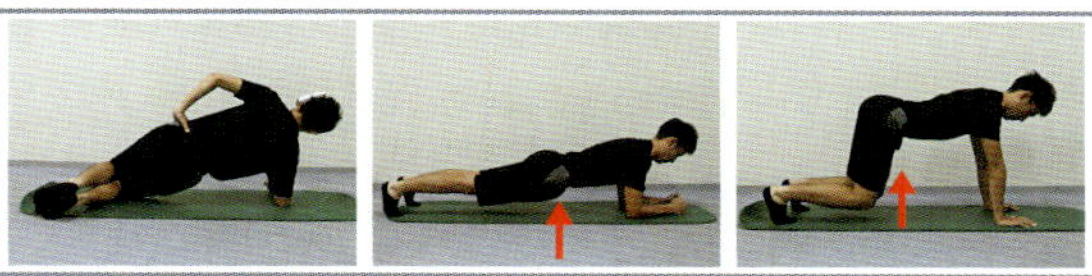

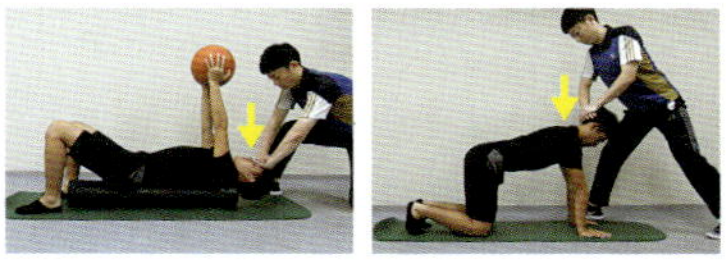

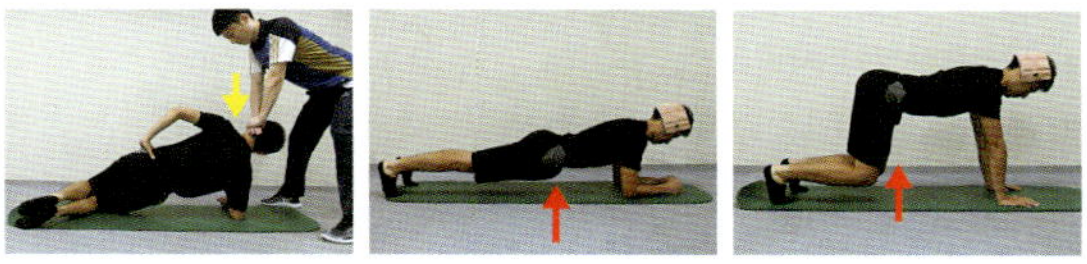

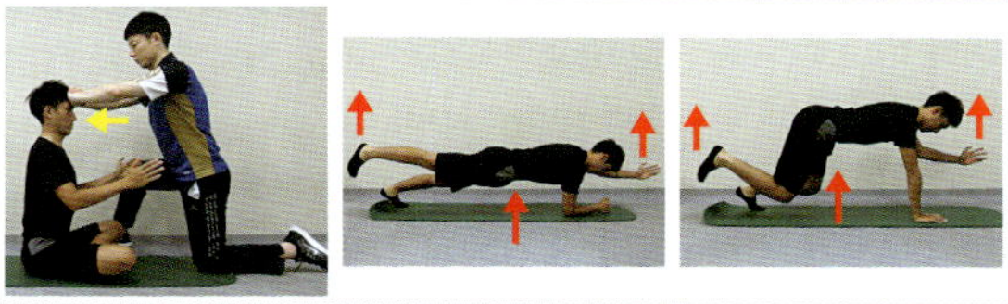

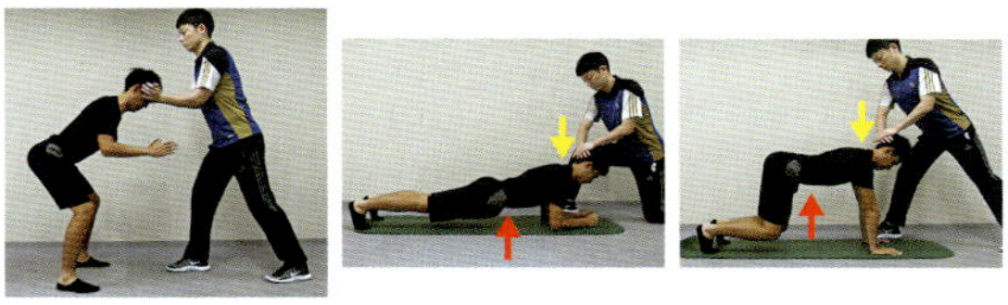

7
頚部

233

部位別

肩関節

8.1 肩関節脱臼

文献
1) Usman J, et al : Shoulder injuries in elite rugby union football matches: Epidemiology and mechanisms. J Sci Med Sport 2015 ; 18 : 529-533.
2) Kawasaki T, et al : Midterm clinical results in rugby players treated with the Bristow procedure. Am J Sports Med 2018 ; 46 : 656-662.

1 発生メカニズム（図1）

肩関節脱臼はラグビーなどコリジョンスポーツでタックルした際に，肩関節が水平外転強制されることで発生する[1]．人との接触以外では，転倒時に手をついた際やパスカットで腕が後方にもっていかれた際に肩関節が外旋・伸展強制されたり，ヘッドスライディングで肩関節を屈曲強制することでも受傷する．特に転倒は，肩関節脱臼術後の再受傷で最も多い受傷機転となっており，注意が必要である[2]．前上方関節唇損傷のほか，中関節上腕靱帯の損傷が起こる場合もあり，前方不安定性が増大する．加えて，上腕骨の骨欠損（Hill-Sachs）や，重症例では関節窩の骨欠損（bony Bankart）がみられる場合がある．急性外傷だが，損傷の原因となるスキルや身体機能の問題がみられる場合が多い．具体的な損傷メカニズムを示す．

タックル動作において，浅い踏み込みや反応が遅れたことで，上腕遠位部で接触することで肩関節が水平外転して損傷する（図1②）．加えて，特に頚部・肩甲骨固定性低下がみられると，接触時の肩甲骨固定性が低下し，さらに胸郭・肩甲骨可動性が低下すると，水平外転時の肩甲骨の代償が減少し，肩関節前方剪断力が増大する（図1③）．損傷後は肩前方不安定性が増大し，骨頭の前方偏位が増大する（図1①）．また，固定の影響で胸郭が閉鎖し，肩甲骨外転・前傾アライメントになることで，骨頭前方偏位が増大し，肩前方脱臼が起こりやすくなる（図1④）．また，脱臼への恐怖感により，踏み込みが浅くなる，あるいは反応が遅れるなどし，再脱臼のリスクが増大する（図1⑤）．

2 主訴

疼痛発生場面

タックルで損傷した場合，普段通りであったのか，相手との距離が遠く飛び込んだり，反応が遅れて腕だけでいったりしていないかを聴取する．普段通りタ

● 肩関節脱臼：dislocation of the shoulder

8.1 肩関節脱臼

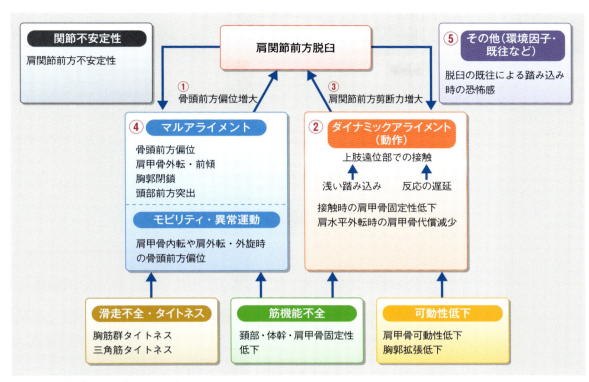

図1　肩関節脱臼の発生メカニズム

ックルして受傷したのであれば，タックル姿勢の問題や相手との体格差について考慮する．距離が遠い場合や反応が遅れていた場合には，踏み込み動作やリアクションへの介入が必要な場合がある．また転倒時やパスカットなどでも，接触した身体の部位，手をついた位置や腕のもっていかれた方向などから，肩関節に加わった力学的ストレスを推定する．加えて，肩関節脱臼を繰り返している場合には，その回数と受傷機転の簡易化の有無を聴取する．相手に肩がぶつかっただけで脱臼したり，下垂位や肩屈曲位の肢位で脱臼するなど，通常では脱臼しにくい状況で脱臼をしている場合には，手術療法の適応となる．

■ 疼痛の種類

多くは，肩関節運動時の鋭い痛みや恐怖感を訴える．肩挙上，外旋，伸展，水平外転運動など，どの運動を伴う動作時に症状が生じるかを聴取する．

■ ADL上の疼痛の有無

夜間時痛の有無により，炎症の状態を把握する．加えて，手をつくときや物を後ろから取るときなどの恐怖感がないかを聴取し，初回受傷後3週間は，肩外転90°以上の動作や肩水平外転位の動作は極力避けるように注意する．

● 日常生活動作：activities of daily living（ADL）

235

部位別 第8章 肩関節

3 疼痛検査

圧痛

大結節，肩峰，鎖骨の圧痛を触診し，骨折の合併について確認した後，腱板疎部や関節前方の圧痛を触診し，肩関節前方組織の損傷を確認する[1]．圧痛に加え，関節前方および axially pouch における腫脹・熱感についても左右差で評価する（図2）．

*1 「8.2 投球障害肩」（p.248）を参照．

疼痛誘発

以下に挙げた自動・他動関節運動時の疼痛を評価する．

CHECK POINT
☐ 固定期間（炎症期）：肩甲骨内転，肩挙上，下垂位外旋
☐ 固定後（回復期）：肩外転，外転位外旋，外転・外旋位での水平外転強制

脱臼直後から固定期間中は，自動運動の肩挙上運動および下垂位外旋運動で疼痛とその可動域を確認する．加えて，肩甲骨内転を自動および他動で確認し，肩前方の疼痛の有無を確認する（図3）．前方に疼痛を訴える場合，後述する肩甲骨内転に伴う骨頭の前方偏位が生じている可能性が高い．固定解除後は，肩外転運動から徐々に外転・外旋，水平外転を加え，脱臼肢位に近い位置での疼痛を評価する（図4A）．

疼痛増悪・減弱テスト

疼痛誘発で陽性であった運動時痛に対し，徒手的にアライメント操作を行い，疼痛減弱の有無を確認する．

CHECK POINT
☐ アライメント操作 ・肩甲骨内転や肩外転位外旋時の骨頭後方誘導
　　　　　　　　　　・肩屈曲，外転，水平外転時の肩甲骨後傾・内転・上方
　　　　　　　　　　　回旋誘導

骨頭を把持し後方に誘導しながら肩甲骨内転他動運動を行い，疼痛の減弱をみる（図3）．疼痛が減弱する場合，胸筋群のタイトネスによる骨頭前方偏位が疼痛の原因の可能性が高い．また肩外転位外旋時にも同様に骨頭を後方に誘導しながら行い，骨頭の前方偏位の影響を評価する（図4B）．また，肩甲骨後傾や内転，上方回旋誘導による疼痛減弱の有無も評価し[1]，肩甲骨可動性の影響も評価する．

8.1 肩関節脱臼

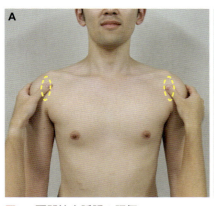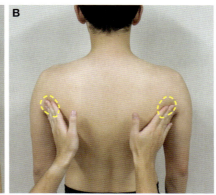

図 2 肩関節内腫脹の評価
肩関節裂隙前方（A）および axially pouch（B）で腫脹を触診し，左右差を比較する．

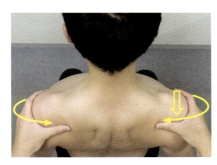

図 3 肩甲骨内転時の疼痛誘発・減弱テスト
母指を肩甲棘，示指を烏口突起にあて，骨頭ごと肩甲骨を把持しながら，肩甲骨を内転方向に他動的に動かし，疼痛の出現の有無と骨頭が前方に残る（前方偏位）か否かを確認する．次に上腕骨頭を後方に引きながら（⇨），肩甲骨を内転させ，疼痛の減弱の有無をみる．

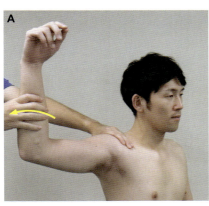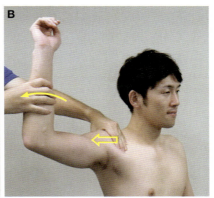

図 4 肩外転位外旋時の疼痛誘発・減弱テスト
A：骨頭を手掌で把持しながら，肩外転位で他動的に外旋方向に動かし，疼痛出現の有無と骨頭前方偏位の有無を確認する．
B：上腕骨頭を後方に押し込みながら（⇨）外旋させ，疼痛の減弱の有無をみる．

部位別 第8章 肩関節

4 ▶ 機能評価

■ アライメント（問題となるアライメントの把握）

評価項目

□ **骨頭**：内旋・前方偏位

□ **肩甲骨**：外転・下方回旋・挙上/下制・前傾

□ **胸郭**：閉鎖

□ **頭部**：前方突出

*2 「8.2 投球障害肩」(p.248) を参照.

*3 「第7章 頚椎捻挫, バーナー症候群」(p.218) を参照.

上腕骨頭および肩甲骨, 胸郭アライメントの評価は投球障害肩の評価[*2]を参照されたい. 頭部前方突出の評価は頚部の評価[*3]を参照. 肩関節脱臼後は肩前方不安定性と胸筋群の影響により骨頭が内旋・前方偏位し, 固定の影響により頭部前方突出, 胸郭閉鎖, 肩甲骨外転・下方回旋・前傾アライメントを呈しやすい. 胸郭閉鎖と頭部前方突出アライメントは頚部や体幹屈筋のタイトネスにより生じ, 肩甲骨が外転・前傾することで, 脱臼のリスクが増大する.

■ 関節運動パターン（異常なパターンの把握）

評価項目

□ **肩甲骨内転（他動）**：骨頭前方偏位

□ **肩外旋（他動・下垂位）**：上腕骨頭前方偏位

□ **肩外旋（他動・外転位）**：上腕骨頭前方偏位

□ **肩水平外転（他動・外転外旋位）**：上腕骨頭前方偏位とエンドフィール

骨頭を外側より把持しながら, 肩甲骨を内転させ, 骨頭の前方偏位の有無をみる（図3）. 胸筋群タイトネスがあると骨頭が前方に引っ張られ, 内旋・前方偏位する. 下垂位あるいは外転位にて骨頭を前後より把持しながら, 他動外旋させ, 骨頭前方偏位の有無を評価する[*2]. 外旋時の骨頭前方偏位は肩前方弛緩性の影響が強い. 肩外転外旋時に骨頭前方偏位がみられた場合, そのまま水平外転させ, 骨頭の前方偏位の増大の有無を確認する. 加えて, 前方関節包による乾いたエンドフィールがあるかを確認し, 関節上腕靱帯などの肩前方組織の弛緩の程度を評価する（図5）.

238

8.1 肩関節脱臼

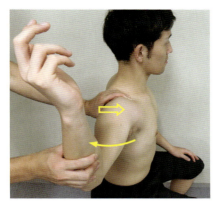

図5 肩外転外旋位での肩水平外転強制とエンドフィール
肩外転外旋位より肩関節を水平外転させた際の骨頭の前方偏位量を左右差で比較する．加えて，母指で骨頭を前方に押し込み（⇨），肩前方でのエンドフィールを確認する．

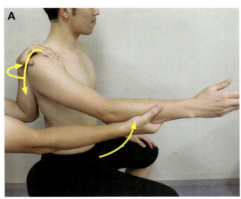
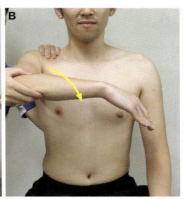

図6 肩甲骨固定下での肩屈曲他動運動と内旋可動域
A：前腕で肩甲骨内側縁を脊柱にしっかりと固定し，他動的に肩甲上腕関節を屈曲させる．
B：肩甲上腕関節の屈曲最終域にて肩を内旋させ，肩後方タイトネスを評価する．

■ 可動域・可動性（制限因子の確認）

評価項目
☐ 肩甲骨内転・後傾・挙上
☐ 肩屈曲（肩甲骨固定下）
☐ 肩屈曲位内旋
☐ 肩外旋（下垂位・外転位）

肩甲骨内転，後傾，挙上の評価は，投球障害肩の評価[*2]を参照．肩甲上腕関節では，肩甲骨固定下での肩屈曲運動とその際の骨頭運動を評価する（図6A）．三角筋や肩後方タイトネスがみられると骨頭後方偏位が減少する．後方偏位の減少がみられた場合，その肢位で肩を内旋させた際の可動性と骨頭の前方偏位の有無をみることで，肩後方タイトネスの有無を評価する（図6B）．肩関節外旋も下垂位，外転位で評価する．胸筋群のタイトネスに加え，肩前方組織の損

傷による疼痛やその後の癒着，肩前方弛緩性および肩後方タイトネスによる骨頭異常運動など，さまざまな要因が制限因子となるが，完全可動域の獲得が復帰の基準となる．

■ 筋力・筋機能検査

評価項目
□ 肩外転・外旋・内旋自動運動時の腱板収縮
□ 肩挙上位外旋・内旋抵抗
□ シュラッグ，ベンチプレス（肩甲骨機能）
□ チンイン（頭頚部固定）

*4 「8.2 投球障害肩」(p.248)を参照．

腱板収縮および内外旋抵抗の評価は投球障害肩の評価[*4]を参照されたい．肩甲骨機能として，シュラッグ運動での肩甲骨前傾による代償をみる（図7A）．またベンチプレス動作での肩筋力発揮に加え，肩甲骨下角の winging，前方突出による代償を評価する（図7B，C）．肩甲骨内側縁の浮き上がりは菱形筋機能不全，肩甲骨下角の winging は前鋸筋機能不全が疑われ，大胸筋優位の肩水平内転運動が起こると，肩甲骨の前方突出による代償が生じる．これらはタック

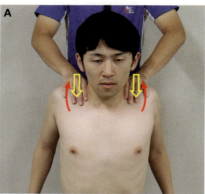

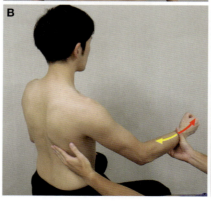
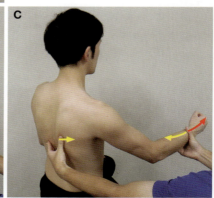

図7 シュラッグ・ベンチプレス動作での肩甲骨機能の評価
A：シュラッグを行い，肩甲骨前傾の有無を確認する．
B：肩60°外転位より，水平内転抵抗運動をさせ，肩甲骨下角の浮き上がりや肩甲骨前方突出での代償，菱形筋・前鋸筋の収縮の有無と筋力発揮を評価する．
C：肩甲骨下角外方支持下でのBの動きにより，筋力発揮増大の有無を評価する．

ル時の肩甲骨固定性低下や骨頭前方偏位を引き起こすため，注意が必要である．また，ベンチプレスの重量も重要であり，コンタクト復帰までにベンチプレスでの自体重と同重量での実施を目標とする．頭頸部固定力をみるチンインは頸部の評価[*5]を参照．

*5 「第7章 頸椎捻挫，バーナー症候群」(p.218)を参照．

動作分析

評価項目
- □ 四つ這い＋対側上肢挙上
- □ 腕立て伏せ
- □ 首ブリッジ

タックル動作は押す動作でもあり，CKCでの肩甲骨機能評価が重要である．四つ這いでの対側上肢の挙上による肩甲骨winging の有無をみることで，CKCでの肩甲骨安定性を評価する（図8A）．また腕立て伏せを行い，上肢の運動時の肩甲骨固定性や肩水平外転増大の有無を確認する（図8B）．次に頭部と両肘を床につけた状態でブリッジし，胸椎伸展可動性と肩甲骨・頸部の固定性を評価する（図9）．

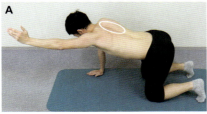 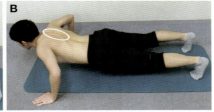

図8 CKCでの肩甲骨機能の評価
A：四つ這いで肩甲骨内転位を保持し，対側上肢を挙上させ，肩甲骨 winging の有無を評価する．
B：腕立て伏せを行い，肩甲骨 winging や肩水平外転増大の有無を評価する．

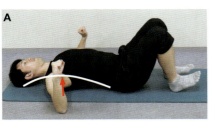 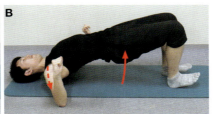

図9 首ブリッジにおける胸椎伸展・肩甲骨機能の評価
A：仰向けで膝を立て，肩外転位とし，チンイン・肩甲骨内転をさせ，肩甲骨が床から浮くほどの胸椎伸展が起きているかを確認する．
B：Aの肢位より殿部を挙上させ，頸部屈曲や肩甲骨挙上，肩水平外転による代償の有無を評価する．

● 閉鎖性運動連鎖：closed kinetic chain（CKC）

部位別　第8章　肩関節

> **5** リハビリテーションと予防

■ ゴール設定（スポーツ動作開始まで）（図10）

肩関節脱臼の保存療法では，関節上腕靱帯の修復を期待し，4〜5週までは外転・外旋位などの脱臼肢位を避ける．固定期（2〜3週）は，① 炎症管理と下垂位での肩甲骨アライメントおよび骨頭前方偏位の改善に努める．固定解除後より徐々に，② 肩屈曲・下垂位外旋可動域改善とOKCでの肩甲骨・腱板トレーニングを開始する．4〜5週で肩外転・外旋位での水平外転強制時のエンドフィールを確認しながら，③ 肩外転・外旋可動域改善とCKC・脱臼肢位周辺での肩甲骨安定性，腱板トレーニングを開始し，ウエイトトレーニングもスタートする．CKCでの肩甲骨安定性とベンチプレスの自体重挙上可能になったのちに競技復帰する．術後リハビリテーションも①〜③の流れは変わらないが，Bankart修復術では3か月，Bristow法では2か月は脱臼肢位を避け，それ以降に③のリハビリテーションに移行する．

● 開放性運動連鎖：open kinetic chain（OKC）
● 閉鎖性運動連鎖：closed kinetic chain（CKC）

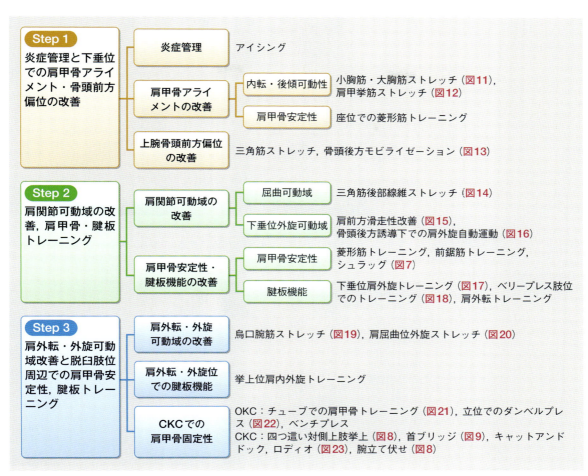

図10 肩関節脱臼のリハビリテーションのツリーダイアグラム

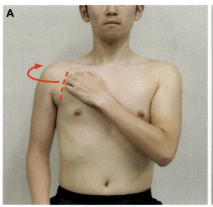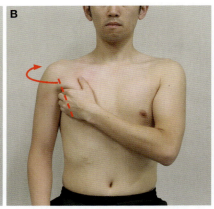

図11 小胸筋・大胸筋ストレッチ
A：座位にて手を大腿の上に置き，小胸筋外側縁を把持しながら，肩甲骨内転運動を繰り返す．
B：座位にて手を大腿の上に置き，大胸筋外側縁を把持しながら，肩甲骨内転運動を繰り返す．

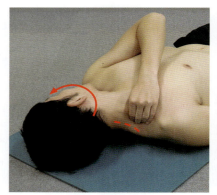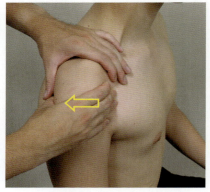

図12 肩甲挙筋ストレッチ
臥位あるいは座位にて肩甲挙筋と後斜角筋間に指を入れ，頸部を対側に回旋させる．

図13 骨頭後方モビライゼーション
肩甲骨を固定し，骨頭を把持しながら，後方にモビライゼーションする．

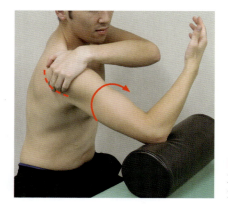

図14 三角筋後部線維ストレッチ
肩屈曲位で三角筋後部下縁に指をかけ，肩内旋運動を繰り返す．

8.1 肩関節脱臼

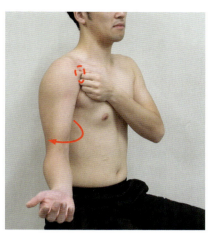

図15 肩前方滑走性改善
烏口突起すぐ外側の皮膚をつまみ，肩外旋運動を繰り返す．

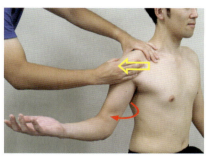

図16 骨頭後方誘導下での肩外旋自動運動
骨頭を後方に誘導しながら，肩自動外旋を行い，棘下筋の収縮を促す．

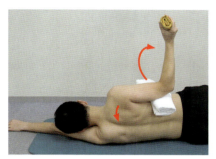

図17 下垂位肩外旋トレーニング
側臥位にて500gの重錘を把持し，肩甲骨内転・肩外旋運動を行う．はじめは外旋0°までとし，徐々に最終域まで範囲を広げる．

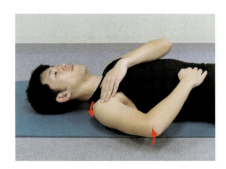

図18 ベリープレス肢位でのトレーニング
背臥位にて，手を腹部にあて，肩甲骨を内転させる．肘を挙上させ，肩関節を内旋する．その際，骨頭が前方に偏位しないよう注意する．

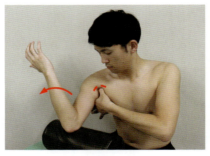

図19 烏口腕筋ストレッチ
肩屈曲位にて烏口腕筋上縁に指をかけ，肩外旋運動を繰り返す．

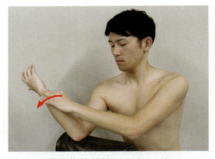

図20 肩屈曲位外旋ストレッチ
肩屈曲位で肩甲骨内転位を保持しながら，肩を外旋方向にストレッチする．

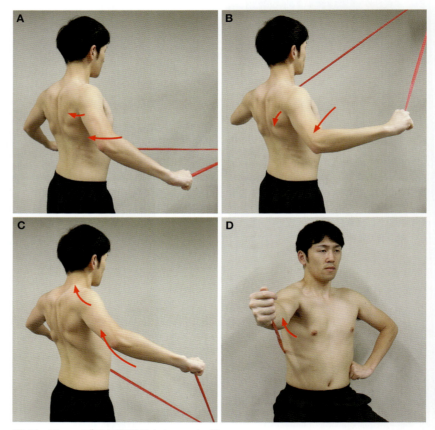

図21 チューブでの肩甲骨トレーニング
A：肩60°外転位より，肩甲骨を内転，肩伸展し，菱形筋をトレーニングする．
B：肩90°外転位より，肩甲骨を内転・下制，肩内転し，菱形筋・広背筋をトレーニングする．
C：肩30°外転位より，肩甲骨を内転・挙上，肩外転し，菱形筋・僧帽筋上部をトレーニングする．
D：背中にチューブを回し，小指で握り，肩甲骨外転・上方回旋，肩屈曲し，前鋸筋をトレーニングする．

8.1 肩関節脱臼

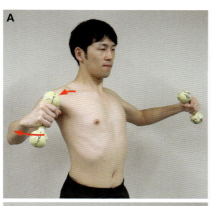
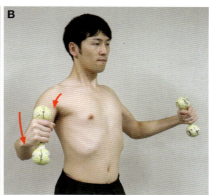
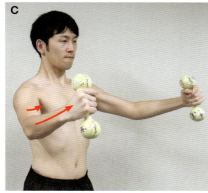

図22 立位でのダンベルプレス
A：ダンベル（2〜5 kg）を把持し，肩甲平面上肩60°外転位より，肩甲骨内転，肩伸展させ，菱形筋・僧帽筋を収縮させる．
B：肩甲骨を下制し，広背筋を収縮させる．
C：肩甲骨外転・上方回旋，肩屈曲し，前鋸筋を収縮させる．この際，大胸筋の過剰収縮による肩甲骨の前傾は抑制する．

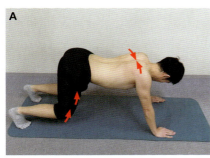
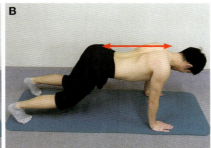

図23 ロディオ
A：四つ這いで肩甲骨を内転させ，膝を浮かす．B：体幹を床面に平行に保ち，前後運動する．

第8章 肩関節

8.2 投球障害肩

1 発生メカニズム（図1）

投球障害肩は野球選手に起こる肩障害の総称であり，投球動作の不良，骨頭異常運動，肩甲骨機能低下がその要因となる．投球時，その投球相により肩関節に生じるストレスが異なる[1]．肩最大外旋時は前方剪断力が増大し，肩前方組織への牽引力や後方組織への圧迫力が増大する．その後，急激な肩内旋運動が起こることで，骨頭と肩峰下での摩擦が生じやすくなる．リリース後は長軸方向の牽引力が増大することで，特に肩後方の筋群への伸張ストレスが増大する．特に肩前方への牽引力は肩前方関節包を弛緩させ，肩後方への伸張ストレスは肩後方タイトネスの原因となり，肩回旋時の骨頭異常運動を引き起こす[2]．また，投球の繰り返しにより肩甲骨周囲筋が疲労すると，肩甲骨アライメント不良や安定性低下が生じ，肩関節へのストレスを増大させることになる．

図1に具体的な投球障害肩の発生メカニズムを示す．関節窩後方と上腕骨頭の間に腱板や関節唇が挟まれて損傷するインターナルインピンジメントは，肩甲骨外転・下方回旋アライメントと肩前方弛緩性増大による骨頭前方偏位（図1③）により，関節窩後方での圧が増大することで起こる[3]．加えて，体幹・骨盤の協調性の低下により，投球時の体幹早期回旋が起こることで，肩の水平外転が増大し（hyper angulation：HA）（図1⑥），さらに関節窩後方でのインピンジメントが起こりやすくなる．烏口肩峰アーチと骨頭の間に肩峰下滑液包や腱板が挟まれる肩峰下インピンジメントは，肩甲骨下方回旋・前傾アライメント（図1②）と肩後方タイトネスによる骨頭上方偏位により（図1①④），肩峰下のスペースが狭小化することで起こる．加えて，体幹・骨盤の協調性低下による肘下がりが起こり，骨頭が突き上がることでのストレスが増大する（図1⑤）．これらの病態による腱板機能不全は，さらに骨頭の異常運動を助長させる．また特に，滑液包炎にとどまらず，腱板由来の症状を呈すると，組織治癒の観点からも症状が遷延化する．

● 文献

1) Fleisig GS, et al : Kinetics of baseball pitching with implications about injury mechanisms. Am J Sports Med 1995 ; 23 : 233-239.

2) Harryman DT, 2nd, et al : Translation of the humeral head on the glenoid with passive glenohumeral motion. J Bone Joint Surg Am 1990 ; 72 : 1334-1343.

3) Burkhart SS, et al : The disabled throwing shoulder: spectrum of pathology Part I: pathoanatomy and biomechanics. Arthroscopy 2003 ; 19 : 404-420.

● 投球障害肩：throwing shoulder injury

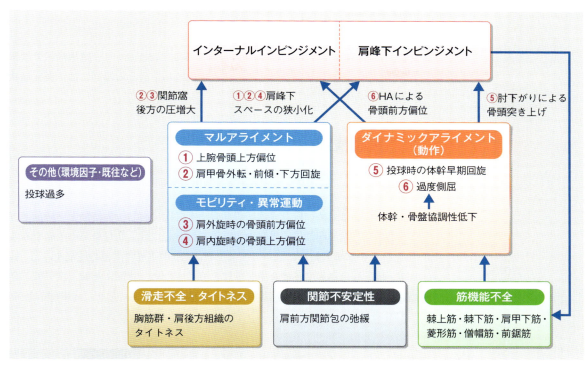

図1 投球障害肩の発生メカニズム

2 主訴

■ 疼痛発生場面

投球時痛の多くは慢性的な発症であり，徐々に疼痛が増悪するが，ときにピッチング時や遠投時に急激な疼痛が発生するなど，急性損傷もありうる．投球時の肩最大外旋時や内旋運動開始時，リリース直前，リリース後のいずれの場面で疼痛を訴えるかを確認する．前述のように投球場面によりストレスのかかる組織が異なるだけでなく，必要となる機能も異なる．

■ 疼痛の種類

受傷後の症状の種類を聴取し，患部の状態を推定する．肩峰下滑液包炎や腱板炎など，多くは鈍いあるいは重い慢性痛であるが，まれに腱板損傷などでは鋭い痛みや脱力感を訴える場合もある．また，関節唇損傷の関節内症状があると，引っかかり感や脱力感を訴えることもある．

● hyper angulation（HA）

ADL上の疼痛の有無

投球障害肩の多くは，ADL上の痛みを訴えることは少ないが，腱板症状では挙上時痛やリーチ動作時痛を訴える．また夜間時痛を訴える場合には，炎症症状が強いことを示す．

3 疼痛検査

圧痛

腱板の圧痛をはじめに確認する．患側の手を背面に回し，大結節を肩峰前下方に表出させ，結節間溝すぐ外側の大結節を触診し，棘上筋付着部の圧痛をみる（図2）．そのまま大結節に沿って圧痛を確認し，棘下筋付着部の圧痛をみる．棘上筋・棘下筋は筋腹に圧痛を生じることも多いため，背面より棘上窩・棘下窩の圧痛を確認し，小円筋も筋腹を中心に圧痛を確認する（図3）．小円筋に圧痛

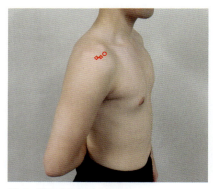

図2　腱板付着部の圧痛
○：棘上筋付着部の圧痛，◇：棘下筋付着部の圧痛．

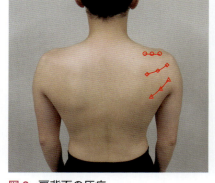

図3　肩背面の圧痛
○：棘上筋筋腹の圧痛，◇：棘下筋筋腹の圧痛，△：小円筋筋腹の圧痛．

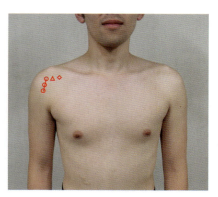

図4　肩前面の圧痛
○：上腕二頭筋長頭腱の圧痛，◇：烏口突起の圧痛，△：腱板疎部の圧痛．

●日常生活動作：activities of daily living（ADL）

がみられる場合，肩後方タイトネスを有している可能性が高い．次に前方組織として結節間溝で二頭筋長頭腱の圧痛を触診し，烏口突起の圧痛を確認してからそのすぐ外側にある腱板疎部を触診する（図4）．烏口突起の圧痛は胸筋群タイトネスを，腱板疎部の圧痛は肩前方弛緩性の増大を示すことが多い．

■ 疼痛誘発

肩関節は特殊検査の感度・特異度が高くなく，そのため疼痛誘発テストを組み合わせることで，その病態や低下している機能を推定する．以下に挙げた関節運動時の疼痛を評価する．

CHECK POINT
- □ 自動運動時痛：肩屈曲内転
- □ 他動運動時痛：hyper external rotation test（HERT），Hawkins
- □ 抵抗運動時痛：肩外転抵抗，下垂位肩外旋抵抗，ベリープレス，挙上位肩内旋抵抗

はじめに肩を自動屈曲させる（図5A）．挙上の途中での疼痛がみられた場合，腱板症状の可能性がある．最終域で疼痛がみられた場合には，インピンジメントによる滑液包炎・腱板症状の可能性がある（図5B）．次に肩を内転（下制）させ，遠心性収縮による腱板症状の有無をみる（図5C）．他動での肩外転位外旋強制（HERT）を行い，肩の上方および後方の疼痛を確認する（図6A）．上方であれば骨頭上方偏位による肩峰下インピンジメント症状，後方であれば骨頭前

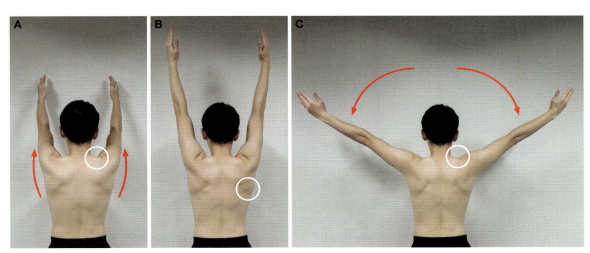

図5　肩屈曲・内転時の疼痛評価と肩甲上腕リズムの評価
A：肩屈曲運動時に伴う疼痛や，肩甲骨上角の位置から肩甲骨挙上の有無を確認する．
B：最終域での疼痛や，肩甲骨下角の位置から肩甲骨上方回旋の不足あるいは増大の有無を確認する．
C：肩内転時の疼痛や，肩甲骨挙上の有無を確認する．

● hyper external rotation test（HERT）

方偏位に伴うインターナルインピンジメント症状の可能性がある．症状を訴えない場合，肩を水平外転させ，骨頭を前方に偏位させると後方に疼痛を訴える場合がある（図6B）．肩屈曲位内旋強制時痛を確認し（図7A），上方に痛みを訴える場合には，烏口肩峰アーチでのインピンジメント，後方に訴える場合には，棘下筋の伸張時痛を有している可能性が高い．抵抗時痛について，肩外転抵抗時痛の有無により棘上筋，下垂位肩外旋抵抗時痛の有無により棘下筋，ベリープレスにより肩甲下筋の収縮時痛の有無を確認する．肩外転外旋位における内旋抵抗運動での疼痛も確認する．これで疼痛がみられた場合には，挙上位における腱板の機能不全による骨頭の挙上あるいは前方偏位が疼痛の原因である可能性が高い．

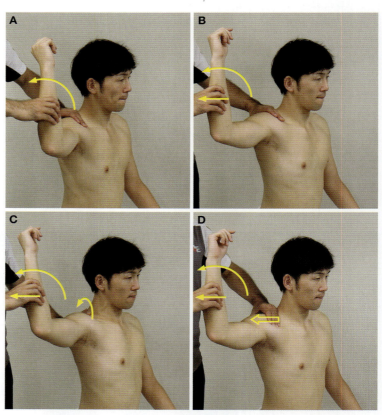

図6 肩外転位外旋強制時の疼痛誘発・減弱テスト
A：肩外転位にて外旋強制し，疼痛の有無を確認する．
B：肩外転位より水平外転を加え，外旋強制した際の疼痛の有無を確認する．
C：上角を内方へ把持し，AやB時の疼痛減弱の有無を確認する．
D：骨頭を後方に誘導し，AやB時の疼痛減弱の有無を確認する．

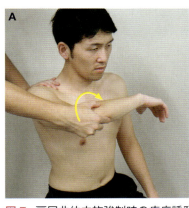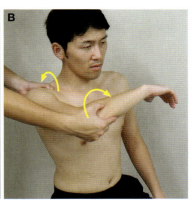

図7 肩屈曲位内旋強制時の疼痛誘発・減弱テスト
A：肩屈曲位にて内旋強制し，疼痛の有無を確認する．
B：上角を内側方向へ保持し，内旋強制時の疼痛減弱の有無を確認する．

疼痛増悪・減弱テスト

疼痛誘発で陽性であった運動時痛に対し，徒手的にアライメント操作を行い，疼痛減弱の有無を確認する．基本的に肩甲骨の操作あるいは腱板，骨頭の操作を行うことで，肩甲胸郭関節機能の問題と肩甲上腕関節機能の問題を分離することを目的に行う．

CHECK POINT
☐ アライメント操作　・HERT＋肩甲骨上角内方誘導
　　　　　　　　　　　　　＋上腕骨頭後下方誘導
　　　　　　　　　・肩屈曲位内旋強制＋肩甲骨上角内方誘導
　　　　　　　　　・肩外転抵抗・挙上位内旋抵抗＋上腕骨頭後方誘導
　　　　　　　　　　　　　＋上角把持
　　　　　　　　　　　　　＋下角把持

HERTにて肩甲骨上角を内方誘導して疼痛が減弱するなら肩甲骨可動性が（図6C），上腕骨頭を後下方に誘導することで疼痛が減弱するなら骨頭異常運動が疼痛の原因となる（図6D）．肩屈曲位内旋強制での疼痛は後方タイトネスが要因となる可能性が高いが，肩甲骨上角の内方誘導により疼痛が減弱する場合，肩甲骨アライメントの不良がその要因となる可能性がある（図7）．内旋抵抗運動については骨頭の後方誘導および肩甲骨上角，下角を保持し，疼痛が減弱するかを評価する（図8）．骨頭後方誘導での疼痛減弱は肩甲下筋，上角誘導での減弱は僧帽筋，下角誘導での減弱は前鋸筋の機能不全を疑う．

● hyper external rotation test（HERT）

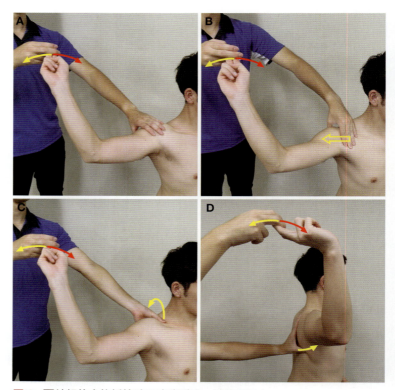

図8 肩外転位内旋抵抗時の疼痛誘発・減弱テスト
A：肩外転位での内旋抵抗時痛の有無を確認する．
B：骨頭を後方へ誘導し，内旋抵抗時の疼痛減弱の有無を確認する．
C：上角を内方へ把持し，内旋抵抗時の疼痛減弱の有無を確認する．
D：下角を外方へ把持し，内旋抵抗時の疼痛減弱の有無を確認する．

4 機能評価

■ アライメント（問題となるアライメントの把握）

評価項目
- □ 骨頭：上方偏位/前方偏位・内旋位
- □ 肩甲骨：外転/下方回旋/挙上・下制/前傾/winging
- □ 胸郭：閉鎖

上腕骨頭を外側より把持し，肩峰との位置関係から骨頭の上方偏位や前方偏位について評価する（図9）．同時に結節間溝の向きを触診し，内旋位アライメントの有無をみる（図9B）．骨頭の内旋・前方偏位は，烏口腕筋や上腕二頭筋短頭，大胸筋といった胸筋群タイトネスによる．肩甲骨についても，上角，下角と脊椎との位置関係より，挙上・下制，内・外転，上方・下方回旋，前傾・後傾を左右差で確認し，胸筋群タイトネスや前頸部筋タイトネスなどを確認する（図10）．加えて，肩甲骨内側縁や下角の浮き上がり（winging）を評価する．内側縁の浮き上がりは菱形筋，下角の浮き上がりは前鋸筋の機能不全を反映しやすい．中位・下位肋骨に手を当て，胸郭閉鎖の有無も評価する．

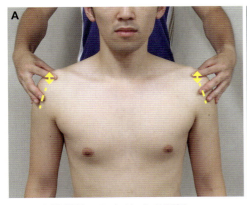 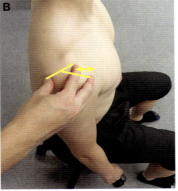

図9 上腕骨頭アライメントの評価
A：母指と示指で肩峰を前後より把持し，中指で骨頭前方（結節間溝）を触診する．肩峰下縁と骨頭の間が何横指かを評価し，骨頭の挙上を左右差で確認する（矢印）．
B：肩峰前縁と骨頭前縁の距離を左右差で確認し，骨頭前方偏位を左右差で確認する（矢印）．また肩峰に対する結節間溝の向きを確認し，骨頭内旋の有無を左右差で確認する（実線）．

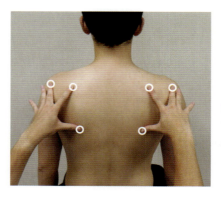

図10 肩甲骨アライメントの評価
母指で下角，示指で肩甲棘内側，中指で肩峰後縁を触診する．肩甲棘の傾きより上方回旋，下角の高さより挙上，肩甲骨内側縁の位置より外転，胸郭に対する下角の浮き上がりより前傾を左右差で比較する．

■ 関節運動パターン（異常なパターンの把握）

評価項目
□ 肩挙上（屈曲）：肩甲骨挙上/肩甲骨上方回旋不足/肩甲骨上方回旋増大
□ 肩下制（内転）：肩甲骨挙上
□ 肩外旋（外転位）：上腕骨頭前方偏位/上腕骨頭上方偏位
□ 肩内旋（外転位）：上腕骨頭前方偏位

肩甲上腕リズムとして，肩屈曲および肩内転時の肩甲骨挙動を観察する（図5）．肩甲骨挙上がみられる場合は腱板機能不全が疑われ，肩甲骨上方回旋不足は広背筋タイトネス，上方回旋増大は小円筋タイトネスがある可能性が高い．次に肩外転位にて骨頭を把持しながら外旋した際の骨頭運動を触知する（図11A）．骨頭が前方偏位すると，外旋時に肩峰後部下方より骨頭が触知できない．これらは大胸筋タイトネスのほか，前方弛緩性が強い場合も起こりうる．肩峰と骨頭間の狭小化の有無も確認し，骨頭の上方偏位を評価する．これらは三角筋タイトネスのほか，腋窩の筋[*1]タイトネスにより起こる．また内旋時の骨頭前方偏位についても確認する（図11B）．内旋時の骨頭前方偏位は肩後方タイトネスによる影響が強い．

*1 上腕三頭筋，小円筋，大円筋．

■ 可動域・可動性（制限因子の確認）

評価項目
□ 肩水平内転（肩甲骨固定下90°・120°外転位）
□ 肩甲骨内転/後傾/挙上
□ 肩甲骨上方回旋（上角内側可動性，下角外側可動性）
□ 下位胸郭拡張

肩甲骨外側縁を床面に固定させ，肩90°および120°外転位にて肩水平内転を行

8.2 投球障害肩

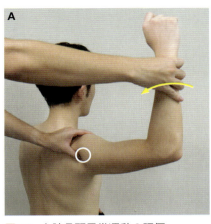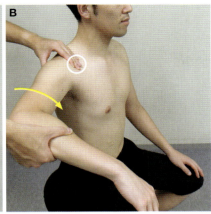

図11　上腕骨頭異常運動の評価
A：母指で肩峰後縁下方を触診し，他動的に肩を外旋することで骨頭を触知できるかを確認する．肩峰後縁下方で触知できない場合，骨頭が前方偏位している．
B：前後で骨頭を把持し，他動的に内旋することで骨頭が前方に偏位しないかを触知する．

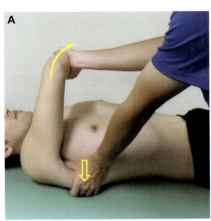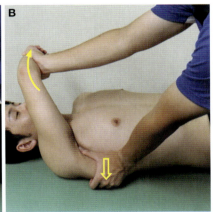

図12　肩後方タイトネスの評価
A：肩90°外転位・肩甲骨固定下での肩水平内転可動域を左右で比較する．
B：肩120°外転位・肩甲骨固定下での肩水平内転可動域を左右で比較する．

い，肩後方のタイトネスをみる（図12）．90°では三角筋・棘下筋，120°では小円筋タイトネスを疑う．次に肩甲骨を把持し，内転，挙上（上方回旋），後傾可動性を左右差で確認する（図13）．内転・後傾制限は胸筋群タイトネスが要因となり，挙上制限は肩甲骨上方回旋可動性低下を示す．上方回旋可動性低下は上角と下角をおのおの確認することでその制限因子を評価する（図14）．まず上角を把持し，内側方向へ押し込み，内側可動性を確認する．上角可動性低下は肩甲挙筋タイトネスが要因となる．次に下角を外側へ引きだすようにし，外側可動性を確認する．下角可動性低下は広背筋タイトネスが原因となる．中位・

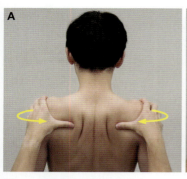 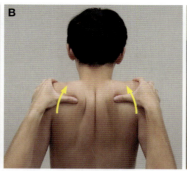 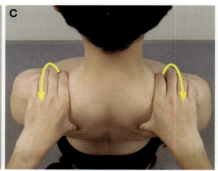

図13 肩甲骨可動性の評価
肩甲骨をしっかりと把持し，内転（A），挙上（B），後傾（C）可動性を左右差で確認する．

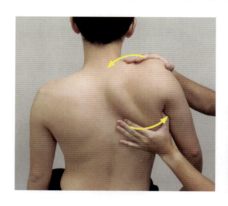

図14 肩甲骨上角・下角可動性の評価
肩甲骨をしっかりと把持し，肩甲骨上角の内方可動性および下角の外方可動性を確認する．

下位肋骨に手を当てた状態で深呼吸をし，胸郭拡張可動性も評価する．投球側の拡張性が低下している場合が多く，外腹斜筋，前鋸筋，広背筋など側腹筋群のタイトネスを疑う．

筋力・筋機能検査

評価項目
□ 棘上筋・棘下筋のボリューム
□ 肩外転・外旋・内旋自動運動時の腱板収縮
□ 肩外転抵抗＋肩甲骨内側縁/上角/下角保持
□ 肩挙上位外旋・内旋抵抗

腱板機能は，筋ボリューム，収縮，筋力発揮の順に確認する．棘上窩にて棘上筋のボリュームを左右差で比較する（図15A）．次に外転自動運動を同時に行い，棘上筋収縮の左右差を比較し（図15B），30°外転位での肩外転抵抗運動による筋力発揮を評価する（図15C）．棘下筋（図16A），小円筋（図16B），肩甲下筋（図16C）も同様に外旋，内旋自動運動や抵抗運動を行い，その収縮や抵抗感を

8.2 投球障害肩

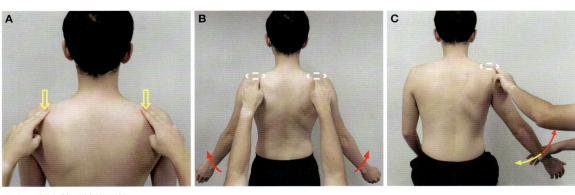

図15 棘上筋の機能評価
A：棘上窩を上方より圧迫し，棘上筋の厚さを左右差で比較する．B：棘上筋を触診し，肩自動外転運動を行い，棘上筋の収縮の左右差を確認する．C：外転30°にて外転抵抗運動を行い，棘上筋の収縮と筋力発揮を確認する．

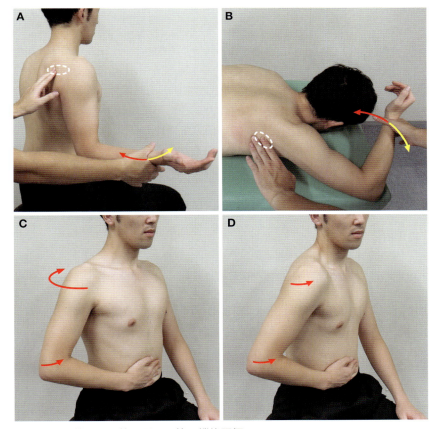

図16 棘下筋・小円筋・肩甲下筋の機能評価
A：棘下筋を触診し，下垂位肩外旋抵抗運動を行い，棘下筋の収縮と筋力発揮を確認する．
B：小円筋を触診し，挙上位肩外旋抵抗運動を行い，小円筋の収縮と筋力発揮を確認する．
C：ベリープレスの肢位にて，肩甲骨内転位で肘を前方に出すようにし，肩内旋自動運動を確認する．
D：Cで肩甲骨の外転による代償がみられる場合，肩甲下筋の機能不全が疑われる．

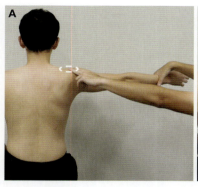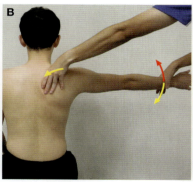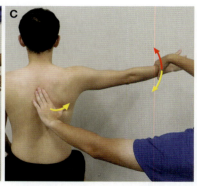

図17 肩外転抵抗による肩甲骨機能評価
A：肩外転90°にて外転抵抗運動を行い，筋力発揮の程度，肩甲骨の代償の有無を確認する．
B：上角を内側方向へ把持し，肩外転抵抗時の筋力発揮の変化を確認する．
C：下角を外側方向へ把持し，肩外転抵抗時の筋力発揮の変化を確認する．

確認する．特に肩甲下筋は肩甲骨による代償に注意する（図16D）．肩甲骨機能は肩外転抵抗を用い，その貢献を確認する（図17）．はじめに肩外転抵抗に伴う筋出力低下や外転角低下，肩甲骨挙上や肩甲骨内側縁や下角の浮き上がり（winging），骨頭上方偏位について確認する（図17A）．それらの現象がみられた際，肩甲骨上角（図17B），下角（図17C）を保持することで消失するかを確認する．肩甲骨操作による変化があれば，それぞれ僧帽筋，前鋸筋機能不全を示し，変化がなければ腱板機能不全と判断する．

■ 動作分析

評価項目
□ 四つ這い＋肩甲骨内外転
□ 四つ這い＋肩甲骨内転位での体幹回旋

四つ這い位での肩甲骨内転・外転を行い，肩甲骨安定性と胸椎可動性を評価する（図18A）．肩甲骨内転時は胸椎の伸展運動を評価し，同時に肩甲骨のwingingの有無をみる．内転時のwingingは特に菱形筋の機能不全が原因となる可能性が高い（図18B）．次に肩甲骨外転時の下角のwingingや外転可動性低下を確認する（図18C）．下角のwingingは前鋸筋機能不全の可能性があり，肩甲骨外転可動性低下は肩後方タイトネスの要因となる．次に四つ這い位で肩甲骨内転・体幹回旋運動を行い，選手が天井を見ることができるかを確認する（図19）．同時に視診で体幹回旋，肩甲骨内転，肩甲上腕関節水平外転の割合を評価し，可動性が低下している部位を推測する．

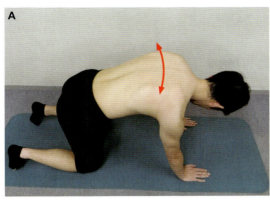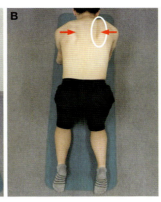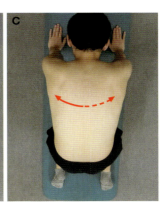

図18 四つ這いでの肩甲骨内外転運動による肩甲骨機能評価
A：四つ這いで肩甲骨内転・胸椎伸展，肩甲骨外転・胸椎屈曲運動を行い，肩甲骨・胸椎可動性を評価する．
B：肩甲骨内転時の肩甲骨内側縁の浮き上がり（winging）の有無を評価する．
C：肩甲骨外転時の肩甲骨下角の外側移動量減少やwinging の有無を評価する．

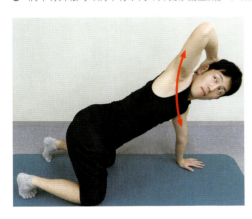

図19 四つ這いでの肩甲骨内転・体幹回旋運動の評価
四つ這いで手を後頭部にあて，肩甲骨を内転させながら，体幹を回旋させる．

5 リハビリテーションと予防

ゴール設定（スポーツ動作開始まで）（図20）

投球障害肩で最も期間として問題となるのは，腱板損傷である．腱板損傷がみられると疼痛改善のため3週間は安静が必要となる．その後，筋の収縮不全があれば1週間，筋力発揮のみの低下で2～3週間，腱板の萎縮がみられる場合には1か月以上の腱板トレーニングが必要となる．

リハビリテーションは，炎症症状や組織の修復を待つ間に，① 肩甲骨アライメントと上腕骨頭の異常運動を改善させる．組織の炎症がおさまりしだい，② 腱板・肩甲骨機能を改善させ，③ 上腕骨・肩甲骨・体幹の協調性を改善させながら，投球の準備を行う．投球開始時は，必要に応じ，問題となる投球動作の改善を行い，投球時のストレスを軽減させる．

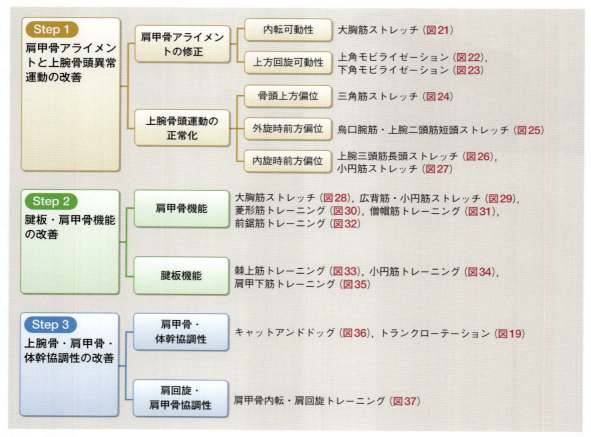

図20　投球障害肩のリハビリテーションのツリーダイアグラム

8.2 投球障害肩

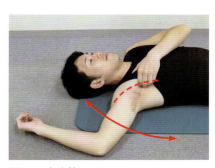

図21 大胸筋ストレッチ
大胸筋・三角筋前部線維下縁を把持し，肩の内外転運動を繰り返す．

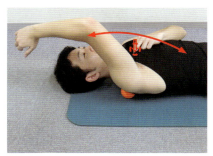

図22 上角モビライゼーション
上角内側にボールを入れ，鎖骨下を背側に押しながら，肩の屈曲伸展運動を繰り返す．

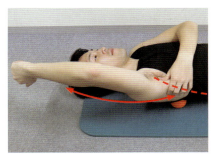

図23 下角モビライゼーション
下角内側にボールを入れ，広背筋を把持しながら，肩の内外転運動を繰り返す．

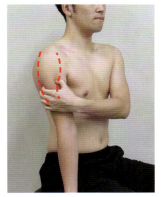

図24 三角筋ストレッチ
三角筋から外側筋間中隔までを把持しながら，肩の内外旋運動を繰り返す．

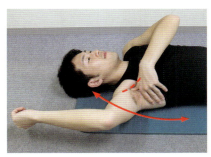

図25 烏口腕筋・上腕二頭筋短頭ストレッチ
烏口腕筋・上腕二頭筋短頭間に指を入れ，肩内外転運動を繰り返す．

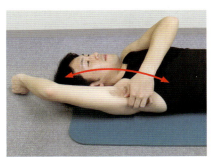

図26 上腕三頭筋長頭ストレッチ
上腕三頭筋長頭に指を入れ，肩屈曲伸展運動を繰り返す．

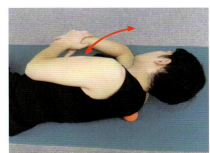

図27 小円筋ストレッチ
小円筋にボールをあて，肩内外旋運動を繰り返す．

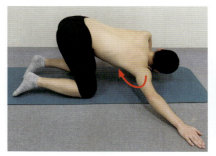

図 28 大胸筋ストレッチ
手を遠くにつき，反対側に体幹を回旋させながら肩を床に近づけ，大胸筋をストレッチする．

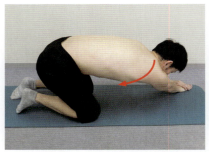

図 29 広背筋・小円筋ストレッチ
手を反対側の前につき，体幹を側方・尾側に偏位させ，広背筋，小円筋をストレッチする．

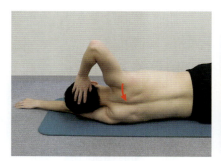

図 30 菱形筋トレーニング
側臥位にて後頭部に手をあて，肩甲骨を内転させる．

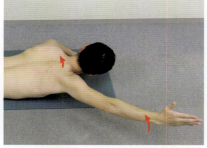

図 31 僧帽筋トレーニング
腹臥位にて肩甲棘と上腕骨長軸が一直線上になるよう，肩を外転させる．わずかに胸椎を伸展させ，肩甲骨を内転させる．

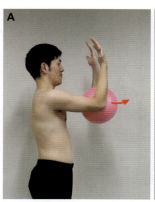

図 32 前鋸筋トレーニング
A：立位にてクッションを両肘で挟み，肘を前に突き出す．
B：下角を持ち上げるように肩を屈曲させ，肩甲骨を上方回旋・前方突出させる．

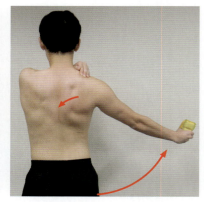

図 33 棘上筋トレーニング
500g 程度の重錘を把持し，肩甲骨を内転させ，肩を外転させる．肩甲骨の挙上や三角筋の過剰収縮に注意し，棘上筋を触診しながら行う．

8.2 投球障害肩

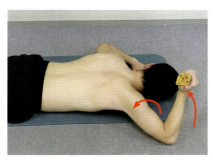

図 34 小円筋トレーニング
頭の上に手を置いた肢位で 500g 程度の重錘を把持する．肘を動かさないように，肩外旋運動を行う．

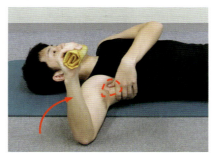

図 35 肩甲下筋トレーニング
500g 程度の重錘を把持し，肩甲下筋を触診する．肩外転位にて，肩内旋運動を行う．

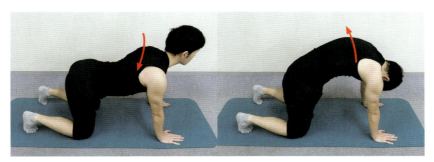

図 36 キャットアンドドッグエクササイズ
四つ這いで肩甲骨内転・胸椎伸展，肩甲骨外転・胸椎屈曲運動を繰り返す．

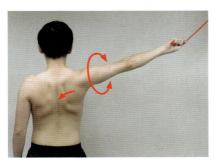

図 37 挙上位肩内外旋トレーニング
チューブにて上腕骨を長軸方向に牽引する．肩甲骨内転位を保持しながら，肩内外旋運動を行う．

第8章 肩関節

8.3 肩鎖関節脱臼

1 発生メカニズム（図1）

肩鎖関節脱臼は肩に外力が加わる直達外力や，上腕骨を介し肩甲骨に外力が加わる介達外力により，肩鎖関節に剪断ストレスが生じることで損傷する（図1①）．ラグビーなどコリジョンスポーツでは，タックルしたときに，肩が相手と強く接触し，肩甲骨が下制することで発生する[1]．人との接触以外にも，転倒時に手をついた際や直接肩が接触した際にも受傷する[2]．急性外傷だが，損傷の原因となるスキルや身体機能の問題がみられる場合が多い．また肩鎖関節損傷後は肩甲骨機能が著しく低下し[3]，再損傷のリスクも高くなる．

具体的な損傷メカニズムを示す．タックル動作において，浅い踏み込みやヘッドダウンなどでタックル時の相手との接触面積が狭まり，肩だけが相手と接触することで損傷する（図1②）．加えて，頸部・肩甲骨固定性低下による接触時の上肢固定性低下も原因となる（図1③）．また損傷後は肩鎖関節に付着する僧帽筋上部線維の機能が低下することで，さらに頸部・肩甲骨の固定性が低下する．また僧帽筋上部の機能低下は肩甲骨外転・下制・下方回旋アライメントを形成する（図1⑤）．肩鎖関節の適合性が低下することで肩鎖関節の疼痛が遷延化する（図1④）．また，コンタクト時の疼痛の恐怖感により踏み込みが浅くなるなどすると，さらに接触面積が減少し，再損傷のリスクが増大する（図1⑥）．

2 主訴

疼痛発生場面

肩関節脱臼同様，タックルで損傷した場合，普段通りであったのか，相手との距離が遠く，飛び込んだり，反応が遅れて腕だけでいったりしていないかを聴取し，タックル姿勢や踏み込み動作，リアクションに問題がないかを確認する．また，転倒時では，手をついたのか，地面に肩をついたのかを確認し，直達か介達かを確認する．また初回脱臼か否かを聴取し，反復性の有無を確認する．

●文献
1) Headey J, et al : The epidemiology of shoulder injuries in English professional rugby union. Am J Sports Med 2007 ; 35 : 1537-1543.
2) Goodman AD, et al : Shoulder and elbow injuries in soccer goalkeepers versus field players in the National Collegiate Athletic Association, 2009-2010 through 2013-2014. Phys Sportsmed 2018 ; 46 : 304-311.
3) Carbone S, et al : Scapular dyskinesis and SICK syndrome in patients with a chronic type III acromioclavicular dislocation. Results of rehabilitation. Knee Surg Sports Traumatol Arthrosc 2015 ; 23 : 1473-1480.

● 肩鎖関節脱臼：acromioclavicular dislocation

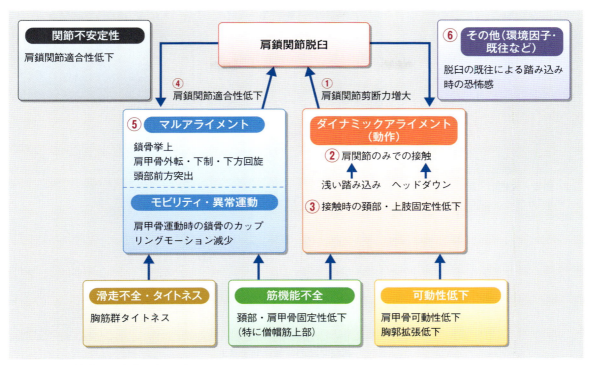

図1 肩鎖関節脱臼の発生メカニズム

疼痛の種類

損傷後は，コンタクトなど受傷時の場面だけでなく，肩挙上，水平内転運動を伴う動作において鋭い疼痛を訴える．加えて，僧帽筋や三角筋に力が入らず，上肢挙上時の脱力感を訴えることもある．

ADL上の疼痛の有無

夜間時痛の有無により，炎症の状態を把握する．加えて，挙上や物を持ち上げたときなどの疼痛がないかを聴取する．

3 疼痛検査

圧痛

鎖骨・大結節の圧痛を触診し，骨折の合併について確認し，肩鎖関節部の圧痛を上方および前方で確認する（図2）．

● 日常生活動作：activities of daily living（ADL）

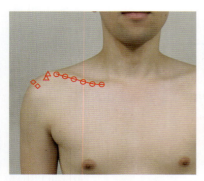

図2 鎖骨・大結節・肩鎖関節の圧痛
○：鎖骨の圧痛，◇：大結節の圧痛，△：肩鎖関節の圧痛．

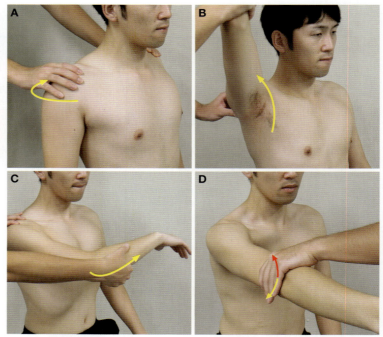

図3 肩鎖関節の疼痛誘発テスト
A：肩甲骨内転により，肩鎖関節部の疼痛出現の有無を評価する．
B：肩屈曲強制により，肩鎖関節部の疼痛出現の有無を評価する．
C：肩水平内転強制により，肩鎖関節部の疼痛出現の有無を評価する．
D：肩屈曲抵抗により，肩鎖関節部の疼痛出現の有無を評価する．

疼痛誘発

以下に挙げた関節運動時の疼痛を評価する．

CHECK POINT
- □ 自動運動時痛：肩甲骨内転時
- □ 他動運動時痛：肩甲骨内転時，肩屈曲時，肩水平内転時
- □ 抵抗運動時痛：肩屈曲抵抗時

まず自動および他動での肩甲骨内転運動を行い，疼痛を確認する（図3A）．肩甲骨内転は肩鎖関節のアライメントを改善させるが，肩鎖関節の炎症が強い場合や肩鎖関節の適合性低下がみられる場合には疼痛が出現する．次に自動や他動での肩屈曲，水平内転運動を行い，疼痛の有無を確認する（図3B，C）．特に肩水平内転強制は肩鎖関節圧が増大し，肩鎖関節部に疼痛が出現しやすい．肩屈曲抵抗運動時痛も評価する（図3D）．肩鎖関節痛を訴える場合，肩鎖関節の適合性低下かあるいは僧帽筋上部線維の機能不全による三角筋過剰収縮により，関節内圧が高まっている可能性が高い．

8.3 肩鎖関節脱臼

■ 疼痛増悪・減弱テスト

疼痛誘発で陽性であった運動時痛に対し，徒手的にアライメント操作を行い，疼痛減弱の有無を確認する．

CHECK POINT
☐ アライメント操作　・肩甲骨内転＋鎖骨下制
　　　　　　　　　　・肩屈曲＋肩甲骨上角内方誘導
　　　　　　　　　　　　　　＋肩甲骨下角外方誘導
　　　　　　　　　　・肩屈曲抵抗＋鎖骨下制
　　　　　　　　　　　　　　　　＋肩甲骨上角把持

鎖骨を前下方に誘導し，肩鎖関節のアライメントを整えることで，自動での肩甲骨内転の疼痛減弱をみる（**図4A**）．急性期では疼痛は変わらない，あるいは増悪するが，鎖骨の誘導により疼痛が減弱するようであれば，アライメントの改善を図る目安となる．次に肩屈曲自動運動を肩甲骨の上角内方誘導下（**図4B**）あるいは下角外方誘導下（**図4C**）に行い，疼痛減弱の有無をみる．肩甲骨可動性の影響を評価する．加えて鎖骨を下制（**図4D**）あるいは肩甲骨上角を内方に把持し（**図4E**），肩関節屈曲抵抗を行い疼痛の減弱をみることで，肩鎖関節適合性低下か，あるいは僧帽筋機能不全のどちらの影響によるかを鑑別する．

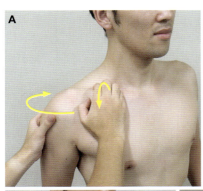
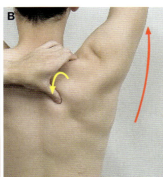
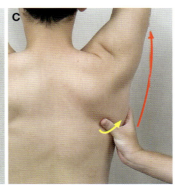
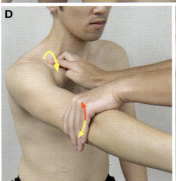
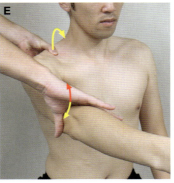

図4　肩鎖関節の疼痛減弱テスト
A：鎖骨を前下方に牽引しながら，肩甲骨を内転し，肩鎖関節部の疼痛減弱の有無をみる．B：肩甲骨上角を内方に誘導しながら，肩関節屈曲運動を行い，肩鎖関節部の疼痛減弱の有無をみる．C：肩甲骨下角を外方に誘導しながら，肩関節屈曲運動を行い，肩鎖関節部の疼痛減弱の有無をみる．D：鎖骨を前下方に牽引しながら，肩関節屈曲抵抗を行い，肩鎖関節部の疼痛減弱の有無をみる．E：肩甲骨上角を内方に把持しながら，肩関節屈曲抵抗を行い，肩鎖関節部の疼痛減弱の有無をみる．

部位別　第8章　肩関節

4 機能評価

■ アライメント（問題となるアライメントの把握）

評価項目
- ☐ 鎖骨：挙上（肩峰上への乗り上げ）
- ☐ 肩甲骨：外転/下方回旋/下制
- ☐ 胸郭：閉鎖
- ☐ 頭部：前方突出

*1 「8.2 投球障害肩」（p.248）を参照.
*2 「8.1 肩関節脱臼」（p.234）を参照.

肩甲骨，胸郭，頭部の評価は投球障害肩の評価[*1]および肩関節脱臼の評価[*2]を参照．肩鎖関節では，鎖骨が肩峰上に乗り上げていることがあるため，肩峰および鎖骨遠位を触診し，肩峰からのずれを正確に把握する（**図5**）．肩鎖関節損傷では，前述のように，僧帽筋上部の機能低下により肩甲骨外転・下制・下方回旋アライメントを形成しやすい.

■ 関節運動パターン（異常なパターンの把握）

評価項目
- ☐ 肩屈曲（自動）：肩甲骨挙上増大，肩甲骨上方回旋不足

自動運動での肩屈曲運動に伴う肩甲骨挙上増大，肩甲骨上方回旋不足の有無をみる[*1]．肩鎖関節の適合性が低下していると周囲筋の過緊張が増大し，三角筋前部線維・大胸筋鎖骨部など肩前面筋の過緊張が生じ，肩甲骨の代償運動が起こりやすい.

■ 可動域・可動性（制限因子の確認）

評価項目
- ☐ 肩甲骨内転/上方回旋・挙上–鎖骨後退/後方回旋・挙上
- ☐ 肩水平内転

肩甲骨の評価は投球障害肩の評価[*1]を参照．肩鎖関節脱臼の際には特に鎖骨と肩甲骨を触診し，肩甲骨内転–鎖骨後退，肩甲骨上方回旋–鎖骨挙上，肩甲骨後傾–鎖骨後傾のカップリングモーションの破綻の有無を評価する（**図5**）．また，肩水平内転も評価し，特に肩後方タイトネスの有無をみる．肩後方タイトネスがみられると，肩水平内転時の肩鎖関節圧が強まり，疼痛が増大する.

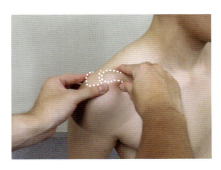

図5 肩鎖関節適合性の評価
肩峰と鎖骨遠位を把持し，肩鎖関節アライメントの適合性を確認する．肩内転，上方回旋，後傾時の鎖骨の追従を確認する．

■ 筋力・筋機能検査

評価項目
- □ 肩甲骨機能：シュラッグ，ベンチプレス
- □ 頭頸部固定：チンイン

シュラッグ，ベンチプレス動作の機能評価は肩関節脱臼の評価[*2]を，チンインの評価は頸部の評価[*3]を参照されたい．

[*3] 「第7章 頸椎捻挫，バーナー症候群」(p.218)を参照.

■ 動作分析

評価項目
- □ 四つ這い＋対側上肢挙上
- □ 腕立て伏せ
- □ 首ブリッジ

肩関節脱臼の評価[*2]を参照されたい．

5 リハビリテーションと予防

■ ゴール設定（スポーツ動作開始まで）(図6)

肩鎖関節脱臼のリハビリテーションでは，関節の炎症が鎮静化するまでの約2週（固定期）は挙上90°以上の肢位は控え，① 炎症管理と下垂位での肩甲骨可動性改善を行う．固定解除後，徐々に② 肩鎖関節アライメントの改善を試み，肩屈曲・水平内転可動域の改善を目指す．同時に下垂位での肩甲骨トレーニングを実施する．運動時痛の改善に伴い，③ CKCでの頭頸部・肩甲骨安定性を改善させ，ウエイトトレーニングも開始する．肩鎖関節では僧帽筋上部線維の機能低下が起こりやすく，頭頸部の固定も同時に改善する必要がある．ベンチプレスの自体重挙上可能になったのちに競技復帰する．

● 閉鎖性運動連鎖：closed kinetic chain (CKC)

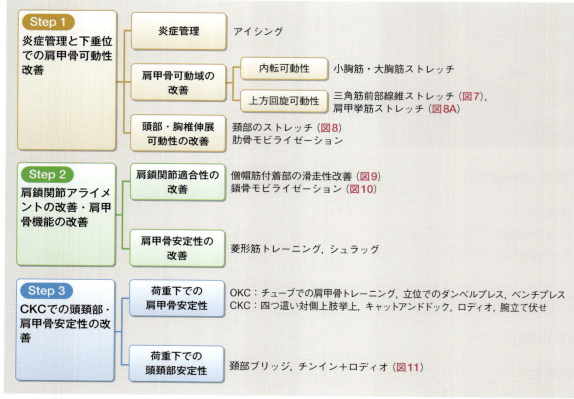

図6 肩鎖関節脱臼のリハビリテーションのツリーダイアグラム

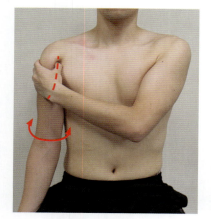
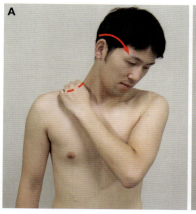
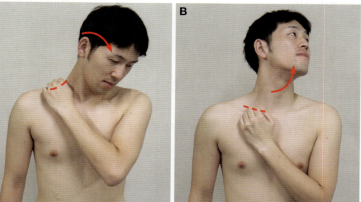

図7 三角筋前部線維ストレッチ
三角筋前部線維前縁に指を入れ，肩内外旋運動を繰り返す．

図8 頚部のストレッチ
A：肩甲挙筋付着部を圧迫し，頚部を側方に屈曲する．
B：鎖骨上より前斜角筋を圧迫し，頚部を側方に伸展する．

- 開放性運動連鎖：open kinetic chain（OKC）
- 閉鎖性運動連鎖：closed kinetic chain（CKC）

8.3 肩鎖関節脱臼

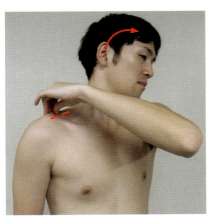

図9 僧帽筋付着部の滑走性改善
僧帽筋の鎖骨付着部を前縁よりつまみ，頸部を側屈する．

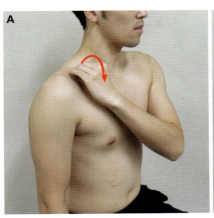 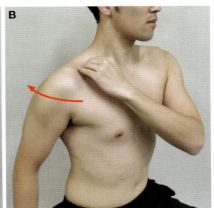

図10 鎖骨モビライゼーション
A：鎖骨を上方から圧迫し，下方へのモビライゼーションを行う．
B：鎖骨を上方から圧迫しながら，肩の屈曲伸展運動を繰り返す．

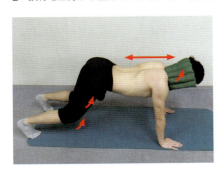

図11 チンイン＋ロディオ
四つ這いで後頭部に重りをのせ，肩甲骨を内転させ，チンインを保持する．膝を浮かし，体幹を床面に平行に保ち，前後運動する．

肘関節

9.1 野球肘

● 文献

1) Fleisig GS, et al : Kinetics of baseball pitching with implications about injury mechanisms. Am J Sports Med 1995 ; 23 : 233-239.
2) Nissen CW, et al : Adolescent baseball pitching technique: a detailed three-dimensional biomechanical analysis. Med Sci Sports Exerc 2007 ; 39 : 1347-1357.
3) Aguinaldo AL, et al : Correlation of throwing mechanics with elbow valgus load in adult baseball pitchers. Am J Sports Med 2009 ; 37 : 2043-2048.
4) Solomito MJ, et al : Lateral trunk lean in pitchers affects both ball velocity and upper extremity joint moments. Am J Sports Med 2015 ; 43 : 1235-1240.
5) 坂田 淳ほか：内側型野球肘患者の疼痛出現相における投球フォームの違いと理学所見について．整スポ会誌 2012 ; 32 : 259-266.

1 発生メカニズム（図1）

野球肘は野球選手に起こる肘障害の総称であり，その障害部位により肘内側障害，外側障害，後方障害に大別される．これらは投球時，肘関節に外反ストレスが生じることで起こる．投球時の肘最大外反トルクは，成人で64 Nm[1]，小学生で27 Nm[2] と報告されており，成人では肘内側側副靱帯（MCL）の破断強度を超えるともいわれている．具体的なメカニズムを示す．

投球動作の繰り返しにより，肘・肩周囲筋の疲労やタイトネスが生じる．肘屈筋群（特に腕橈骨筋）のタイトネスは尺骨の外反マルアライメントを生じさせ（図1①），慢性的な肘関節内側支持機構への伸張ストレスや，肘関節外側や後内側への圧迫ストレスといった肘関節局所に応力が集中する原因となる．加えて，前腕尺側の筋群の機能低下や僧帽筋・前鋸筋機能不全による肩甲骨機能低下は肘・肩甲骨の動的安定性を低下させ，肘関節へのストレスを増大させる（図1②）．また，胸郭拡張性低下や肩関節可動域の低下は，肘・肩甲骨・体幹の協調性を低下させ，投球時の肩・肩・肘ラインからの逸脱（例：肘下がり）を引き起こし，肘への負担を増加させる（図1③）．また足接地時の体幹の早期回旋（いわゆる"身体の開き"）[3] や非投球側への過剰な体幹側屈[4] といったフォームの不良も，外反ストレスを増大させる要因となる（図1④）．

2 主訴

■ 疼痛発生場面

投球時の肩最大外旋直前（胸を張った瞬間）やリリース直後に疼痛を訴えることが多い[5]．多くが慢性的な発症であり，徐々に疼痛が増悪するが，ときにピッチング時や遠投時に急激な疼痛が発生するなど，急性損傷もありうる．多くは投球時痛にとどまるが，肘伸展機能に問題がある場合には，バッティングで症状を訴えることもある．また，学童期特有の肘外側障害（離断性骨軟骨炎）では，

● 野球肘：baseball elbow
● 肘内側側副靱帯：medial collateral ligament（MCL）

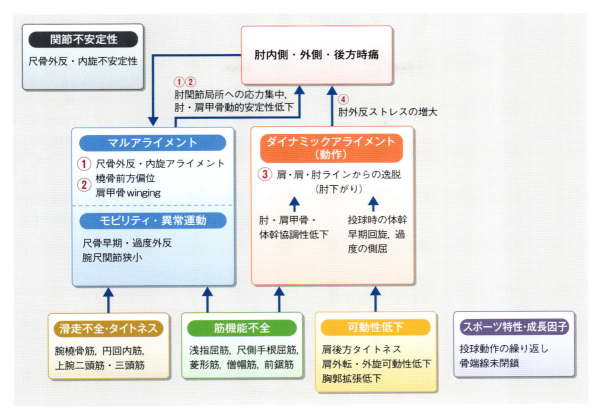

図1 野球肘の発生メカニズム

無症候性のまま病期が進行することがあるため注意する．疼痛場面を把握したら，普段から注意を受ける動作の不良や，普段と違った内容の練習を行っていなかったかなど，疼痛が発生した前の状況について詳しく聴取する．

■ 疼痛の種類

受傷後の症状の種類を聴取し，患部の状態を推定する．多くは鈍い痛みである慢性痛の場合が多いが，まれに筋の防御性収縮がでるような鋭い痛みを訴える場合もある．

■ ADL上の疼痛の有無

尺骨神経症状を伴う場合には，手指のしびれや書字や食事で物を持ちにくく感じる場合がある．また，前腕回内屈筋群や肘後内側に問題がある場合には，洗髪時に疼痛を訴えることもある．

● 日常生活動作：activities of daily living（ADL）

部位別 第9章 肘関節

3 疼痛検査

圧痛

肘内側部（図2）は肘内側側副靱帯（MCL）の上腕骨付着部（内側上顆），実質部，尺骨付着部（尺骨鉤状結節）を確認する．また回内屈筋群として，尺側手根屈筋，円回内筋の圧痛を確認する．尺骨神経の走行として，上腕三頭筋–上腕筋間から肘部管，尺側手根屈筋の上腕骨部–尺骨部間で圧痛およびチネル徴候をみる．後方部は肘最大屈曲位にて肘頭先端・内側・外側，上腕三頭筋付着部を確認する．外側は肘最大屈曲位で上腕骨小頭外側壁を触診し，最大伸展位で小頭中央部の圧痛を確認する（図3）．外側上顆もまれに疼痛を訴えるため，同部も確認する．

疼痛誘発

以下に挙げた関節運動時の疼痛を評価する．

> **CHECK POINT**
>
> ☐ **他動運動時痛**：肘最終伸展（前腕回外位・回内位），最終屈曲（肘屈曲単独，肩外転・前腕回内・手背屈位），外反強制（30°屈曲位，120°から60°伸展範囲：moving valgus stress test）
>
> ☐ **抵抗運動時痛**：手掌屈抵抗，前腕回内抵抗，肘伸展抵抗（90°肘屈曲位，肩最大屈曲・肘最大屈曲・前腕回外位）

他動運動として肘関節の伸展・屈曲最終域での疼痛部位を評価する．肘外反強制は30°屈曲位での疼痛および不安定性を確認したのち，moving valgus stress test を行い，投球に近い場面における肘痛の有無を確認する（図4）．特に尺骨神経が疑われる場合には，肩外転・前腕回内・手掌屈位で肘屈曲し，尺骨神経の走行する部位の疼痛を確認する（図5）．同肢位より頚部を対側へ側屈・回旋させた際に疼痛が増悪する場合には，尺骨神経由来の疼痛である可能性が高まる．前腕回内屈筋の問題は手関節掌屈，前腕回内の抵抗運動時痛の有無で確認する．後方の疼痛は，肘最終伸展他動運動を肘外反位（前腕回外位）・前腕回内位で確認するほか，肘伸展抵抗運動時の疼痛を確認する．肩最大屈曲・肘最大屈曲・前腕回外位をとることで肘頭内側の圧を増大させ，肘伸展抵抗を行うことで後内側の疼痛を誘発する（図6）．

疼痛増悪・減弱テスト

疼痛誘発で陽性であった運動時痛に対し，徒手的にアライメント操作を行い，疼痛減弱の有無を確認する．

● 肘内側側副靱帯：medial collateral ligament（MCL）
● チネル徴候：Tinel sign

9.1 野球肘

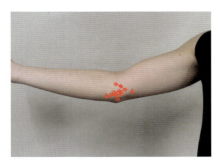

図2 肘内側部の圧痛
○：肘内側側副靱帯の圧痛，◇：円回内筋・尺側手根屈筋の圧痛，△：尺骨神経の圧痛.

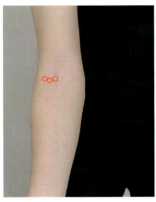 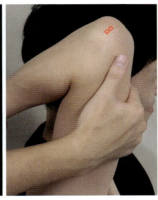

図3 肘外側部の圧痛
○：上腕骨小頭外側壁の圧痛，◇：上腕骨小頭中央部の圧痛.

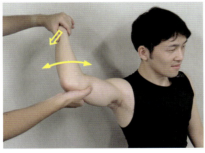 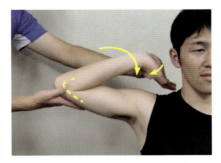

図4 moving valgus stress test
肩挙上位にて肘を外反強制しながら，肘を他動的に120°から60°まで伸展させ，肘内側痛の有無を評価する．

図5 肩外転・前腕回内・手掌屈位での肘屈曲強制
肩外転・前腕回内・手掌屈位にて肘を屈曲強制させ，尺骨神経の走行に沿った疼痛の有無を評価する．

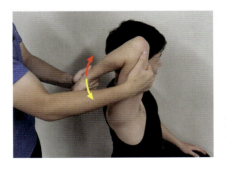

図6 肩屈曲・肘屈曲位での肘伸展抵抗の評価
肩最大屈曲・肘最大屈曲・前腕回外位での肘伸展抵抗により，肘後方の疼痛の有無を評価する．

277

> **CHECK POINT**
>
> ☐ アライメント操作
> ・肘伸展強制 ＋ 橈骨頭後方押し込み
> 　　　　　　　＋ 尺骨内反
> ・肘屈曲強制 ＋ 橈骨頭後方誘導
> 　　　　　　　＋ 尺骨外旋
> ・肘外反強制 ＋ 橈骨頭後方押し込み
> 　　　　　　　＋ 環指・小指屈曲（等尺性収縮）
> 　　　　　　　＋ 肩甲骨上角内側誘導・胸椎伸展誘導・肘伸展抵抗
> 　　　　　　　＋ 肩甲骨下角把持・上角保持

　肘最終伸展時痛や最終屈曲時痛がみられた場合には，橈骨頭を後方に誘導することで疼痛が減弱するのか，尺骨を内反あるいは外旋することで疼痛が減弱するのかを確認し，腕橈関節，腕尺関節のどちらにアプローチを行うかを判断する（図7）．

　肘外反時痛（図8A）がみられた場合には，肘外反強制時に橈骨頭を後方に押し込み腕橈関節適合性を改善させ，疼痛が減弱するかを確認し（図8B），腕橈関節アライメントの影響をみる．肘外反強制痛が環指・小指を屈曲し，特に浅指屈筋を等尺性に収縮させることで減弱する場合（図8C）には，回内屈筋群機能不全が起因していると考えられる．また肩甲骨や胸郭アライメントを操作することによる外反時痛の有無も評価し，肩甲骨や胸郭による肘痛への影響を確認する（図9）．

　肘伸展抵抗時痛がある場合には肩甲骨に対しても操作を行い，肘伸展抵抗時の疼痛が上角あるいは下角（図10）を把持した際に疼痛が減弱する際には，おのおの僧帽筋（上角），前鋸筋（下角）機能不全が起因していると考えられる．

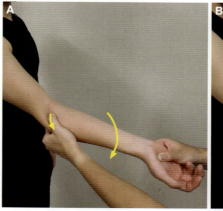 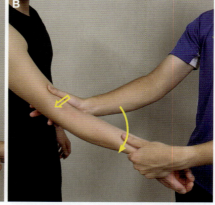

図7　肘伸展時の疼痛減弱テスト
A：橈骨後方誘導による肘伸展時痛減弱の有無を評価する．B：尺骨内反誘導による肘伸展時痛減弱の有無を評価する．

9.1 野球肘

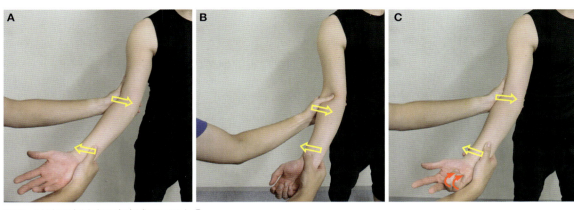

図8 肘外反強制時の疼痛減弱テスト①
A：肘外反強制による肘痛とエンドフィールを評価する．B：橈骨後方誘導による肘外反強制時痛減弱の有無とエンドフィールの変化を評価する．C：浅指屈筋収縮による肘外反強制時痛減弱の有無とエンドフィールの変化を評価する．

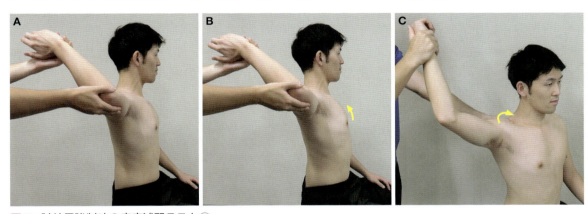

図9 肘外反強制時の疼痛減弱テスト②
A：肩挙上位にて肘外反強制による肘痛を評価する．B：胸骨を上方に誘導させ，再度肘外反強制した際の肘痛減弱の有無を評価する．C：肩甲骨上角を内側に誘導した際の肘外反強制時痛減弱の有無を評価する．

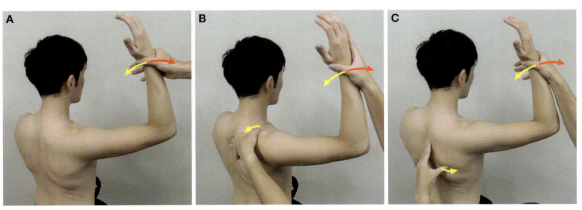

図10 肘伸展抵抗時の疼痛減弱テスト
A：肘伸展抵抗による肘痛と筋発揮の強さを評価する．B：上角を内側方向へ保持し，肘伸展抵抗時痛と筋発揮の変化を評価する．C：下角を外側方向へ保持し，肘伸展抵抗時痛と筋発揮の変化を評価する．

4 機能評価

■ アライメント（問題となるアライメントの把握）

評価項目
- □ 肘関節・前腕：肘関節外反，尺骨内旋（前腕回内），橈骨頭前方偏位
- □ 肩甲骨：肩甲骨 winging の有無

肘関節伸展・前腕回外位にて，肘外反・前腕回内アライメントを左右で比較する（図11A）．尺骨内旋は肘90°屈曲位にて内側上顆−肘頭間の距離を比較する（図11B）．橈骨前方偏位は完全伸展位での上腕骨に対する橈骨頭の位置を掌側より触診する（図11C）．

肩甲骨の評価は投球障害肩の評価[*1]を参照されたい．特に肘伸展制限がみられる場合，下垂位で肘関節は伸展位となり，それに伴い肩甲骨は前傾し，下角の浮き上がり（winging）が起こる可能性が高い．

[*1] 「8.2 投球障害肩」（p.248）を参照．

■ 関節運動パターン（異常なパターンの把握）

評価項目
- □ 肘関節伸展時の早期・過度尺骨外反増大，橈骨頭後方移動減少および尺骨内旋増大
- □ 肘屈曲時の尺骨内旋増大
- □ 肘外反時の外側での制動低下・尺骨内旋増大
- □ 前腕回内時の橈骨頭前方偏位

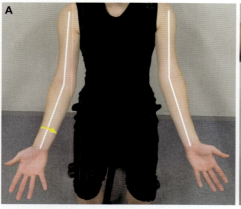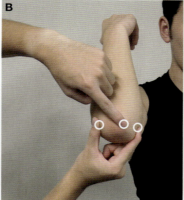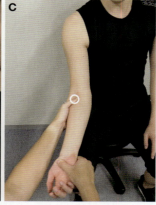

図11 肘のアライメント評価
A：肘関節伸展・前腕回外位での尺骨外反・前腕回内アライメントの有無を左右差で比較する．
B：肘90°屈曲位にて内側上顆−肘頭間の距離を左右差で比較する．内側上顆に近ければ肘関節は外反し，遠ければ肘関節は内旋位にある．
C：肘完全伸展位において，上腕骨に対する橈骨頭の位置を掌側より触診し，左右差で比較する．

肘関節運動パターンの評価として，肘関節伸展時の尺骨の運動を触診する（図12A）．外反が起こりはじめる肘屈曲角度と，最終域での外反角を対側と比較する（図12B）．腕橈骨筋など肘外側の筋タイトネスがあると，早期の尺骨外反増大や過度の外反増大が起こる．次に橈骨頭を触診し，肘伸展時の橈骨頭の後方移動をみる（図12C）．上腕二頭筋のタイトネスが生じると，橈骨頭の後方移動が減少する．橈骨の運動減少は尺骨の過剰な運動を誘導し，尺骨内旋および急激な外反を引き起こす．肘屈曲運動は内側上顆と肘頭の距離を視診しながら，尺骨内旋増大の有無をみる．

肘外反時では最終域のエンドフィールをみる（図8A）．橈骨頭の前方偏位により腕橈関節の適合性が低下すると，肘外反時の外側での制動が低下し，肘内側へのストレスが増大する．加えて尺側側副靱帯（UCL）機能不全により尺骨回旋不安定性があると，尺骨内旋が伴う場合がある．

前腕回内外時においては橈骨頭の運動をみる．上腕二頭筋のタイトネスや橈尺間の可動性低下があると，回内時に橈骨頭が前方に偏位する（図13）．

■ 可動域・可動性（制限因子の確認）

評価項目
- □ 肘伸展・屈曲
- □ 前腕回外・回内
- □ 肩外転・外旋（肩甲胸郭関節，肩甲上腕関節）
- □ 肩90°外転位内旋

肘伸展や屈曲制限は，上述した関節運動とともに評価する．外反を伴う外側の

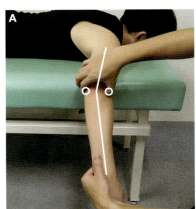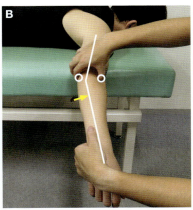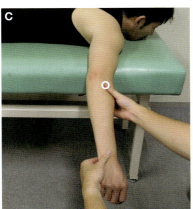

図12　肘伸展運動時の尺骨運動・橈骨頭運動の評価
A：伏臥位・肘屈曲位にて内側上顆および外側上顆を触診し，肘を伸展させる．
B：尺骨の外反が増大する際の肘の角度と，最終伸展時の肘外反角を評価する．
C：橈骨頭を触診し，肘伸展時の橈骨頭後方移動が消失する肘の角度と最終伸展時の移動量を評価する．

● 尺側側副靱帯：ulnar collateral ligament（UCL）

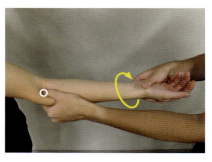

図13 前腕回内外時の橈骨頭運動の評価
橈骨頭を触診し，前腕回内外を他動的に行い，回内時の橈骨頭前方偏位量を左右で比較する．

筋タイトネス以外に，腕尺関節の狭小化による肘後方での伸展制限の有無をエンドフィールで確認する．前腕回外・回内では回外時の尺骨周りの橈骨運動の制限を確認する．橈骨中央の運動制限は円回内筋タイトネス，遠位の運動制限は，方形回内筋・長母指屈筋間の滑走不全を疑う．回内制限は橈側手根伸筋や長母指伸筋のタイトネスが制限因子となる．

肩外転・外旋運動時の肩甲胸郭関節および肩甲上腕関節の可動性を左右差で確認する[*2]．

*2 「8.2 投球障害肩」(p.248) を参照．

■ 筋力・筋機能検査

評価項目
□ 尺側手根屈筋の萎縮
□ 手関節掌屈抵抗（尺側手根屈筋）
□ 環指・小指 PIP 関節屈曲抵抗（浅指屈筋）
□ 肘伸展抵抗（肩90°屈曲位・肩90°外転位）

尺側手根屈筋の萎縮を視診で確認する．加えて手関節掌屈抵抗時の筋力発揮の左右差をみる．同時に，手関節の尺側手根屈筋腱と橈側手根屈筋腱の浮き上がりを触診し，尺側手根屈筋腱のトーンの低下をみる（図14A）．加えて，環指・小指PIP関節屈曲抵抗により，浅指屈筋筋力発揮を評価する（図14B）．肩90°外転位での肘伸展抵抗の左右差をみる．低下がみられた場合，肩甲骨下角を把持することで，筋出力の変化をみる（図15A）．筋力発揮が増大する場合には，肩甲骨安定性低下（特に前鋸筋）による影響が強い．肩甲骨上角の把持の有無による筋出力低下もみる（図15B）．筋力発揮に変化がみられる場合には，肩甲骨安定性低下（特に僧帽筋）による影響がある．

● 近位指節間関節：proximal interphalangeal joint（PIP joint）

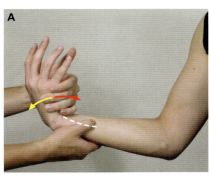
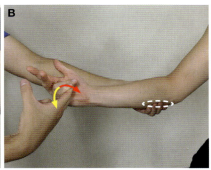

図14　肘の動的安定化機能の評価
A：手根骨尺側より抵抗を加え，手関節掌屈抵抗時の筋力発揮の左右差と尺側手根屈筋腱の浮き上がりを触診する．B：環指・小指PIP関節屈曲抵抗を行い，筋力発揮の左右差と浅指屈筋のトーンを触診する．

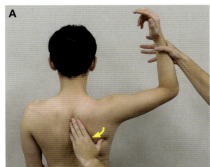
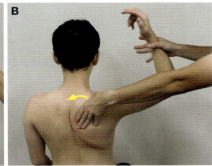

図15　肩90°外転位肘伸展抵抗時の肩甲骨機能評価
A：肩90°外転位にて肘伸展抵抗を行い，下角外側方向保持による肘伸展筋発揮の変化を評価する．B：上角内側方向保持による肘伸展筋発揮の変化を評価する．

動作分析

評価項目
- ☐ 四つ這い ＋ 肩甲骨内転位での体幹回旋
- ☐ 四つ這い ＋ 肩甲骨内外転

詳細は投球障害肩の評価[*2]を参照されたい．

部位別　第9章　肘関節

5 リハビリテーションと予防

■ ゴール設定（スポーツ動作開始まで）（図16）

　野球肘はその損傷組織や選手の発育・発達段階により投球開始までの期間は大きく異なり，医師との連携が不可欠である．骨端線閉鎖前の上腕骨小頭障害では，基本的に軟骨下骨の完全修復を目指し，少なくとも外側壁の修復までは投球は完全に休止する．肘内側障害では，裂離骨折の場合は骨癒合を目指しながら，通常3〜5週は投球を休止し，症状に合わせながら投球を開始する．UCL損傷では靱帯の修復を考え，最低でも1か月は投球を休止するが，陳旧例などは肘外反時痛の軽減，消失により投球を開始する．肘後方障害は骨端線離開，疲労骨折ともに再発率が高く，そのため骨の癒合を優先させ，おおよそ1か月から2か月は投球を休止する．

　リハビリテーションは，① 肘のマルアライメント改善と正常運動を獲得することで運動時痛を消失させ，② 肘外反の動的安定性と肩関節機能[*3]の改善を同時に図る．次に，③ 肘・肩甲骨・胸郭の協調性を改善させ，投球の準備を行う．投球開始時には，問題となる投球動作の改善を行い，投球時のストレスを軽減させる．

*3　肩甲上腕関節可動性，肩甲胸
　　郭関節可動性・安定性．

● 尺側側副靱帯：ulnar collateral ligament（UCL）

9.1 野球肘

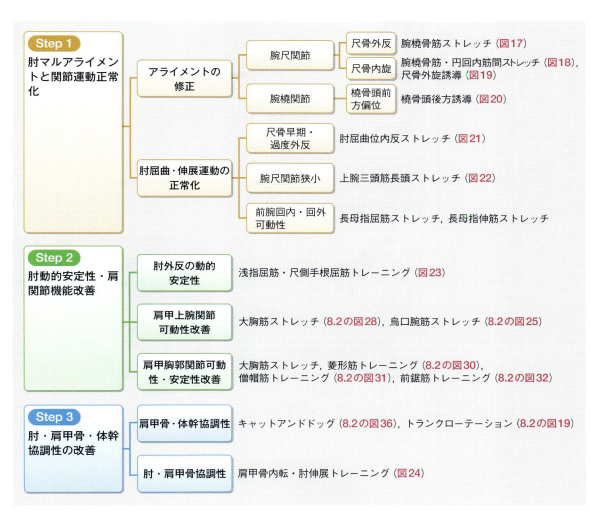

図16 野球肘のリハビリテーションのツリーダイアグラム

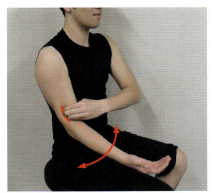

図17 腕橈骨筋ストレッチ
腕橈骨筋と上腕筋間に指を入れ，肘の屈曲伸展運動を繰り返す．

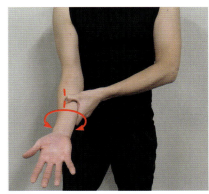

図18 腕橈骨筋・円回内筋間ストレッチ
腕橈骨筋と円回内筋が交差する部分に指を入れ，前腕の回内外運動を繰り返す．

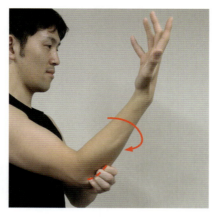

図19 尺骨外旋誘導
尺骨橈側に指をかけ，前腕回外運動を繰り返しながら，尺骨を外旋方向に誘導する．

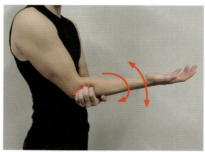

図20 橈骨頭後方誘導
橈骨頭掌側に指をかけ，前腕を回外させ，肘の屈曲・伸展運動を繰り返しながら，橈骨頭を後方に誘導する．

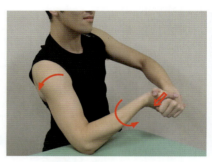

図21 肘屈曲位内反ストレッチ
肘90°屈曲位にて前腕を回外させ，肩を外旋位に保ちながら，肘を内反方向にストレッチする．

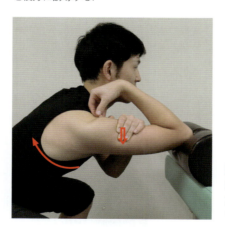

図22 上腕三頭筋長頭ストレッチ
肘最大屈曲位で肘を枕に載せ，上腕骨頭を下方に押しながら，肩関節を屈曲方向にストレッチする．

9.1 野球肘

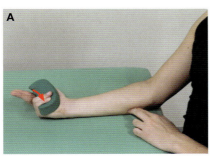
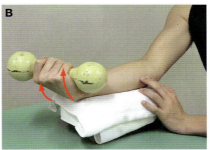

図23 浅指屈筋・尺側手根屈筋トレーニング
A：環指・小指PIP関節を屈曲させ，スポンジを握る．B：手根骨尺側を上にし，手関節を掌屈させ，ダンベルを持ち上げる．

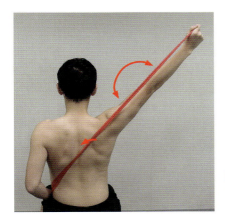

図24 肩甲骨内転・肘伸展トレーニング
肩甲骨を内転させた状態を維持しながら，肘を伸展し，チューブを牽引する．

- 近位指節間関節：proximal interphalangeal joint（PIP joint）

部位別

第9章 **肘関節**

9.2 テニス肘（上腕骨外側上顆炎）

1 発生メカニズム（図1）

テニス肘（外側上顆炎）は短橈側手根伸筋（ECRB）の付着症である．この付着部症の主要因は ECRB のタイトネスと過剰収縮であり，加えてアライメント不良による ECRB への持続的な伸張も関与する．ECRB はグリップ下での回内外運動時，回内では手関節安定性に関与し，回外では主動作筋として作用し[1]，ラケット競技では常に筋活動を要求されることになる．テニス肘には関節内病変として，滑膜ヒダの腕橈関節内インピンジメントもあり，橈骨頭の異常運動に伴う橈骨頭とECRBの摩擦ストレスが関与する．

図1に具体的なメカニズムを示す．メインとなる問題は，小指・環指による握り（尺側グリップ）が行えないことにより，橈側優位の筋活動となり（橈側グリップ），ECRBの過活動を生じ，外側上顆に負担がかかることである（図1①）．加えて，テニスなどラケット競技による前腕回内外運動の繰り返しにより，前腕周囲筋のタイトネスや胸郭・肩甲骨の可動性低下が生じる．ECRBのタイトネスに加え，特に上腕二頭筋・円回内筋のタイトネスは尺骨周りの橈骨可動性を低下させ，橈骨の前方偏位を引き起こす（図1③）．橈骨前方偏位はECRBの走行を変化させ，回内アライメントとともにECRBへの持続的な伸張を起こすほか，ECRBと橈骨の摩擦ストレスを生じさせ，関節内病変の原因となる．また，ストローク・サーブ動作の繰り返しによる肩甲胸郭関節の安定性・可動性低下により，さらに遠位関節（肘・前腕）の代償が起こり，いわゆる"手打ち"の動作になることで，ECRBへの負担を増大させることになる（図1②）．

2 主訴

■ 疼痛発生場面

テニス競技における典型的な外側上顆炎はバックハンドストロークでの疼痛を訴えるが，それ以外にも，スピンを強く用いたフォアハンドストロークやスピ

● **文献**
1) O'Sullivan LW, et al : Upper-limb surface electro-myography at maximum supination and pronation torques: the effect of elbow and forearm angle. J Electromyogr Kinesiol 2002 ; 12 : 275-285.

● テニス肘：tennis elbow
● 上腕骨外側上顆炎：lateral humeral epicondylitis
● 短橈側手根伸筋：extensor carpi radialis brevis muscle（ECRB）

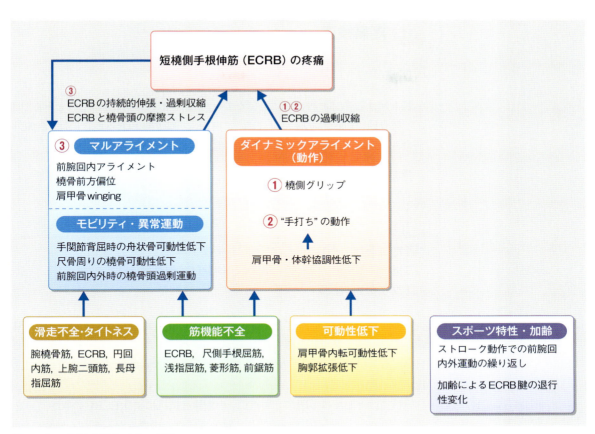

図1 テニス肘の発生メカニズム

ンサーブでも疼痛が出現する．テニス以外にも卓球やゴルフにおいても疼痛が生じる場合がある．疼痛が増悪すると，荷物を持つ，ふたを開ける，書字など日常生活にも支障をきたすことが多い．疼痛出現時期周辺でラケットやクラブの変更やガットの強さの変更，握りを変えたなど，疼痛発生の引き金となりそうなことがなかったか，詳しく聴取する．

■ 疼痛の種類

受傷後の症状の種類を聴取し，患部の状態を推定する．多くは鈍い痛みである慢性痛の場合が多いが，まれに脱力を伴う鋭い痛みを訴える場合もある．

■ ADL上の疼痛の有無

前述のように，ADLでの疼痛をよく訴える．回内位でのグリップ動作やグリップしながらの回内外運動は極力避け，反対側で行う，あるいは回外位で動作を行うよう指導する．ADLでの疼痛管理が予後に大きく左右するため，細かく聴取し，その管理を徹底する．

● 日常生活動作：activities of daily living（ADL）

部位別 第9章 肘関節

3 疼痛検査

■ 圧痛

外側上顆からECRBの走行に沿った1～2cm遠位までの部分の圧痛をみる（**図2**）．橈骨頭（関節面）の圧痛も評価し，関節内病変が疑われる場合には，肘頭外側にみられる関節内の腫脹も確認する（**図3**）．

■ 疼痛誘発

以下に挙げた関節運動時の疼痛を評価する．

CHECK POINT

□ 他動運動時痛：肘屈曲・伸展運動，手関節掌屈
□ 抵抗運動時痛：手背屈抵抗，中指伸展抵抗，肘伸展抵抗
□ グリップ時痛

他動運動として肘関節の屈曲・伸展時の疼痛を評価する．最終域での疼痛は関節内病変を示す場合がある．また肘屈伸を繰り返したり，速く行わせることで付着部炎の症状を誘発することもできる．さらに手関節掌屈時痛を確認し，ECRBの伸張時痛も確認する．

抵抗運動としては手関節背屈抵抗，中指伸展抵抗によりECRBの収縮時痛をみる（**図4**）．肘伸展抵抗も確認し，肘伸展抵抗での痛みがみられる場合には，上腕三頭筋機能の低下を疑う．復帰基準の疼痛評価としては，グリップ時の疼痛を用いるとよい（**図4C**）．疼痛なく握力発揮ができる握力が健側と比べ半分以下であると，1か月以上疼痛の改善にかかる場合が高い．

■ 疼痛増悪・減弱テスト

疼痛誘発で陽性であった運動時痛に対し，徒手的にアライメント操作を行い，疼痛減弱の有無を確認する．

CHECK POINT

□ アライメント操作 ・肘伸展・屈曲運動 ＋ 橈骨頭後方誘導
・手関節背屈・中指伸展抵抗 ＋ 舟状骨掌側誘導
＋ 肩甲骨内転保持
・肘伸展抵抗 ＋ 肩甲骨下角把持，上角保持

＊1 「9.1 野球肘」(p.274)を参照．

肘最終伸展や最終屈曲時痛がみられた場合には，橈骨頭を後方に誘導することで疼痛が減弱するのかを確認する＊1．手関節背屈抵抗や中指伸展抵抗に疼痛がみられた場合，舟状骨掌側誘導下（**図5A**）あるいは選手に肩甲骨内転保持を指示した状態（**図5B**）で再検査し，疼痛が軽減したかにより，手関節，肩甲胸郭

● 短橈側手根伸筋：extensor carpi radialis brevis muscle（ECRB）

9.2 テニス肘（上腕骨外側上顆炎）

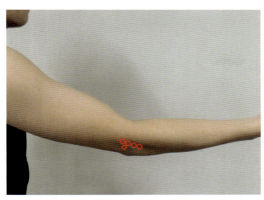

図2　肘外側部の圧痛
○：短橈側手根伸筋（ECRB）の圧痛，◇：橈骨頭（関節面）の圧痛．

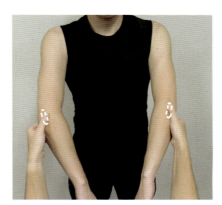

図3　肘関節内腫脹の評価
肘頭外側より，肘関節内の腫脹を左右差で触診する．

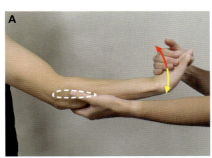
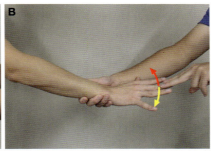
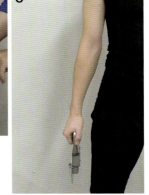

図4　ECRB収縮時痛の評価
A：手関節伸展抵抗を行い，ECRBの収縮時痛と筋トーンを評価する．
B：中指伸展抵抗を行い，ECRBの収縮時痛を評価する．
C：握力計を用い，疼痛が出現した際の握力を測定する．

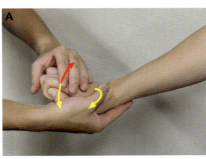
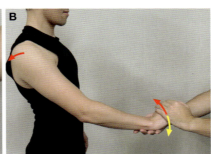

図5　ECRB収縮時の疼痛減弱テスト
A：舟状骨を掌側に誘導し，手関節伸展や中指伸展抵抗時痛減弱の有無を評価する．
B：肩甲骨を内転位に保持し，手関節伸展や中指伸展抵抗時痛減弱の有無を評価する．

関節のどちらに起因した疼痛であるかを判断する．肘伸展抵抗時の疼痛も肩甲骨を操作し，肩甲骨上角あるいは下角を把持した際に疼痛が減弱する際には，おのおの僧帽筋（上角），前鋸筋（下角）機能不全に起因していると考えられる[*1]．

部位別　第9章　肘関節

4　機能評価

■ アライメント（問題となるアライメントの把握）

評価項目
- ☐ 肘関節・前腕：前腕回内，橈骨頭前方偏位
- ☐ 肩甲骨：肩甲骨winging の有無

*2　「9.1 野球肘」（p.274）を参照.

● 文献
2) Bunata RE, et al : Anatomic factors related to the cause of tennis elbow. J Bone Joint Surg Am 2007 ; 89 : 1955-1963.

アライメント評価の詳細は野球肘の評価[*2]を参照されたい．ECRB は回内時，その走行が内側に偏位する[2)]．前腕回内アライメントを呈する例や ECRB のタイトネスがみられると，ECRB の走行が内側かつ掌側に偏位し，橈骨に巻きつくように癒着している場合もあるため，同時に確認する（**図6**）．

■ 関節運動パターン（異常なパターンの把握）

評価項目
- ☐ 肘関節伸展時の橈骨頭後方移動減少
- ☐ 前腕回外・回内時の橈骨頭過剰運動（外後方・内上方）
- ☐ 手関節背屈時の舟状骨掌側偏位低下

肘伸展時の橈骨頭の後方移動の減少および前腕回内・回外時の橈骨頭の評価は，野球肘の評価[*2]を参照されたい．テニス肘では，橈尺関節可動性低下により，橈骨頭の過剰運動が生じ，回外時に外後方，回内時に内上方に橈骨頭が偏位しやすい．手関節背屈時の手根骨の運動も観察する（**図7**）．手根骨橈側（舟状骨）の掌側偏位が減少している場合，長母指屈筋タイトネスがあり，ECRB の過剰収縮が起こりやすい．

■ 可動域・可動性（制限因子の確認）

評価項目
- ☐ 肘伸展・屈曲
- ☐ 前腕回外・回内
- ☐ 手関節掌屈・背屈・母指外転
- ☐ 肩甲骨内転

肘および前腕の評価は，野球肘の評価[*2]を参照されたい．手関節掌屈可動域を確認し，ECRB の柔軟性低下をみる．手関節背屈可動域や母指外転可動域も左右差で比較し，長母指屈筋タイトネスの有無を確認する．肩甲骨内転可動域も確認し，大胸筋・小胸筋タイトネスを評価する．

● 短橈側手根伸筋：extensor carpi radialis brevis muscle（ECRB）

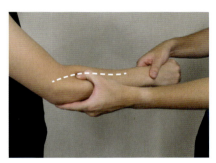 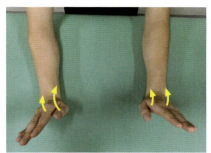

図6 ECRBの走行の評価
ECRBの走行を触診で評価する．橈骨頭に巻きつくように走行し，前腕回内時に腕橈骨筋下に滑り込んでいないかを確認する．

図7 手関節背屈時の手根骨運動の評価
手関節背屈時の手根骨の橈側および尺側の運動を評価し，橈側の背側偏位の増大（掌側偏位減少）の有無を評価する．

■ 筋力・筋機能検査

評価項目
- □ 手関節背屈抵抗（ECRB）
- □ 手関節掌屈抵抗（尺側手根屈筋）
- □ 環指・小指PIP関節屈曲抵抗（浅指屈筋）
- □ 肘伸展抵抗（肩90°屈曲位）

ECRBの評価は，触診をしながら手関節背屈抵抗を行い，収縮時の筋トーンの低下の有無と筋力発揮の左右差をみる（図4A）．筋力低下が著しく，筋トーンが上がりにくいと，症状が遷延化する場合が多い．尺側手根屈筋，浅指屈筋，肘伸展抵抗の評価は，野球肘の評価[*2]を参照されたい．

■ 動作分析

評価項目
- □ 座位での肩甲骨内転・体幹回旋運動
- □ ラケットのグリップの評価

座位で肩甲骨内転・体幹回旋運動を行い，肩甲骨内転を保持したままでの体幹回旋運動が可能かを確認する（図8）．体幹を回旋させた際に，回旋と対側の坐骨に荷重がかかる場合には，体幹回旋制限や体幹筋の機能不全が疑われ，手打ちでのストロークやサーブ動作となる可能性がある．

　また，ラケットのグリップ時の指の力の入り具合も評価する（図9）．母指・示指を強く握ったいわゆる橈側グリップでは，ECRBの活動が増大する．

● 近位指節間関節：proximal interphalangeal joint（PIP joint）

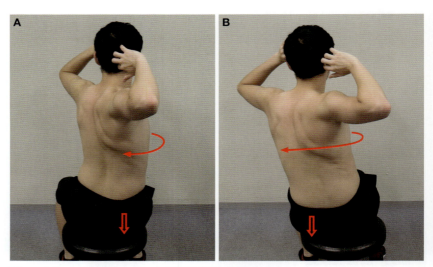

図8 座位での肩甲骨内転・体幹回旋運動の評価
A：良好例；肩甲骨内転位を保持し体幹を回旋させた際，回旋方向と同側坐骨に荷重している．
B：不良例；体幹回旋方向と対側方向に体幹が偏位し，対側の坐骨に荷重している．

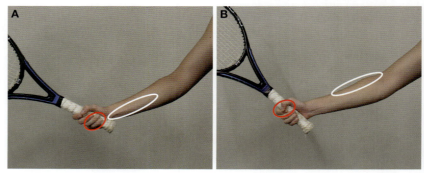

図9 ラケットのグリップの評価
A：良好例；環指・小指でラケットをグリップし，示指・母指がリラックスし，尺側の筋の緊張が強い． B：不良例；母指・示指で強くグリップしており，橈側の筋の緊張が高まる．

5 リハビリテーションと予防

ゴール設定（スポーツ動作開始まで）（図10）

テニス肘は前述のように，グリップ時の疼痛が復帰基準として有用である．対側との比較により，復帰の目安として利用する．

リハビリテーションは，① ECRBの柔軟性改善と前腕・手関節の正常運動を獲得することでグリップ時痛を消失させ，② 前腕筋力の改善と肩甲胸郭関節機能の改善を同時に図る．次に，③ 尺側グリップ下での前腕回内外運動獲得と肩甲骨・胸郭の協調性を改善させ，復帰の準備を行う．

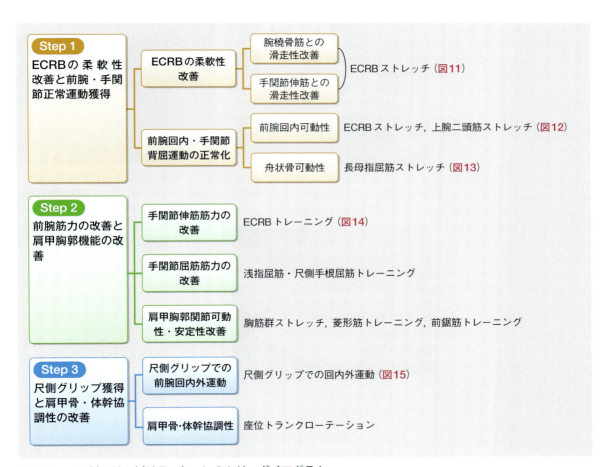

図10 テニス肘のリハビリテーションのツリーダイアグラム

● 短橈側手根伸筋：extensor carpi radialis brevis muscle（ECRB）

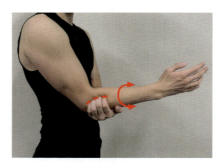

図11　ECRB ストレッチ
ECRBと腕橈骨筋との間を把持し，ECRBを外側に引っ張り出しながら，回内外運動を繰り返す．

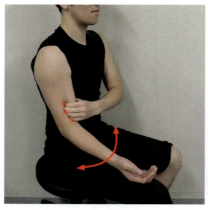

図12　上腕二頭筋ストレッチ
上腕二頭筋と上腕筋間に指を入れ，肘の屈曲伸展運動を繰り返す．

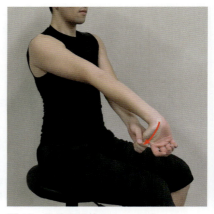

図13　長母指屈筋ストレッチ
母指を下方に引っ張りながら，肘伸展，前腕回外，手関節を背屈させる．

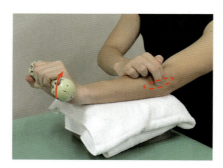

図14　ECRB トレーニング
環指・小指を中心にダンベルを握り，小指側より手関節を背屈させる．
ゆっくりと降ろし，遠心性の収縮も行う．

● 短橈側手根伸筋：extensor carpi radialis brevis muscle（ECRB）

9.2 テニス肘（上腕骨外側上顆炎）

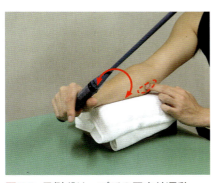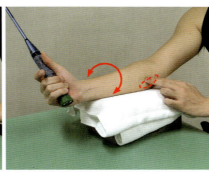

図15 尺側グリップでの回内外運動
環指・小指を中心にラケットを握り，前腕回内外運動を行う．

部位別

肘関節

第9章

9.3 肘関節脱臼

1 発生メカニズム（図1）

肘関節脱臼は転倒時や落下時に手をついて損傷する（図2）．肘を伸ばしたまま前方や後方に手をついた際には過伸展損傷が起こる．肘頭が肘頭窩に衝突してテコとなり，鉤状突起が上腕骨滑車を乗り越えることで，尺骨が後方脱臼する．損傷は内側より生じ，尺側側副靱帯（UCL）のほか，前方関節包や円回内筋の損傷が高率で起こり，肘外側側副靱帯（LCL）にも損傷がみられる場合がある[1]．肘軽度屈曲位で身体より前に手をついた際には肘が後外側に脱臼する場合がある．身体の軸圧の方向が前腕より内側となることに加えて前腕回外位であると，上腕骨が内旋しながら橈骨頭が前方にすべり，肘が回外・外反強制されることで，後外方に脱臼する．損傷は外側より生じ，LCL，前方関節包，UCLの順に損傷が起こる[2]．

損傷後の機能低下と再発のメカニズムを示す．肘関節脱臼は前述のとおり，肘伸展位あるいは回外位で手をつくこと（図1①）により生じ，損傷後は肘（尺骨）外反不安定性が増大し（図1②），肘外反アライメントとなり（図1③），荷重時の外反を生じやすくなる．加えて，肘関節の腫脹や著明な伸展制限により（図1④），肩甲帯固定性低下が生じやすく（図1⑤），上肢の支持性が低下することで，手をつく際の恐怖感や再受傷につながるため注意する．

2 主訴

疼痛発生場面

問診により，身体の倒れた方向，手をついたときの肘の肢位や手の向きについて詳細に聴取する．本人が詳細に覚えていない場合も考慮し，肘内側の損傷と外側の損傷のどちらの程度が強いかなど，損傷部位と併せて受傷機転を推定する．

文献
1) Tyrdal S, et al : Hyperextension of the elbow joint: pathoanatomy and kinematics of ligament injuries. J Shoulder Elbow Surg 1998 ; 7 : 272-283.
2) O'Driscoll SW, et al : Posterolateral rotatory instability of the elbow. J Bone Joint Surg Am 1991 ; 73 : 440-446.

● 外側側副靱帯：lateral collateral ligament（LCL）
● 尺側側副靱帯：ulnar collateral ligament（UCL）

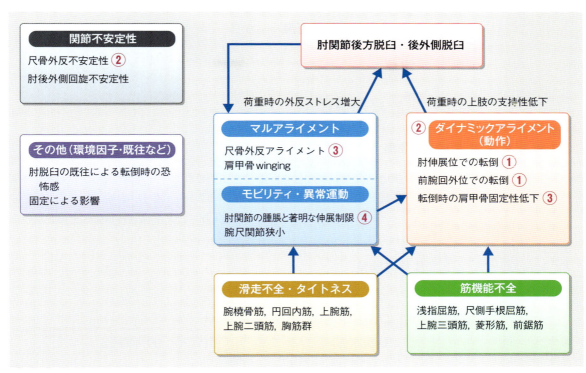

図1　肘関節脱臼の発生メカニズム

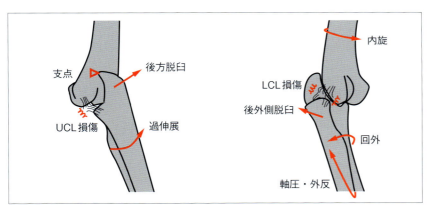

図2　肘関節脱臼損傷の受傷機転

疼痛の種類

受傷直後は，安静時のうずくような痛みに加え，著明な可動域制限と肘周囲の腫脹，前腕部の内出血，整復前は明らかな変形が特徴的である．受傷1〜2週後は安静時痛がほぼ消失するが，運動時の肘内側や外側の鋭い痛みに加え，腫脹による可動域制限もまだ著明にみられる．

部位別　第9章　肘関節

■ ADL上の疼痛の有無

安静時の疼痛が持続しており，さまざまな場面で疼痛を訴える．

▶ 3　疼痛検査

■ 圧痛

*1　「9.1 野球肘」(p.274)を参照．

肘内側部の圧痛は野球肘の評価[*1] を参照されたい．外側はLCLの上腕骨付着部（外側上顆），実質部，橈骨付着部を確認する（図3）．肘脱臼には，骨折を併発する可能性も高く，内側上顆，外側上顆に加え，尺骨鉤状突起や橈骨頭の圧痛も確認する．

■ 疼痛誘発

以下に挙げた関節運動時の疼痛を評価する．

CHECK POINT

☐ 他動運動時痛：肘伸展・屈曲・外反強制（30°・90°屈曲位）
☐ 抵抗運動時痛：手掌屈抵抗，前腕回内抵抗

他動運動では肘関節の伸展・屈曲での疼痛部位を評価する．肘外反強制は30°および90°屈曲位での疼痛および不安定性を確認するが，損傷後2週間は避けるようにする（図4）．抵抗運動では前腕回内屈筋群の損傷の有無を確認するため，手関節掌屈・前腕回内抵抗で確認する（図5）．

■ 疼痛増悪・減弱テスト

疼痛誘発で陽性であった運動時痛に対し，徒手的にアライメント操作を行い，疼痛減弱の有無を確認する．

CHECK POINT

☐ アライメント操作　・肘伸展・屈曲＋尺骨内反
　　　　　　　　　　　　　　　＋橈骨頭後方誘導
　　　　　　　　　　　　　　　＋肘頭外側つまみ

肘伸展や屈曲時痛がみられた場合，尺骨の内反誘導や橈骨頭の後方誘導により疼痛が減弱するかを確認する[*1]．ただし，後外側脱臼の場合は，橈骨頭後方誘導は控える．また，肘伸展時に後方に疼痛を訴える場合には，肘頭外側の皮膚をつまむことで疼痛が減弱するのか（図6）を確認し，後方関節包に起因する疼痛であるかを評価する．

● 日常生活動作：activities of daily living（ADL）
● 外側側副靱帯：lateral collateral ligament（LCL）

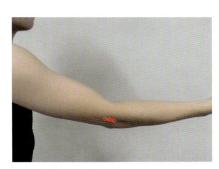

図 3 肘外側部の圧痛
○：肘外側側副靱帯（LCL）損傷の圧痛．

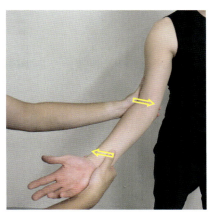

図 4 肘外反不安定性の評価
手掌で肘外側を把持しながら，前腕遠位部より外反方向に牽引する．はじめはゆっくりと動かし，疼痛を確認するのみとし，疼痛減弱に伴いエンドフィールを評価する．

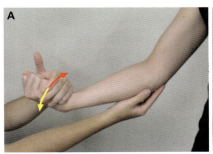

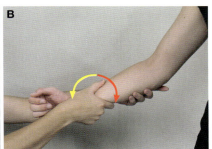

図 5 前腕回内屈筋群の収縮時痛の評価
A：手関節掌屈抵抗を行い，尺側手根屈筋の収縮時痛を評価する．B：前腕回内抵抗を行い，円回内筋の収縮時痛を評価する．

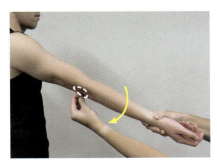

図 6 肘伸展時痛の疼痛減弱テスト
肘頭外側の皮膚をつまみ，後方の軟部組織（関節包）を牽引しながら肘を伸展強制し，疼痛の減弱をみる．

部位別　第9章　肘関節

4 機能評価

■ アライメント（問題となるアライメントの把握）

評価項目
- □ 肘関節・前腕：肘関節外反，橈骨頭前方偏位
- □ 肩甲骨：肩甲骨winging の有無

*2 「9.1 野球肘」(p.274) を参照.

野球肘の評価[*2]を参照されたい.

■ 関節運動パターン（異常なパターンの把握）

評価項目
- □ 肘関節伸展時の尺骨外反増大，橈骨頭後方移動減少，肘後方での衝突
- □ 肘屈曲時の肘後方関節裂隙狭小化

肘関節運動パターンの評価として，肘関節伸展運動を評価する（図7）．尺骨の運動を触診し，外反角を対側と比較する．上腕屈筋の防御性収縮により，腕橈骨筋など肘外側の筋タイトネスがあると，外反が増大する．同時に肩関節伸展での肘関節伸展の代償運動にも留意する．橈骨頭も触診し，肘伸展時の橈骨の後方移動減少をみる．同じく防御性収縮により上腕二頭筋のタイトネスが生じると，早期に橈骨頭の後方移動が減少する．また，肘後方での肘頭窩と肘頭での衝突でも肘伸展制限が起こりやすく，本人もつまり感を訴える．これも防御性収縮による上腕筋のタイトネスや前方関節包損傷に伴う上腕筋の癒着により，上腕骨に対する尺骨の後方へのすべり運動が制限されることで起こりやすい.

　肘関節後方の狭小化は肘屈曲運動でも観察され，肘頭と肘頭窩の間（肘後方関節裂隙）が狭小化する（図8）．後方の関節包の癒着が原因の場合が多く，関節内の腫脹のコントロールが重要となる.

■ 可動域・可動性（制限因子の確認）

評価項目
- □ 肘伸展・屈曲
- □ 前腕回外
- □ 肩甲骨内転

*3 「第8章 肩関節」(p.234) を参照.

肘伸展や屈曲制限は，上述した関節運動とともに評価する．円回内筋損傷による前腕回外制限の有無も確認する．肩甲骨内転可動性も評価する[*3]．固定の影響により，肩甲骨の特に内転可動性が低下する場合があり，胸郭拡張低下と前胸部の筋，特に大胸筋・小胸筋タイトネスを疑う.

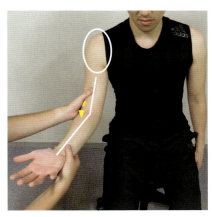 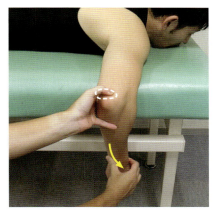

図7 肘関節伸展運動の評価
肘を他動的に伸展させ，肘外反の増大，肩関節伸展による代償，橈骨の後方移動減少を評価する．

図8 肘後方関節裂隙狭小化の評価
肘を屈曲させ，肘頭と肘頭窩の間への母指の入りやすさを左右差で比較する．

■ 筋力・筋機能検査

評価項目
- □ 手関節掌屈抵抗（尺側手根屈筋）
- □ 環指・小指PIP関節屈曲抵抗（浅指屈筋）
- □ 肘伸展抵抗（肘伸展位，肘90°屈曲位）

尺側手根屈筋，浅指屈筋の評価は野球肘の評価[*2]を参照されたい．肘伸展抵抗は肘90°屈曲位に加え[*2]，肘伸展位において，特に上腕三頭筋内側頭の収縮を触診で確認する（図9）．

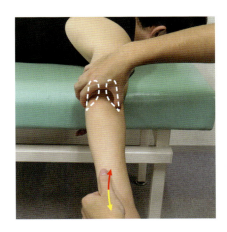

図9 肘最終伸展抵抗時の上腕三頭筋収縮の評価
肘最終伸展抵抗時に，上腕三頭筋内側頭・外側頭を触診し，筋収縮を内外側で比較する．

● 近位指節間関節：proximal interphalangeal joint（PIP joint）

動作分析

評価項目
- ☐ 四つ這い位での肩甲骨内転・外転（キャットアンドドッグ）
- ☐ 腕立て伏せ
- ☐ 逆立ちでの肩甲骨上方回旋・下方回旋

はじめに，四つ這いなどCKC運動の評価は伸展時の疼痛が消失してから行う．四つ這い位での肩甲骨内転・外転を行い，肘伸展位を保持しながら肩甲骨のwingingの有無をみる．次に腕立て伏せを行い，肩甲骨の安定性を保ちながら，肘の屈曲・伸展運動が可能かをみる．逆立ちでの肩甲骨上方回旋・下方回旋は復帰直前に評価をする（図10）．肘伸展位を保持したまま肩甲骨を動かすことで体幹を上下させるだけの肩甲骨機能の改善がみられるかを確認する．

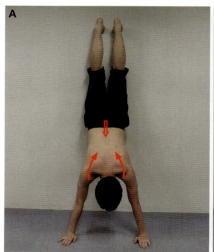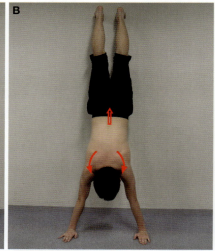

図10 逆立ちでの肩甲骨上方回旋・下方回旋運動の評価
逆立ちを背面から観察し，上下運動をした際の肩甲骨の上方回旋（B），下方回旋（A）運動の左右差を比較する．

● 文献

3) Ross G, et al : Treatment of simple elbow dislocation using an immediate motion protocol. Am J Sports Med 1999 ; 27 : 308-311.

4) Schippinger G, et al : Management of simple elbow dislocations. Does the period of immobilization affect the eventual results? Langenbecks Arch Surg 1999 ; 384 : 294-297.

5 リハビリテーションと予防

■ ゴール設定（スポーツ動作開始まで）（図11）

橈骨頭や尺骨鉤状突起の骨折がなければ，2週以内の固定とする．肘関節脱臼で最も怖いのは拘縮であり，多くの報告で1週以上，2週以内の固定が推奨されている[3,4]．損傷組織に疼痛のない範囲での可動域訓練は受傷後1日から開始し，

● 閉鎖性運動連鎖：closed kinetic chain（CKC）

固定期間中は肘伸展可動域の改善にとどめ，受傷5週以内を目標に肘完全伸展可動域を獲得し，固定期間終了後より屈曲可動域の改善も開始し，靱帯の治癒過程により，5〜8週での完全復帰までに完全可動域を目指す．

リハビリテーションは，① 炎症管理と肘関節可動域の改善を早期から開始し，② 肘安定化機能の改善と肩甲胸郭機能の改善を同時に図る．次に，③ CKCでの肘および肩甲骨安定性を改善させ，復帰を目指す．

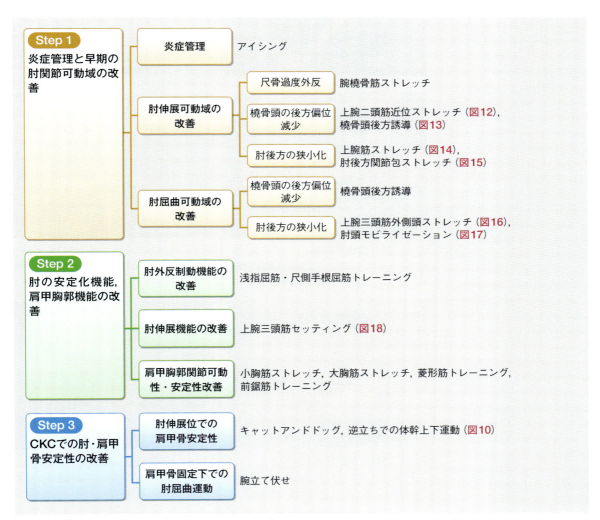

図11 肘関節脱臼のリハビリテーションのツリーダイアグラム

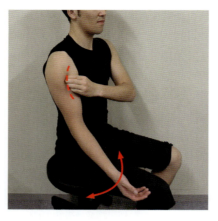

図12　上腕二頭筋近位ストレッチ
三角筋前部線維と上腕二頭筋筋間に指を入れ，肘の屈曲伸展運動を繰り返す．

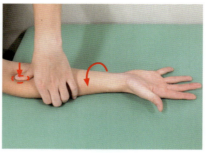

図13　橈骨頭後方誘導
橈骨頭を掌側より押し，前腕回外運動を繰り返しながら，橈骨頭を後方に誘導する．

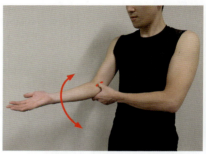

図14　上腕筋ストレッチ
上腕筋と円回内筋間に指を入れ，肘の屈曲伸展運動を繰り返す．

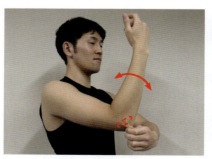

図15　肘後方関節包ストレッチ
肘頭外側の皮膚をつまみ，後方の関節包を牽引しながら，肘の屈曲伸展運動を繰り返す．

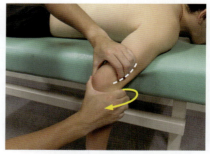

図16　上腕三頭筋外側頭ストレッチ
上腕三頭筋と外側筋間中隔間に指を入れ，前腕を回外方向に牽引する．

9.3 肘関節脱臼

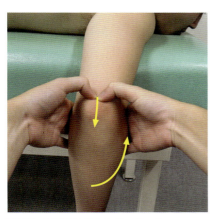

図17 肘頭モビライゼーション
肘頭と肘頭窩間に母指を入れ，肘頭を手前に牽引しながら肘を屈曲させる．

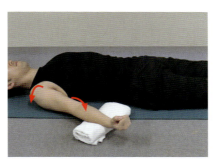

図18 上腕三頭筋セッティング
前腕近位部にタオルを敷き，肩甲骨内転位，前腕回外位とする．肘を伸展させ，タオルをつぶし，上腕三頭筋の等尺性収縮を行う．

部位別

第10章 手関節

三角線維軟骨複合体（TFCC）損傷，尺側手根伸筋（ECU）腱損傷

1 発生メカニズム（図1）

手関節尺側の疼痛が生じる疾患として，三角線維軟骨複合体（TFCC）損傷と尺側手根伸筋（ECU）腱損傷が好発する．TFCC損傷は，三角線維軟骨・手関節尺側側副靱帯および掌側と背側の橈尺靱帯など，周囲の靱帯構造などから構成されるTFCCの摩耗・穿孔・断裂などが主要因となる[1]．ECU腱損傷は，腱の変性・炎症が主要因となる．これらは，テニス競技など前腕回内外の繰り返しや

●文献
1) Palmer AK, et al : Triangular fibrocartilage complex lesions: a classification. J Hand Surg Am 1989 ; 14(4) : 594-606.

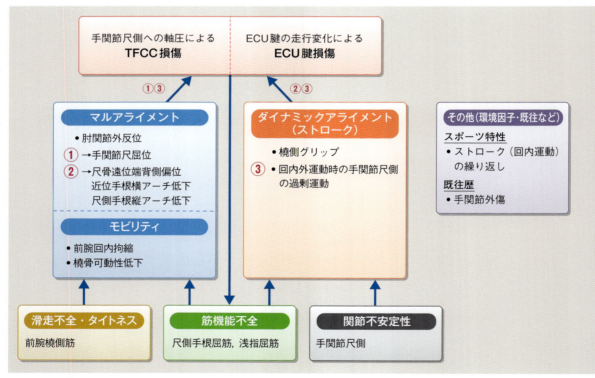

図1 TFCC損傷，ECU腱損傷の発生メカニズム

- 三角線維軟骨複合体：triangular fibrocartilage complex（TFCC）
- 尺側手根伸筋：extensor carpi ulnaris（ECU）

体操競技など手を床につく動作の繰り返しによる肘関節・前腕・手関節・手根骨のアライメント不良と，動作時の手関節尺側への応力集中によって生じる．また，転倒時の誤った手のつき方により急性にTFCC損傷を生じることもある．理学療法評価時にはまず疼痛部位（組織）を特定し，その後，疼痛減弱テストを用いて起因となる肘関節・前腕・手関節・手根骨のマルアライメントや機能を抽出する．また，疼痛組織へのストレスを増大させる可能性のあるダイナミックアライメントや機能の評価へと進める．正常では，前腕の回内外軸は尺骨であり，手根骨はアーチ構造を有する．臨床上重要なアーチ構造として，舟状骨・月状骨・三角骨からなり月状骨をトップとして円弧を描く近位手根横アーチ，三角骨・有鉤骨・第5中手骨からなり掌側に軽い凹を呈する尺側手根縦アーチがある（図2）．

図1に具体的な発生メカニズムを示す．TFCC損傷は，肘関節外反・手関節尺屈の不良アライメントによるTFCCへの軸圧増加が主なストレスとなる[2]（図1①）．加えて前腕回内外制限や前腕回内外軸の橈側偏位により，ストロークなどの前腕・手関節の回内外運動時に，手関節尺側の過剰運動が生じる（図1③）ことで発生する．これらのアライメント不良は橈側優位の誤ったラケットのグリップにより，橈側の筋タイトネス，尺側の筋の機能不全が起こることで

● 文献

2) Falmer AK, et al : Biomechanics of the distal radioulnar joint. Clinical Orthop Relat Res 1984 ; 187 : 26-35.

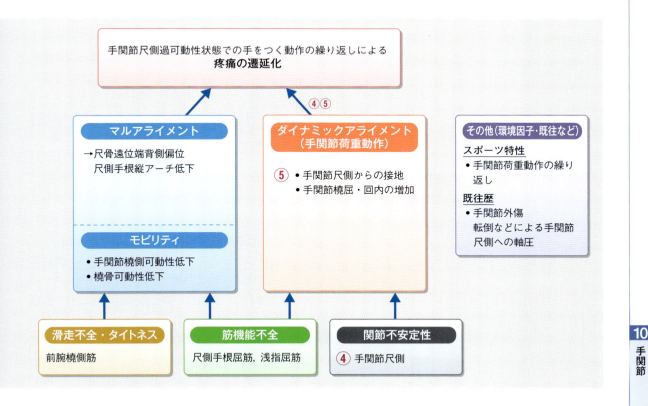

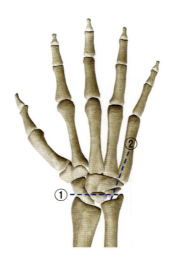

図2 手根骨アーチ（解剖図）
①：舟状骨・月状骨・三角骨からなり，月状骨をトップとして円弧を描く近位手根横アーチ．
②：三角骨・有鉤骨・第5中手骨からなり，掌側に軽い凹を呈する尺側手根縦アーチがある．

生じている場合が多い．

　ECU腱損傷では尺骨遠位端の背側偏位に加え，尺骨に対する三角骨の掌側偏位のアライメント不良が起こる．腱鞘により尺骨に強固に固定された腱の走行が変化することでねじれストレス（図1②）が加わり，TFCC損傷同様，手関節尺側の過剰運動が生じることで発生する[3]．手部のアライメント不良は，特に体操など手をつく動作の繰り返しにより手根骨アーチが低下することが原因として考えられる．

　転倒などによる急性損傷例では，手関節回内位での背屈強制によって，手関節尺側への軸圧が加わることで発生する．急性損傷例では，損傷に伴う手関節尺側の不安定性が先行して存在することで橈尺関節・手関節のアライメント不良を引き起こし，手関節尺側が過可動性の状態（図1④）で，手をつく動作（図1⑤）を繰り返すことで疼痛が遷延化し，結果として慢性症例となる．

● 文献
3) Campbell D, et al : Sports-related extensor carpi ulnaris pathology: a review of functional anatomy, sports injury and management. Br J Sports Med 2013 ; 47(17): 1105-1111.

2　主訴

疼痛発生場面

疼痛の急性発症/慢性発症および疼痛が出現する動作場面を聴取する．具体的には，転倒などによる手関節の背屈強制や回内外強制のエピソードの有無を聴取する．急性発症のエピソードがあれば，TFCCの穿孔や断裂，ECU腱の損傷や脱臼・断裂の可能性を疑う．また，急性発症のエピソードを有するが，受傷から時間が経過している場合は，手関節尺側の不安定性に伴う疼痛の遷延化を疑い機能評価を行う．明らかな受傷のエピソードがなく，テニスのストロークや体操競技における手関節の荷重や懸垂の繰り返しによる疼痛の出現は，TFCC，ECU腱の摩耗や変性，炎症を疑う．

● 三角線維軟骨複合体：triangular fibrocartilage complex（TFCC）
● 尺側手根伸筋：extensor carpi ulnaris（ECU）

■ 疼痛の種類

受傷後の症状の種類を聴取し，患部の状態を推定する．鋭い痛みは前述の急性発症による急性痛，鈍い痛みは慢性痛の場合が多い．また，TFCC 損傷では断裂・摩耗・変性により手関節尺側の不安定感を訴えることもある．

■ ADL 上の疼痛の有無

TFCC 損傷ではドアノブをひねる，手をつくなど，手関節回内外や荷重時の疼痛を訴える．ECU 腱損傷では，洗髪や書字など，把持動作で疼痛を訴える．

3 疼痛検査

■ 圧痛（図3）

TFCC，ECU 腱の圧痛を確認する．また，転倒などのエピソードを有する場合は，特に月状骨周囲（舟状骨－月状骨間，月状骨－三角骨間）の圧痛を確認する．月状骨周囲に圧痛を有する場合は，手根骨の骨挫傷や手根靱帯の損傷を疑い，手根骨の不安定性によって手根骨アーチの低下につながる可能性を考慮に入れる．

■ 疼痛誘発

以下に挙げた関節運動時の疼痛を評価する．

CHECK POINT
- □ 他動運動時痛：手関節背屈（OKC，CKC），回外・尺屈強制
- □ 抵抗運動時痛：母指外転抵抗（ECU synergy test）

手関節背屈強制時の疼痛を評価する（OKC）．TFCC 損傷では特に尺側への圧を増大させることで疼痛が増悪する．CKC でも同様に背屈強制を行う．疼痛が増大する場合には手根骨アーチの影響を疑う．回外強制では TFCC，ECU 腱と

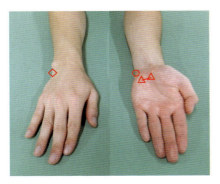

図3 圧痛
○：TFCC，◇：ECU 腱，△：月状骨．

- 日常生活動作：activities of daily living（ADL）
- 開放性運動連鎖：open kinetic chain（OKC）
- 閉鎖性運動連鎖：closed kinetic chain（CKC）

● 文献
4) Ruland RT, et al : The ECU synergy test: an aid to diagnose ECU tendonitis. J Hand Surg Am 2008, 33(10) : 1777-1782.

もに疼痛を訴える場合があるが，母指外転抵抗（ECU synergy sign）（図4）を行うことで，ECU腱に選択的に疼痛を誘発することができる[4]．

■ 疼痛増悪・減弱テスト

疼痛誘発で陽性であった運動時痛に対し，徒手的にアライメント操作を行い，疼痛減弱の有無を確認する．

CHECK POINT
□ アライメント操作　・手関節背屈強制（CKC）＋ 三角骨持ち上げ
　　　　　　　　　　　　　　　　　　　　　　　＋ 前腕回内外
　　　　　　　　　　・手関節回外強制 ＋ 尺骨遠位端掌側押し込み

前腕・手根骨のアライメント操作を徒手的に行い，疼痛の減弱・増悪の有無をみる．CKCでの手関節背屈強制時に前腕回内外の変化に伴う疼痛増減の有無を確認する．また，三角骨の下に指を入れ，尺骨に対し三角骨を掌側に持ち上げることによる疼痛減弱を確認する（図5）．手関節回外強制では，尺骨遠位端を掌側に押し込むことでの疼痛減弱の有無を確認し，尺骨遠位端の背側偏位による影響を評価する．

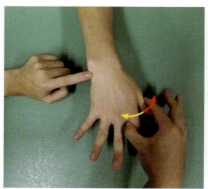

図4　ECU synergy sign
母指外転抵抗により，ECU腱の疼痛の有無を評価する．

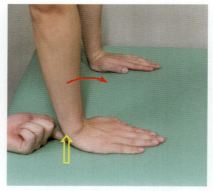

図5　手関節背屈と三角骨持ち上げ
三角骨を掌側から挙上し，尺側手根縦アーチを挙上する．

- 尺側手根伸筋：extensor carpi ulnaris（ECU）
- closed kinetic chain（CKC）

4 機能評価

■ アライメント（問題となるアライメントの把握）

評価項目
- □ 肘関節，前腕：肘関節外反，前腕回内，尺骨遠位端背側偏位
- □ 手関節：回内・回外，尺屈
- □ 手根骨：舟状骨・三角骨掌側偏位

肘関節伸展・前腕回外位にて，肘外反，前腕回内アライメントを左右で比較する．特に前腕回内アライメントは，掌側より近位および遠位橈尺関節で橈骨と尺骨の位置関係を確認する（図6）．加えて遠位橈尺関節は，肘を屈曲させ，背側より橈骨遠位端に対する尺骨の背側への浮き上がりを確認する（図7）．次に前腕遠位部の回内外アライメントを揃えた位置で，手関節の回内外アライメントや尺屈アライメントを評価する．また，手関節尺側の機能に重要な手根骨のアーチ構造として，近位手根横アーチと尺側手根縦アーチを評価する．近位手根横アーチは舟状骨・月状骨・三角骨からなり，手部背側より橈骨に対する舟状骨の掌側偏位の有無を確認する（図8A）．加えて，掌側より舟状骨と三角骨の開き具合を舟状骨・三角骨間距離を比較することでもアーチの低下やハイアーチを確認する．尺側手根縦アーチは三角骨・有鈎骨・第5中手骨からなり，三角骨の尺骨に対する掌側偏位の有無から確認する（図8B）．

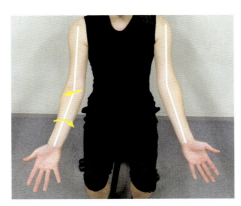

図6　肘関節・前腕アライメントの評価
肘関節伸展・前腕回外位での尺骨外反・前腕回内アライメント（右手）の有無を左右差で比較する．

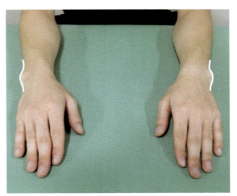

図7　尺骨遠位端背側偏位の評価
遠位橈尺関節を観察し，橈骨に対する尺骨の背側偏位（右手）していないかを確認する．

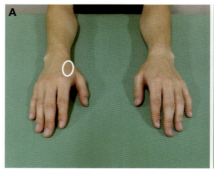 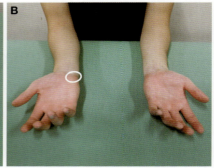

図8 手根骨アーチの評価
A：手部背側より橈骨に対する舟状骨の掌側偏位を確認する．B：掌側から三角骨の尺骨に対する掌側偏位を確認する．

関節運動パターン（異常なパターンの把握）

評価項目
☐ 肘関節伸展時の過度の外反増大
☐ 前腕回内外軸の橈側偏位
☐ 前腕・手関節回外時の手関節尺側回外
☐ 手関節背屈時の回内制限（回外増大）
☐ 手関節尺屈時の手関節回外増大

　肘関節・前腕運動パターンの評価として，肘関節伸展時の過度の外反増大の有無，前腕回内外時の運動軸，また手関節による回外の代償の有無を確認する．前腕回内外軸が橈側に偏位している場合は，橈側の筋のタイトネスによる橈骨の尺側周りの運動の制限や，尺側の筋の機能不全を疑う（図9）．尺側の筋の機能不全と，前腕回内外軸の橈側偏位（橈骨の運動制限）は，回外時の手関節尺側の回外を引き起こす．
　また，長母指屈筋のタイトネスを有すると，手関節背屈時に舟状骨の橈骨に

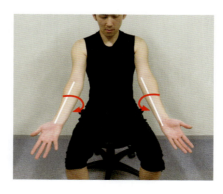

図9 回内外軸
正常では前腕回内外の軸は尺骨にある（左手）．橈側の筋のタイトネスにより前腕回内外の軸は橈側に偏位する（右手）．

対する滑り運動が低下し，手関節の回内制限（回外増大）が生じる．手関節尺屈
時に回外を伴う場合は，尺側手根縦アーチの低下により，三角骨が掌側に偏位
している可能性が考えられる．

■ 可動域・可動性（制限因子の確認）

評価項目
□ 前腕回内外
□ 手関節掌屈・背屈・橈屈
□ 母指外転

前腕回内外の可動域は，尺骨周りの橈骨運動の制限を確認する．橈骨のより近
位で回内外運動が制限されていれば，橈骨近位に付着する上腕二頭筋の滑走不
全を疑う．回外制限については，橈骨中央では円回内筋や腕橈骨筋，遠位では
方形回内筋の滑走不全を疑う．回内運動では，橈骨中央から遠位では橈側手根
伸筋，遠位では長母指伸筋の滑走不全が制限因子となることが多い．この鑑別
には母指を4指で握りこむことで掌屈制限の有無を確認し，掌屈が制限される
場合は，長母指伸筋の滑走不全による制限を疑う．前腕から手関節を含んで回
内外の可動域を確認する場合は，前腕の可動域制限により，手関節尺側の過剰
運動が生じていないかを評価する．

　手関節掌屈・背屈の可動域制限は，他動運動時に前腕にて手関節・手指の屈
筋および伸筋の緊張を確認し，制限となる筋を評価する．手関節橈屈の制限が
ある場合は，肘関節が外反アライメントを呈していることで，手関節の関節面
が尺側へ傾き，橈屈制限が生じている可能性がある．

　母指外転可動域に制限がみられる場合は，母指球筋のタイトネスを有し，舟
状骨の背側への滑りが制限されている可能性が考えられる．

■ 筋力・筋機能検査

評価項目
□ 小指球，母指球の萎縮（小指球・母指球筋群）
□ 小指，母指の対立（小指球・母指球筋群）
□ 手関節掌屈
□ 手関節背屈
□ 抵抗下環指，小指PIP関節屈曲（浅指屈筋）

小指球筋と母指球筋の機能により，近位手根横アーチの安定性が得られる．機
能低下は，小指球・母指球の萎縮の有無と，小指・母指の対立運動での筋の収縮
具合を触診する（図10）．また，特に小指球筋は手根骨尺側の安定性に寄与し，
尺側の筋の機能維持に重要である．

● 近位指節間関節：proximal interphalangeal joint（PIP joint）

次に，手関節掌屈時の屈筋腱の浮き上がりの強さを確認し，掌屈時に尺側手根屈筋・橈側手根屈筋のどちらを優位に使っているかを評価する（図11）．背屈時に手関節回外を伴う場合には橈側手根伸筋優位，回外を伴わず手根骨尺側を背側に持ち上げながら行える場合は尺側手根伸筋優位と判断できる（図12）．いずれも橈側の筋が優位の場合は，肘関節外反アライメント，前腕回内外軸の橈側偏位，尺側の過可動性の要因となる．

抵抗下での小指・環指のPIP関節屈曲時の抵抗感と筋腹の収縮により浅指屈筋機能を評価する．また，尺側の筋のなかでも浅指屈筋は，尺骨に対する手根尺側の安定獲得のために重要な筋であるが，機能低下がみられるとPIP関節屈曲時の抵抗感が弱くなり，筋腹にも収縮がみられなくなる（図13）．

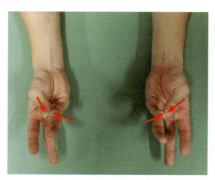

図10　小指・母指対立
小指・母指を対立し，小指球筋・母指球筋の筋機能を評価する．筋機能低下を有する場合は，母指・小指の一直線上での対立が困難となる（右手）．

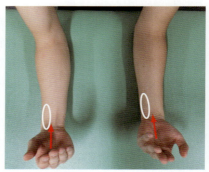

図11　手関節掌屈
橈側手根屈筋優位の手関節掌屈（右手）．尺側手根屈筋優位の手関節掌屈（左手）．

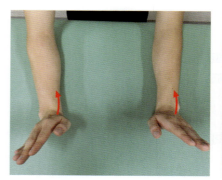

図12　手関節背屈
橈側手根伸筋優位の手関節背屈（右手）．尺側手根伸筋優位の手関節背屈（左手）．

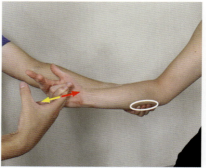

図13　小指・環指PIP関節抵抗屈曲
浅指屈筋の収縮を触知しながら，小指・環指PIP関節の抵抗屈曲を行い，抵抗感を左右で比較する．

● 近位指節間関節：proximal interphalangeal joint（PIP joint）

動作分析

評価項目
- □ 握り（スイング動作）
- □ 手関節荷重動作

テニスのようにラケットを握り，回内外を繰り返す競技では，グリップの握りを確認し，示指・中指で強く握っているのか（図14A），環指・小指で強く握っているのかを評価する（図14B）．手関節の安定には，ラケットをグリップする際に，小指・環指で強く握ることが重要であり，それにより手関節尺側の安定性が向上する．反対に橈側で強く握るグリップは，橈側の筋の活動を増大させ，尺骨周りの橈骨の運動を制限し，結果として手関節の過剰な運動を起こす．また，手関節の安定性は低下し，手関節尺側の問題発生要因ともなりうる．

体操など，手をつく競技においては，手関節荷重動作を評価する．四つ這い位，もしくは倒立位で，体幹・肩甲骨の安定性，上腕骨内外旋，前腕回内外，手根骨アライメントを確認する．肩甲骨が上方回旋・外転位で安定しているか，上腕骨の内旋制限・前腕の回内制限によって，手関節の過度な回内が生じていないか，月状骨が降下し，近位手根横アーチが低下していないかを評価する．また，手をつく際に尺側縦アーチ低下が生じていれば，手関節尺側から接地する．具体的に例を挙げると，上肢全体として内旋位で手をつく際，肩甲骨の上方回旋・外転位での安定性が低下すると肩甲骨は挙上し，下方回旋位となり，wingingが生じる場合が多い．肩甲骨の挙上・下方回旋位は肩関節の内旋方向への可動性を減少させ，結果として前腕の過剰な回内および手関節橈屈・回内位で手をつくことになり，手関節尺側への剪断ストレスと舟状骨・橈骨間の圧迫ストレスが増大する．このように，手をつく動作では体幹・上肢中枢から末梢までの安定性が重要となる．

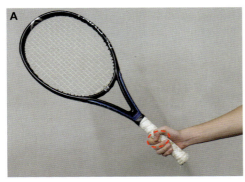 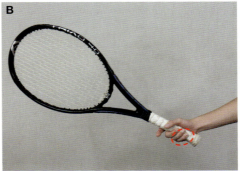

図14 尺側・橈側グリップ
A：示指・中指を強く握り，前腕橈側の筋の緊張が高い橈側グリップ．
B：小指・環指をしっかり握り，中指・示指はリラックスした尺側グリップ．

5 リハビリテーションと予防

ゴール設定（スポーツ動作開始まで）（図15）

TFCC損傷を受傷し，手関節内に腫脹が認められる場合は3週間の安静を要する．ECU腱炎の場合は2週の安静を要する．いずれも慢性的なストレスによる損傷の場合は，早期から積極的に問題となるマルアライメントを矯正し，局所にかかるストレスを減弱させることが重要である．手関節周囲筋トレーニングは，手関節運動時痛が消失後から開始し，同様に手関節荷重下でのトレーニングは，荷重時痛消失後から開始する．

リハビリテーションは，①肘・手根骨のマルアライメントと前腕回内外運動の正常化を獲得し，②手根骨アーチ維持・尺側筋機能改善を改善させた後，③回内外を繰り返す動作，手をつく動作のダイナミックアライメントを改善させる．

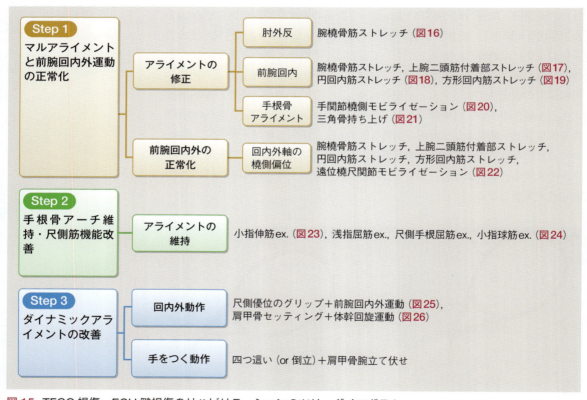

図15 TFCC損傷，ECU腱損傷のリハビリテーションのツリーダイアグラム

● 三角線維軟骨複合体：triangular fibrocartilage complex（TFCC）
● 尺側手根伸筋：extensor carpi ulnaris（ECU）

三角線維軟骨複合体（TFCC）損傷，尺側手根伸筋（ECU）腱損傷

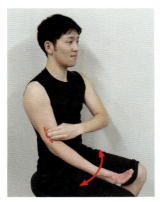
図16　腕橈骨筋ストレッチ
腕橈骨筋と上腕筋の間を圧迫し，肘関節屈伸運動を行う．

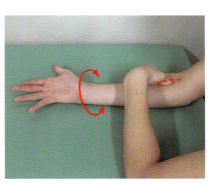
図17　上腕二頭筋付着部ストレッチ
橈骨頭のやや遠位尺側面で上腕二頭筋の付着部を圧迫し，前腕回内外運動を行う．

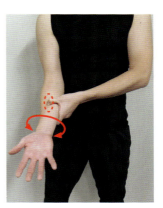
図18　円回内筋ストレッチ
腕橈骨筋と円回内筋の間を圧迫し，前腕回内外運動を行う．

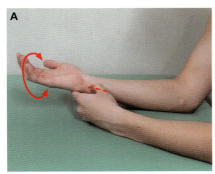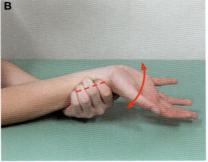
図19　方形回内筋ストレッチ
A：尺骨の掌側面を母指で圧迫し，手関節回内外運動を行う．B：橈骨の掌側を4指で圧迫し手関節掌背屈運動を行う．

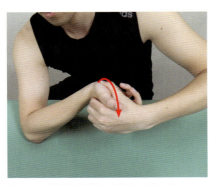
図20　手関節橈側モビライゼーション
母指と示指で舟状骨を把持し，橈骨に対する滑り運動を誘導しながら手関節背屈運動を行う．

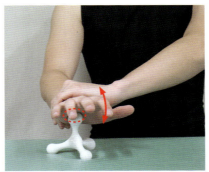
図21　三角骨持ち上げ
三角骨を掌側より圧迫し，反対側で手根骨を包み込みながら，手関節掌背屈運動を行う．

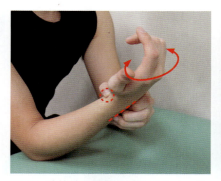
図22 遠位橈尺関節モビライゼーション
4指で尺骨遠位部，母指で橈骨茎状突起を把持し，前腕回内外運動を行う．

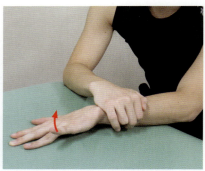
図23 小指伸筋エクササイズ
小指MP関節の伸展運動を行う．

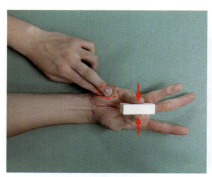
図24 小指球筋エクササイズ
小指球の収縮を触知しながら，母指・小指が一直線上になるよう対立運動を行う．

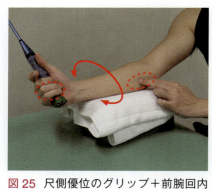
図25 尺側優位のグリップ＋前腕回内外運動
小指・環指でしっかり握り，中指・示指はリラックスしながら，尺骨頭を軸に前腕回内外運動を行う．

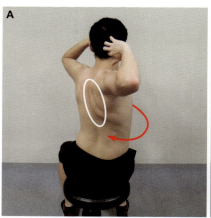
図26 肩甲骨セッティング＋体幹回旋運動
肩甲骨内転位を保持し，体幹の回旋運動を行う．
A：右回旋とともに右に重心を移動する良動作．B：右への重心移動を伴わず，体幹側屈を伴う不良動作．

● 中手指節関節：metacarpophalangeal joint（MP joint）

競技別

第11章 バスケットボール

第12章 サッカー

第13章 野　球

第14章 陸上競技（ランニング）

第15章 ラグビー

第16章 テニス

競技別

第11章

バスケットボール

● 文献

1) Agel J, et al : Descriptive epidemiology of collegiate women's basketball injuries : National Collegiate Athletic Association Injury Surveillance System, 1988-1989 through 2003-2004. J Athl Train 2007 ; 42（2）: 202-210.

2) Dick R, et al : Descriptive epidemiology of collegiate men's basketball injuries : National Collegiate Athletic Association Injury Surveillance System, 1988-1989 through 2003-2004. J Athl Train 2007 ; 42（2）: 194-201.

3) 玉置龍也：バスケットボール：切り返し動作・着地動作などの減速動作を中心に. 理学療法 2017 ; 34（7）: 656-666.

1 はじめに

バスケットボールは，攻撃側であるオフェンスと守備側であるディフェンスを繰り返しながら点数を競うトランジションスポーツである．競技特性として切り返し動作，ストップ動作，着地動作やターン動作など，トップスピードからの急激な減速が必要とされるため，足関節捻挫や膝前十字靱帯（ACL）損傷などの下肢急性外傷が発生しやすい[1,2]．一方で，不良動作（マルユース）の繰り返しにより膝関節や足部・足関節のマルアライメントを生じやすいため，慢性的に痛みや違和感を抱えながらプレーをしている選手も多い[3]．本章ではバスケットボール競技において下肢急性外傷や慢性障害が発生しやすい動作の評価時の着目点と動作の修正方法を中心に述べる．

2 競技動作のバイオメカニクス

バスケットボールにおいて，頻繁に使用するジャンプ着地と切り返し動作のバイオメカニクスを解説する．急性外傷や慢性障害の発生メカニズムを理解するうえで，接地時の重心位置や接地パターンなどによって変化する運動学・運動力学的な理解は重要である．

■ 動作の位相

◎ジャンプ着地

ジャンプ着地動作は，床面に足が接地（initial contact）してから最も沈み込む（deepest point）まで常に重心の下方への運動をコントロールすることが求められる．そのため，動作を位相に分けることは難しいが，研究分野では初期接地と最大膝屈曲に着目されることが多い．

① 初期接地：初期接地は，空中姿勢から床面に足が接地した瞬間のことを指す．ジャンプ着地動作では前足部から接地する場合がほとんどである．ま

● 膝前十字靱帯：anterior cruciate ligament（ACL）

た，片脚着地の場合には，骨盤・股関節の回旋運動やtoe-inなど，両脚着地に比べ水平面での運動が観察されやすい．

②　**最大膝屈曲**：最大膝屈曲は，一連の着地動作のエンドポイントである．重心の下方への運動をコントロールするために下肢筋群の遠心性収縮によるブレーキングが重要となる．膝屈曲角度が大きいと膝急性外傷のリスクは低いとされる．しかし，筋疲労などの影響により遠心性機能が低下することでも膝屈曲角度は増大するため，膝屈曲角度が大きいほどよいともいえない．

◎切り返し動作

切り返し動作は，減速，方向転換，加速の3相に分けられる．

①　**減速相**：減速相では，下肢関節（股・膝・足関節）を屈曲させて衝撃吸収をし，身体に生じたスピードを十分にコントロールする．支持側の衝撃吸収能はもちろん重要だが，対側下肢（減速側）で十分に衝撃吸収を行うことが，傷害予防・パフォーマンスの両方の観点から重要である．

②　**方向転換相**：方向転換動作は，支持側の母趾球を支点として股関節や体幹の回旋運動（ピボット動作）によって運動方向を変化させる動きである．切り返し動作といってもさまざまであるが，方向転換する角度が大きくなるほど膝に加わる外反モーメントが増大すると報告されている．着地動作とは異なり，支持側の接地パターンは前足部もしくは後足部のいずれも観察されるが，後足部接地では膝外反・内旋モーメントが発生しやすい．

③　**加速相**：加速動作は，方向転換動作後に支持側の股関節伸展・外転運動によって床を蹴ることで，目的とする方向へ加速していく．その際に身体には慣性力が加わるため，体幹の固定力が要求される．

■ 全身運動におけるバイオメカニクス

◎身体重心運動と床反力

ACL損傷の発生は，最大床反力の発生時間とおおむね一致するとされている．体幹前傾や下肢関節屈曲による衝撃吸収を意識した着地動作（soft landing）に比べて，衝撃の大きい着地動作（stiff landing）で有意にACL張力が増大することからも，下肢屈筋群の遠心性収縮によって床反力をコントロールすることが重要である．また，骨盤後傾や胸椎後弯などを要因とした後方重心は，内的な膝伸展モーメントの増大（大腿四頭筋の過収縮）を引き起こす．

　切り返し動作では，減速相において支持側の足関節には内反モーメントが生じる．さらに，足部回外位での外側荷重はモーメントアームを増加させるため，足関節捻挫の発生リスクにつながる．また，切り返し動作では，進入方向への体幹の傾斜により重心位置が外方偏位することで膝外反モーメントが増大する．

また，身体重心から接地位置が離れることによりモーメントアームは増加するため，各関節に加わる負荷は増大する．

◎セグメント別の運動観察と筋活動

① 体幹：着地動作や切り返し動作において，体幹のポジションは重要な観察ポイントである．体幹前傾（骨盤前傾）によりハムストリングや殿筋群の活動は高まるため，股関節による衝撃吸収作用を十分に発揮することが可能となる．骨盤前傾位を保つためには，腹筋群のほかに腸腰筋や多裂筋の貢献が重要となる．また，切り返し動作では，体幹の側方傾斜のコントロールが重要となるため，腹斜筋など体幹側面の筋群の機能も要求される．

② 下肢：ジャンプ着地動作や切り返し動作の減速相では，下肢筋群の遠心性収縮によって，身体運動をコントロールする．膝関節が浅屈曲位にて膝外反・内旋モーメントや大腿四頭筋の過収縮が加わると ACL 張力の増大につながるとされ，ハムストリングや大殿筋の機能が重要となる．切り返し動作の方向転換相から加速相にかけては，母趾球を支点として体幹・股関節回旋筋によって方向転換しつつ，大殿筋・中殿筋の作用で十分に床を蹴ることによりスムーズな切り返し動作を行うことができる．

3 競技動作と外傷・障害

バスケットボールにおいて，ジャンプ着地（特に片脚）や切り返し動作は下肢急性外傷が多く発生する動作であり[4]，これらの動作におけるマルユースは外傷発生リスクを高めることとなる．

ジャンプ着地動作はシュートやリバウンドなどさまざまな場面で行われる動作であるが，ACL 損傷が発生しやすい動作のひとつである．特に中高生を中心とした若年女性において ACL 損傷発生率が高いが，そのリスクファクターとして着地時に大腿四頭筋に対するハムストリング[5]や大殿筋[6]の筋活動が低いことが指摘されている．また，ACL 損傷の多くは接地直後（50 msec 以内）に発生しており[4]，接地前の筋活動（前活動）が重要であると考えられ，実際に女性では片脚着地動作でのハムストリングの前活動が低下していると報告されている[7]．多くの場面でボールに意識を向けた状態であるため，ジャンプ着地動作とボール操作というマルチタスクが要求される．さらに他者とのコンタクトなどによって体幹に対して外乱が加わった際には膝関節への負荷が増加するため[8]，潜在的に不良な動作パターンの選手は外傷発生リスクがよりいっそう高まる．

切り返し動作もバスケットボールにおいて多く行われる動作である．オフェンス側の選手は，ボールをもらうためにディフェンス側の選手を振り切らなくてはならず，スピードの緩急をつけるためにストップ動作や前後左右の切り返

●文献

4) Krosshaug T, et al : Biomechanical analysis of anterior cruciate ligament injury mechanisms : three-dimensional motion reconstruction from video sequences. Scand J Med Sci Sports 2007 ; 17 : 508-519.

5) Ford KR, et al : Preferential quadriceps activation in female athletes with incremental increases in landing intensity. J Appl Biomech 2011 ; 27 : 215-222.

6) Zazulak BT, et al : Gender comparison of hip muscle activity during single-leg landing. J Orthop Sports Phys Ther 2005 ; 35 : 292-299.

7) Nagano Y, et al : Gender differences in knee kinematics and muscle activity during single limb drop landing. Knee 2007 ; 14 : 218-223.

8) Hewett TE, et al : The mechanistic connection between the trunk, hip, knee, and anterior cruciate ligament injury. Exerc Sport Sci Rev 2011 ; 39（4）: 161-166.

● 膝前十字靱帯：anterior cruciate ligament（ACL）

し動作を多用する．ディフェンス側の選手も，オフェンス側の選手の動きに合わせて減速動作を行うが，相手の動きに瞬時に反応するというタスクが課せられるため，非予測的な姿勢制御の能力が要求される．切り返し動作においても着地動作と同様に，ハムストリングの筋活動が低いことがリスクファクターとして挙げられているが，それ以外にも女性において減速相（衝撃吸収時）における股・膝関節の屈曲角度の不足[9, 10]や体幹の側方傾斜[11]がACL損傷リスクを高めていることが推測されており，リハビリテーションにおいて十分な体幹・股関節機能の獲得というのが大きな目標となる．

4 競技特性と外傷・障害

■ 疫学

バスケットボール女子日本リーグ機構（WJBL）の2006年4月から2018年3月までの調査結果[12]によると，1,000活動時間当たりの外傷発生率が，練習において約0.8件，試合では約10件の発生率であったと報告しており，試合中の外傷発生率が高いことがわかる．また，部位別では下肢が全体の約73%と大半を占めており，うち約49%が足部・足関節，次いで約30%で膝関節となっている．足部・足関節の代表的な外傷である足関節捻挫の発生率は，1,000活動時間当たり約0.2件であり，ACL損傷の発生率は，1,000活動時間当たり平均0.044件であると報告されている．

■ 典型的な不良動作の特徴

バスケットボールにおいて発症する外傷・障害は圧倒的に下肢に多く，特に急性外傷では足関節捻挫とACL損傷，慢性障害ではジャンパー膝（膝伸展機構障害）が多く発生する．そこで，足関節や膝関節の外傷・障害の発症と不良動作の関連性について説明する．

◎ACL損傷と関連するジャンプ着地動作の特徴（図1）

膝急性外傷のうち最も発生頻度が高いACL損傷は，膝関節浅屈曲位で外反・回旋負荷が加わった際に発生すると報告されており[13]，さらにジャンプ着地動作時に膝外反角度や外的膝外反モーメントが大きい選手は，ACL損傷リスクが高いことが報告されている[14]．受傷時には体幹は後傾や側方（受傷側）傾斜していたという報告もされており[15, 16]，着地時に後方重心となり股関節や膝関節の屈曲が不十分のまま体幹側屈が生じることで，膝外反モーメントが増大しACL損傷に至ることが推測される．片脚着地でも同様であるが，足をついたまま体幹・骨盤に過度な回旋力が加わった場合や，踵から着地してしまった場合には，膝関節に過度な回旋モーメントが生じるため，ACL受傷リスクが高まる．

●文献

9) McLean SG, et al : Effect of gender on lower extremity kinematics during rapid direction changes : an integrated analysis of three sports movements. J Sci Med Sport 2005 ; 8 : 411-422.

10) Chappell JD, et al : Kinematics and electromyography of landing preparation in vertical stop-jump: risks for noncontact anterior cruciate ligament injury. Am J Sports Med 2007 ; 35 : 235-241.

11) 永野康治：スポーツ外傷予防の観点からみた良い動き—切り返し動作における前十字靭帯損傷予防への示唆. バイオメカニクス研究 2016 ; 20 : 48-53.

12) 清水 結 ほか：バスケットボールでの競技復帰・再発予防プログラム. 福林 徹（編）：アスレティックリハビリテーションガイド 第2版. 文光堂, 2018 : 228-233.

13) Olsen OE, et al : Injury mechanisms for anterior cruciate ligament injuries in team handball: a systematic video analysis. Am J Sports Med 2004 ; 32 : 1002-1012.

14) Hewett TE, et al : Biomechanical measures of neuromuscular control and valgus loading of the knee predict anterior cruciate ligament injury risk in female athletes: a prospective study. Am J Sports Med 2005 ; 33 : 492-501.

15) Hewett TE, et al : Video analysis of trunk and knee motion during non-contact anterior cruciate ligament injury in female athletes: lateral trunk and knee abduction motion are combined components of the injury mechanism. Br J Sports Med 2009 ; 43 : 417-422.

16) Sheehan FT, et al : Dynamic sagittal plane trunk control during anterior cruciate ligament injury. Am J Sports Med 2012 ; 40 : 1068-1074.

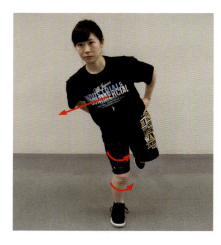

図1 ACL損傷に関連する不良なジャンプ着地動作
体幹は支持側へ傾斜し，knee-inによる膝外反が増大している．

◎ジャンパー膝（膝伸展機構障害）と関連するジャンプ動作の特徴（図2）

バスケットボールにおいて発生する代表的な膝関節慢性障害としては，ジャンパー膝が挙げられる．大腿四頭筋のタイトネスが要因とされるが，大腿四頭筋のタイトネスが生じる原因を解消しないことには，根本的な問題解決とはならない．ジャンパー膝の発症にかかわる典型的な不良動作としては，ジャンプ着地時に後方重心となり，膝関節中心から身体重心までのモーメントアームが大きくなる．その結果，膝関節伸展筋（大腿四頭筋）に対する活動要求が高まり，筋タイトネスが生じ，膝伸展機構が過剰に伸長されることでジャンパー膝が発生する．また，後方重心の大きな要因となる骨盤後傾は，股関節伸展筋群（大殿筋やハムストリング）の機能不全を生じさせ，より膝関節伸展筋に依存した動作パターンに陥ることが，障害発生を助長させる．

◎足関節捻挫と関連する減速動作（ストップ・切り返し）の特徴（図3）

足関節捻挫は，多くが内反捻挫である．切り返し動作やストップ動作時の過度な外側荷重によって，足関節に対して外的な内反・内旋モーメントが加わることで足関節外側靱帯を損傷するが，方向転換や着地時に相手の足に乗り上げて受傷することもある．運動学的には，底屈運動で足部内返しを伴う内反位になりやすいことから，底屈位での接地が受傷機転と考えられてきたが，背屈位での受傷も報告されている[17]．荷重が小趾球方向へ流れてしまう動作パターンが足関節捻挫発生リスクを高めるため[18]，可能な範囲で母趾球荷重を行わせるよう動作指導する．しかし，臨床的には足部アライメント不良（特にハイアーチ）が存在することで，長腓骨筋の機能不全や距骨下関節の回内制限によって外側荷重してしまい，母趾球荷重が困難となる選手が多い．

● 文献

17) Fong DT, et al : Kinematics analysis of ankle inversion ligamentous sprain injuries in sports : five cases from televised tennis competitions. Am J Sports Med 2012 ; 40 : 2627-2632.

18) Fong DT, et al : Biomechanics of supination ankle sprain: a case report of an accidental injury event in the laboratory. Am J Sports Med 2009 ; 37 : 822-827.

● 膝前十字靱帯：anterior cruciate ligament（ACL）

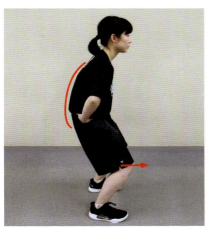 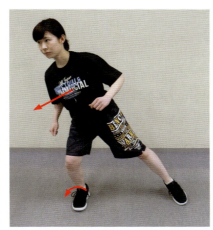

図2 ジャンパー膝（膝伸展機構障害）に関連する不良なジャンプ着地動作
骨盤後傾と胸椎後弯の増大により股関節屈曲が減少している．

図3 足関節捻挫に関連する不良な減速動作
減速時に反対側への過度な荷重がみられ，過度な小趾球荷重と体幹の支持側荷重がみられる．

不良動作の原因

◎ジャンプ着地動作における不良動作の原因

　両脚ジャンプ着地動作における接地後の膝内方移動量（≒膝外反角度増加量）は，足関節背屈可動域および股関節外旋可動域と負の相関があり，股関節周囲筋など筋機能とは相関を認めなかったと報告されている[19]．そのため，着地動作の改善には足関節背屈制限や股関節外旋制限の改善が必要不可欠である．一方，片脚ジャンプ着地動作では，体幹側屈や骨盤回旋などの異常運動がよく観察され，これらの不良動作パターンが膝関節の外反・回旋ストレスに繋がり，ACL損傷や術後再損傷リスクとなるので注意が必要である．片脚ジャンプ動作の改善には，その基礎となる片脚スクワット動作における体幹・股関節の安定性獲得が不可欠である．

　一方，矢状面上での不良動作である後方重心は，股関節屈曲・足関節背屈可動域制限や胸椎後弯の増大が原因となることが多い．特に，学童期の膝伸展機構障害の代表であるオスグッド-シュラッター病の症例は，胸椎後弯などの不良姿勢を要因とした動作時の後方重心によって，大腿四頭筋の過活動が生じ，オスグッド病の発症に至るケースが多い．また，股関節屈筋（腸腰筋）機能の低下や胸椎・胸郭可動性低下，腰椎の安定性低下によって後方重心が引き起こされる場合もある．

● 文献

19) Sigward SM, et al : Predictors of frontal plane knee excursion during a drop land in young female soccer players. J Orthop Sports Phys Ther 2008 ; 38（11）: 661-667.

● オスグッド-シュラッター病 : Osgood-Schlatter disease

◎減速動作における不良動作の原因

切り返し動作は，進行方向と反対側の脚で床を（およそ45°方向に）強く蹴り出すことが重要であり，この際に瞬間的な動きに対して体幹が動揺せずに動くことや，足部外側荷重にならないことが必要とされる．女性選手で多くみられる動き出し時の体幹側屈は，床を蹴った際の反力に対して体幹を固定できていないことが要因であり，重心の外方偏位や代償的な膝外反（knee-in）を引き起こす．

ストップ動作は，片脚スクワットが十分に安定していることや，ホップ動作において足・膝・股関節で十分な衝撃吸収を安定して行えていることが重要となる．特に女子選手で多くみられるtoe-inでの接地（図4）は，股関節内旋位となり股関節屈曲角度が浅くなるため，股関節での衝撃吸収を十分に行えない肢位となる．その結果，股関節以外の膝・足関節への衝撃吸収の依存度は高まり，足関節内反モーメントの増大[20]や膝外反運動の増加[21]につながる．したがって，股関節での衝撃吸収を十分行えることが重要である．

■動作の修正方法

部位別の章（膝関節・足関節）[*1]で述べられているような膝，足関節の機能不全が改善されていることと，動作として片脚スクワットを習得していることが必要となる．片脚スクワットを競技動作に応用させるためには，パラレルの深さまで可能になり（図5），さらに体重の25％程度の負荷をかけて実施できることと，素早い片脚スクワットの繰り返しが可能であることが必要である[12]．より深く片脚スクワットをするためには，十分な体幹・骨盤の前傾と股関節の屈曲が維持できる必要があり，骨盤においては矢状面上の問題のみならず，前額面上の傾斜と水平面上の回旋にも着目することが重要である．片脚スクワット時の後方重心を誘発する要因のひとつである胸椎後弯を改善するためには，アクティブストレッチも有用である（図6）．これは，アップ前のストレッチやウォ

● 文献
20) Koshino Y, et al：Toe-in landing increases the ankle inversion angle and moment during single-leg landing：implications in the prevention of lateral ankle sprains. J Sport Rehabil 2017；26(6)：530-535.
21) Hewett TE, et al：Effectiveness of neuromuscular training based on the neuromuscular risk profile. Am J Sports Med 2017；45(9)：2142-2147.

*1 「第3章 膝関節」(p.60)，「第5章 足関節・足部」(p.146)を参照.

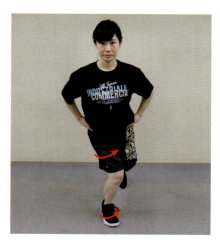

図4 女性にみられる不良なホップ動作
股関節の内旋とつま先が内側を向いた不良な接地になっている．

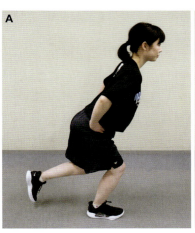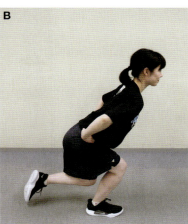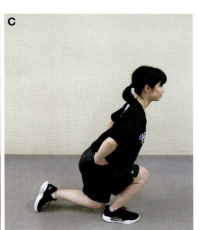

図5 片脚スクワットの深さ
A：45°，B：ハーフ，C：パラレル．

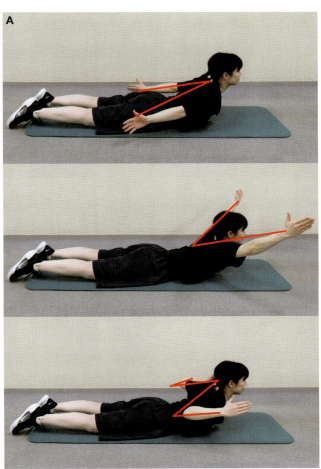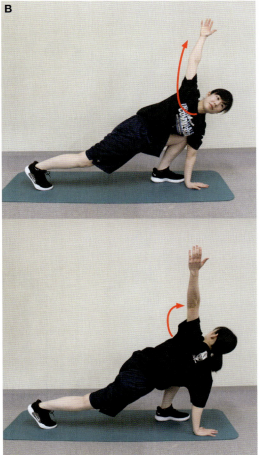

図6 胸椎後弯の改善のためのアクティブストレッチ
A：A・Y・Wポジション，B：胸開き．

ーミングアップのひとつとして利用することができ，身体を温めることもできるため，練習や試合前に実践することをお勧めする．

片脚ジャンプ着地動作の改善には，サイドリーチやインラインランジなどで体幹・股関節機能を獲得させると同時に（図7），片脚スクワット中にダンベルやメディシンボールを持たせて，体重の25％程度まで重量負荷を加えていく．ストップ動作の改善には，ホップ動作（図8A）を用いる．実際の競技場面では，多方向からのストップ動作が想定されるため，前方だけではなく側方や回転方向のホップ（図8B, C）や連続ホップも行い，徐々に難易度を上げるようにする．ホップ動作では，接地時のつま先の位置や体幹の動揺を確認する．

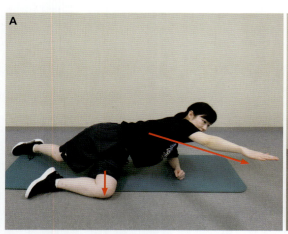
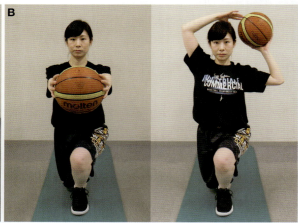

図7 片脚ジャンプ着地動作改善のためのエクササイズ
A：サイドリーチ，B：インラインランジ．

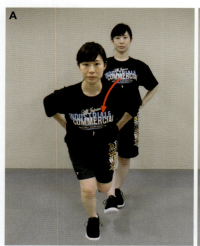
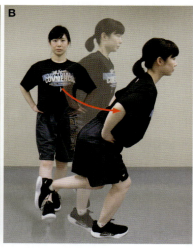
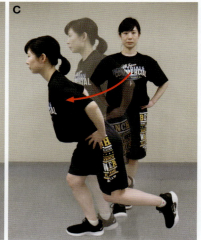

図8 ストップ動作改善のためのエクササイズ
A：前方ホップ，B：回転ホップ（アウトサイド），C：回転ホップ（インサイド）．

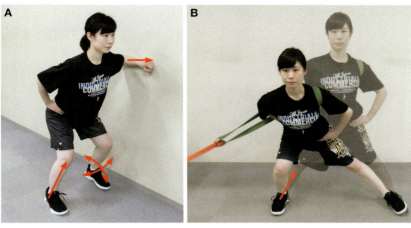

図9 切り返し動作改善のためのエクササイズ
A：壁押しスクワット，B：ラテラルスクワット．

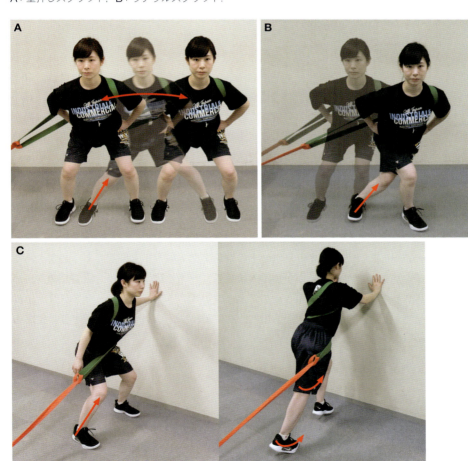

図10 切り返し動作改善のためのエクササイズ
A：サイドステップ，B：クロスステップ，C：ローテーションスクワット．

競技別　第11章　バスケットボール

切り返し動作の獲得には，壁押しスクワット（図9A）やラテラルスクワット（図9B）において，床を蹴る感覚を得られるようにしておくことが重要である．ラテラルスクワットでは，45°の角度へ母趾球でしっかり蹴り出せていることや，体幹が側方へ動揺していないことを確認する．ラテラルスクワットが可能になったらサイドステップ（図10A）やクロスステップ（図10B），ローテーションスクワット（図10C）へと動きをつけて行う．

5 競技復帰

段階的復帰の考え方

練習への参加は，受傷後に獲得できている動作のレベルに合わせて競技へ復帰させることが，再発や二次的障害を防ぐために重要である[12]．具体的には，片脚スクワット（パラレル）とラテラルスクワットが可能になれば，ジャンプシュートやディフェンスステップ（ゆっくり）を開始し，片脚スクワット（パラレル自重30回以上）とホップ4方向の習得でディフェンスフットワークを許可する．チューブ負荷下でのサイド・クロスステップの連続動作が可能になれば，コンタクト以外のメニューへの復帰を許可する．また，バスケットボールは，相手との接触を回避できないコンタクトスポーツであるため，対人練習前には必ずコンタクト練習を取り入れることも重要である（図11）．競技復帰時には，特に受傷場面と同様の動作に対して恐怖感を訴える選手が存在するため，患部以外の機能評価や動作分析により要因を明らかにし，改善していく必要もある．

復帰基準

完全復帰のためには，上記に挙げた切り返し動作やストップ動作，ホップ動作を習得したうえで，オールコートのコンタクト練習まで可能である必要がある．また，各種スポーツ動作が実際の競技スピードで行えることも重要であり，バスケットボール競技に即したパフォーマンステストであるレーンアジリティやプロアジリティ（図12）を活用し，パフォーマンスレベルも確認する必要がある．

再発予防

WJBLは，外傷発生リスクの高い選手のスクリーニングや傷害予防プログラムの啓蒙などに以前から取り組み，一定の成果を挙げている[12]．バスケットボールにおいて急性外傷を完全に予防することは難しいが，リスクファクターとなりうる身体的要因（関節可動域・アライメントなど）や神経筋機能（筋活動・動的アライメントなど）を選手自身のセルフケアやエクササイズによって，日頃から自己管理を徹底させることが重要である．

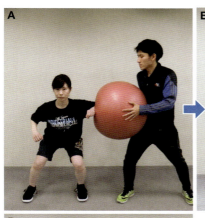
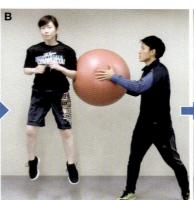
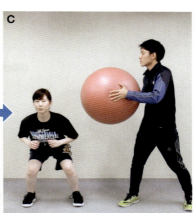
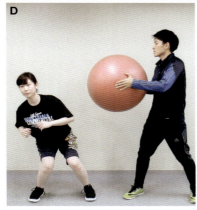

図11 対人練習に向けたコンタクト練習
左から準備姿勢（A）→ 空中姿勢（B）→ 着地姿勢（C）であり，特に着地姿勢では体幹側屈，knee-in 姿勢（D：不良例）に注意する．

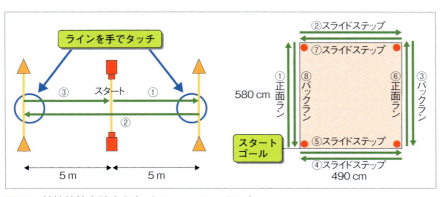

図12 競技特性を踏まえたパフォーマンステスト
左：プロアジリティ：5 m ＋ 10 m ＋ 5 m の切り返し走．右：レーンアジリティ：コートの制限区域の周りを各種ステップとランで回る．

競技別

第12章

サッカー

1 はじめに

サッカーの競技特性として，90〜120 mの長さ（タッチライン）と45〜90 mの幅（ゴールライン）のフィールド上を90分間（前半45分，後半45分），ボールコントロールおよびキックを行い，相手選手に対応しながらランニング，ダッシュ，方向転換，ジャンプ，スライディングといったさまざまな動きを行うということが挙げられる．

　サッカーの最大の特徴はボールを足で扱う点であるが，1試合のなかで1人の選手がボールに触れてプレーしている時間は約2分程度といわれており，ボールを扱う技術・戦術と同様に持久力，筋力，敏捷性などのフィジカル面もサッカーにおいて非常に重要である．競技時間が90分間と長いため，基盤となる体力要素は高い有酸素能力であり，1試合に消費する全エネルギーの90% 以上が有酸素性エネルギーによって支えられているが，サッカー選手の体力要素としてはスピード，筋力，パワー，持久力といった身体的能力と併せて，巧緻性や反応スピード，変換能力，連結能力，識別能力，定位能力，リズム能力，およびバランス能力といったコーディネーション能力や認知的能力などの多種多様な体力要素が重要であり，競技レベルを決定する因子となっている．

　また，唯一キーパーに関しては自陣ゴール前のペナルティエリアにおいて手を使ってボールを扱うことができる．瞬時の判断が必要とされるため，特に反射神経，判断力などが必要となる．

2 競技動作のバイオメカニクス

キック動作は上肢・体幹・下肢の連動性が求められる全身運動である．連動性に加えて，ボールへと力を伝達する下肢・体幹の筋活動の理解も重要となる．

■ キック動作の位相

サッカーのキック動作は以下の6つの相に分けられる（**図1**）[1]．

● 文献
1) 広瀬統一：スポーツ動作の観察・分析⑦蹴る．アスリートのリハビリテーションとリコンディショニング上巻，外傷学総論/検査・測定と評価．文光堂，2010：202-210．

① approach 相：ボールに対してアプローチし軸足を踏み込むまでの位相．ボールに対して斜めに走ることで，骨盤帯の回旋力を使って効率よくボールに力を伝達することができる（図2）．

② take back 相：蹴り脚が地面から離れ，股関節の伸展が最大になるまでの位相．蹴り脚と対側の上肢で適切な tension arc が形成されることが重要である（図3）．軸脚の接地時は軽度骨盤帯前傾位であり，床反力により体幹が動揺しないように股関節で衝撃を吸収する．

③ cocking 相：蹴り脚のスイングが後方から前方に変わる相．膝関節最大屈曲．蹴り脚での股関節の伸展と膝関節屈曲が十分になされることで，その後の膝関節伸展角速度が増加し，軸足では接地時に膝関節軽度屈曲位を保つことで効率のよいキックが可能となる．cocking 相から腹斜筋の収縮増大が認められ，骨盤帯の安定・回旋運動に貢献する．

④ acceleration 相：下腿〜足部の角速度が増加し，膝関節最大屈曲位からボールインパクトまでの位相．骨盤帯の回旋運動が股関節，膝関節，足関節運動へと連動し，順序性の運動が発生することでボールへと力を伝達する．

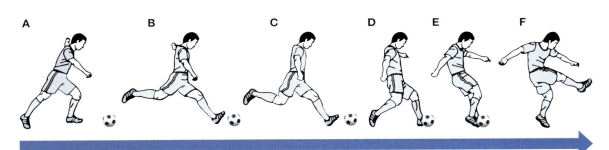

図1 キック動作の位相
A：approach 相．B：take back 相．C：cocking 相．D：acceleration 相．E：impact 相．F：follow-through 相．

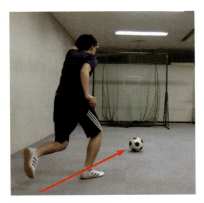

図2 助走のとり方

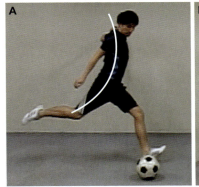

図3 適切な tension arc
蹴り脚と対側上肢を協調的に使用するクロスモーション運動によって，左上肢〜体幹〜右脚が円弧状になっている．

⑤ impact相：足部がボールをインパクトする位相．下肢の運動をボールへ伝達するために，足部・足関節は固定力が必要とされ，膝関節は伸展，股関節は屈曲，骨盤帯は回旋・後傾方向への運動がボールインパクト時の衝撃に抗して行われるため，ボールインパクト時はより高い筋出力が必要とされる．

⑥ follow-through相：インパクト後に蹴り足が地面に再度着地するまでの位相．一連のキック動作中に生じたスイングスピードを0にするため，殿筋による下肢のブレーキングが行われる．

■ キックの種類（図4）

① インサイドキック：足部の内側でボールを蹴るキックで，最も多く使用される[2]．ボールと接する面積が広いため正確なキックがしやすい．インパクトは股関節外旋位，膝関節軽度屈曲位，足関節中間位または背屈位で行う．股関節内転運動によりインパクトするため，股関節内転筋群にメカニカルストレスが増大する．より強いインパクトを行う際は膝関節への外反ストレスも増大するため，膝内側支持機構へのメカニカルストレスの増大も生じる．

② インステップキック：足関節を底屈した状態で足の甲でボールを蹴るキック．より強いキックが可能で，ロングパスやシュートに使用されることが多い．足関節底屈位でのキックであるため，足関節前方の組織には伸張ストレスが，足関節後方の組織には圧縮ストレスが生じやすい．また，大腿直筋を多用するため膝関節伸展機構へのメカニカルストレスが増大しやすい．

③ インフロントキック：足の甲の親指側でボールを蹴るキック．インステップよりもボールに接する面積が広く，ボールへカーブをかけることもできる．精度の高いボールを遠くに蹴ることができるので，フリーキックやコーナーキックなどのセットプレーやセンタリングなどに使用される．足部前面でのインパクトにより下腿外旋方向への力が加わるため，膝内側側副靱帯（MCL）を含めた膝内側支持機構へ伸張性のストレスが生じる．

● 文献
2) 松田直樹：スポーツ理学療法学　競技動作と治療アプローチ　第7章サッカー．メジカルビュー社，2014．

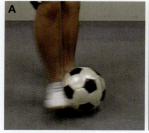 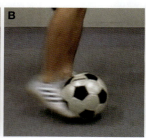 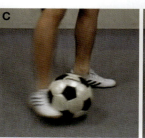 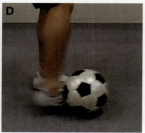

図4　キックの種類
A：インサイドキック，B：インステップキック，C：インフロントキック，D：アウトサイドキック．

● 膝内側側副靱帯：medial collateral ligament（MCL）

④ **アウトサイドキック**：足部の外側でボールを蹴るキック．強いボールを蹴ることは難しいが，身体の向きと違う方向に蹴ることができ，スイングが小さいため決定的なパスや狭いスペースでのパスに使われる．足部外側面でインパクトするため，足関節外側の靱帯部へのストレスが加わる．

■ キック動作におけるバイオメカニクス

◉身体重心運動と床反力

キック動作において，Katis ら[3]は軸脚接地時に体重の約2.5倍の鉛直方向への床反力が生じると報告した．また，一方で前後方向への床反力が体重の約1/4であると報告されたことから，キック動作時は軸足でのブレーキングはあまり行われず，助走の前方方向への力をボールに伝えることが重要であると考えられる．

◉セグメント別の運動観察・筋活動

体幹部は上肢・下肢の運動と連動し，テイクバック時にクロスモーション運動[4]を行う（**図3**）．具体的には，右足のキック動作時に右大殿筋と左広背筋（背筋群），腹斜筋の作用による左上位体幹の左回旋と下位体幹の右回旋によってtension arcをつくり出す．cocking相−acceleration相にかけて腹斜筋の活動により上位体幹の右回旋運動，下位体幹の左回旋運動が生じ，下肢の運動をサポートする．また，骨盤帯は軸脚接地時にはやや前傾位であるものの，股関節の屈曲運動と連動して少しずつ後傾運動が生じ，ボールインパクト時にはやや後傾位であるとされている．

股関節運動はテイクバック時に最大伸展し，ボールインパクトにかけて屈曲運動が生じる．インサイドキックの場合，股関節の外転・外旋運動は最大伸展より遅れて生じ，インパクトに向けて内転・内旋運動が生じる．股関節の屈曲運動は大腿直筋や縫工筋の貢献が報告されているが，腸腰筋の貢献度は明らかになっていない．

膝関節は股関節最大伸展後に最大屈曲が観察され，股関節より急激な角度変化によってボールインパクトに向かう．膝関節の伸展運動には股関節屈曲と連動する大腿直筋とその他の大腿四頭筋が関与している．

足関節はボールインパクトにかけて固定性が重要視される．固定性に関与する筋活動としては前脛骨筋と腓腹筋の活動が報告されているが，ヒラメ筋や下腿内・外側筋群，足内在筋の影響は明らかではない．

● **文献**
3) Katis A, Kellis E : Three-dimensional kinematics and ground reaction forces during the instep and outstep soccer kicks in pubertal players. J Sports Sci 2010 ; 28 : 1233-1241.

● **文献**
4) 仁賀定雄：鼠径部痛症候群：治療の変遷と展望を語る．Sportsmedecine 2014 ; 157 : 2-15.

競技別　第12章　サッカー

3　競技動作と外傷・障害

疫学

サッカーにおける傷害について下肢の発生件数が87.7%，そのうち足関節31.4%，大腿部23.3%，膝関節20%との報告がなされており，FIFAの大会においては全体の傷害発生のうち足関節が12〜23%，膝関節が9〜23%と報告されている[5]。

　報告の多くは，成人男性のプロ選手に関してなされており，傷害発生率は試合時で25.3〜35.3/1000PH，練習時で2.9〜11.8/1000PH，その7割程度が外傷，3割程度が障害であると報告されている[5,6]。また，いずれの年代でも傷害の65〜80%が下肢を占めるといわれている[5~7]。

　傷害のうち筋と腱が35.5%で，そのうちの3分の2が筋損傷や肉離れ，関節と靱帯が34.6%で，そのうちの8割が捻挫や靱帯損傷であったとの報告もある[5,6]。

　これらの報告のなかで疾患としては足関節捻挫，大腿部（大腿四頭筋，ハムストリングス）の肉離れ，膝関節の傷害，股関節周辺部（腸腰筋，内転筋）の肉離れ，鼠径部痛が多い[5~7]。また，全傷害の約20〜25%が再受傷であると報告されており，リハビリテーションにおける再発予防の重要性も示唆されている[5,6]。

不良動作パターン（図5）

① **軸足の後方重心，外側荷重**：テイクバック〜インパクトでは軸足での片脚支持が強いられ，その際軸足の大腿直筋は遠心性にはたらく。このとき後方重心や外側荷重となることにより支持脚の安定性が損なわれ，膝蓋腱や脛骨粗面および周囲の組織にメカニカルストレスが加わるため，ジュニア期でよくみられるオスグッド−シュラッター病や膝蓋靱帯炎を引き起こす。また，後方重心からの蹴り出しを強いられるため股関節屈曲優位でのキックとなりやすく，蹴り脚の股関節屈筋群への負担が増大することで，肉離れや，ジュニア期では下前腸骨棘の裂離骨折などが生じやすい。

② **テイクバック時の腰椎過前弯**：腰椎の過前弯が生じると上部体幹の重心は後方に置かれ，腰椎椎間関節や椎弓での圧迫ストレスや剪断ストレスが生じるため，椎間関節症や腰椎分離症を引き起こす要因となる。同様のメカニズムにて筋・筋膜性腰痛が生じることもある。

③ **蹴り足と対側上肢の不使用**：キック時には股関節内転筋群や大腿前面筋群に伸張性のストレスが加わるが，蹴り足と対側の上肢によるtension arcが不足したキック動作では，予備伸張のないままキックを行うため，股関節屈筋群や内転筋群に対して過度なストレスが生じ，鼠径部周辺や

● 文献
5) FIFA Official Web Site：http://www.fifa.com/
6) 山本 純：プロサッカーチームの傷害調査. Football Science 2013；11：36-50.
7) Putukian M：Descriptive epidemiology of collegiate men's soccer injuries：National Collegiate Athletic Association Injury Surveillance System, 1988-1989 through 2002-2003. J Athl Train 2007；42（2）：270-277.

● オスグッド−シュラッター病：Osgood-Schlatter disease

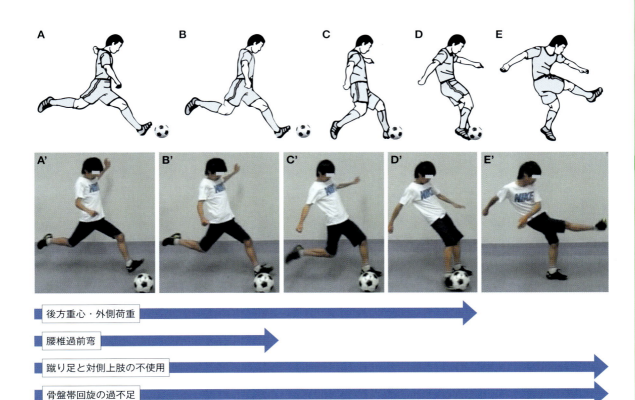

図5 不良動作の起こりやすいフェーズ
A：take back 相，B：cocking 相，C：acceleration 相，D：impact 相，E：follow-through 相．
A'〜E'：下前腸骨棘剝離骨折選手のキックフォームの例．対側上肢は使用できているが，軸足接地時の後方重心，骨盤帯後傾によって蹴り足の骨盤帯回旋が不足し，過度な下肢屈曲によるキック動作となっている．

膝伸展機構の傷害を引き起こす．follow-through 相においても，対側上肢の不使用により蹴り足の内転筋群や膝伸展機構へのストレスが生じる可能性がある．

④ **骨盤帯回旋の過不足**：たとえば右足でのキックの場合，take back 相での骨盤帯右回旋不足，cocking 相以降での骨盤帯左回旋不足のいずれの場合においても骨盤帯を回旋することでキック力を生み出すことができないため，股関節屈曲や内転，膝関節伸展の運動が増大し，過度なストレスが加わることで股関節内転筋群や鼠径部周辺，膝伸展機構の障害を引き起こす．また，take back 相において骨盤帯右回旋が過剰になる場合には cocking 相以降で股関節内転筋群への過度なストレスや膝関節への外反ストレスが生じ，障害の要因となりやすい．cocking 相以降で骨盤帯が過度に左回旋するケースでは腰部への圧縮ストレスが加わることで腰部の障害が生じやすい．

競技別 第12章 サッカー

■ 不良動作の原因

① **機能的問題**：効率のよいキック動作を実現するためには，十分な股関節伸展・外旋可動域や骨盤帯〜脊柱の可動性・安定性が必要であり，どちらかが欠如することによって組織へ局所的な負荷が増大する．たとえば，股関節伸展制限がある場合には腰椎過前弯によるテイクバックが生じたり，骨盤帯の過回旋が生じたりする．そのため股関節伸展・内外旋や膝関節屈曲に機能する筋群のタイトネスは，理想的なキック動作を妨げる可能性がある．またテイクバック〜インパクトにおける股関節伸筋群やハムストリングス，インパクトにおける足関節背屈筋群，フォロースルーにおける腰背部の筋群は遠心性にはたらくため，その点での筋機能も必要である．
　　不良な立位姿勢もフォームに影響しており，特に円背姿勢や腰椎の前弯が増強している場合には，局所的な組織の過負荷が生じやすいと考えられる．

② **軸足の支持性**：オスグッド−シュラッター病に代表されるような膝関節伸展機構では軸足の踏み込みに着目する必要がある．軸足の片脚支持が十分に行われない原因としては体幹の安定性低下，股関節伸筋群の機能低下，中殿筋の機能低下，足部のアライメント不良といったものが考えられる．

③ **上肢・体幹との協調性**：適切な tension arc の形成には肩甲帯〜体幹〜股関節〜膝関節と一連での協調性が必要である．骨盤帯や下肢の機能はもちろん，肩甲帯や胸郭の可動性不良により軸足側の上肢が適切に使えない場合もある．

■ 動作の修正方法

股関節・骨盤帯・脊柱・胸郭の可動性が改善したら，局所的な負荷の増大を改善するため体幹・バランストレーニングや動作の再学習を行う．サッカーにおいて特異的な動作はやはりキックであり，前述したような不良動作を修正するためには軸足，蹴り足だけでなく骨盤帯や体幹，上肢も協調して使うことが必要である．

　体幹トレーニングでは，体幹深部筋に焦点を合わせたトレーニングはもちろん，肩甲帯や下肢との協調性を高めるトレーニングも行う（**図6〜10**）．

　バランストレーニングでは，不安定な状態で片脚立ちや片脚スクワットといった動作を行う．軸足の安定性を高めることで蹴り足からボールへ効率のよい力伝達が可能となり，局所的な負荷増大を防ぐことができる．軸足については特に後方重心や外側荷重の修正が必要であり，着地時の足関節，膝関節の側方動揺や骨盤帯の後傾，胸椎後弯の増強といった部分に留意する．また，適切な tension arc の形成のためクロスモーションの練習も行う（**図11，12**）．

● **オスグッド−シュラッター病**：Osgood-Schlatter disease

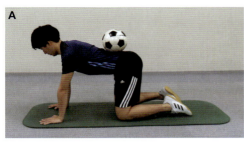
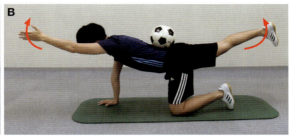

図6 軸足のトレーニング
四つ這いになり腹圧を高め，骨盤前傾位を保ったまま上下肢を動かす．難しいときは下肢のみ，上肢のみで行う．

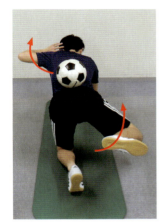
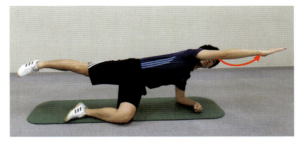

図7 軸足のトレーニング
四つ這いになり腹圧を高め，骨盤の前傾を保ったまま上下肢を動かす．外旋方向に動かすことで，よりキックの際の軸足の支持性を意識したトレーニングになる．

図8 軸足のトレーニング
股関節屈曲・骨盤帯前傾位を保ったまま対側の上肢を前方にリーチする．リーチする際に背中が丸くなったり腰部〜骨盤帯の固定が緩くなったりしないように注意する．

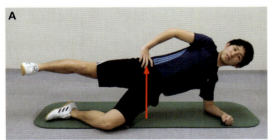
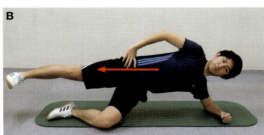

図9 軸足のトレーニング
骨盤帯前傾位を保ったまま，軸足の股関節を軸にして挙上している下肢を下方に伸ばす．腰部〜骨盤帯は固定し，背中が丸まらないように注意する．軸足側の内腹斜筋と殿筋群を意識する．

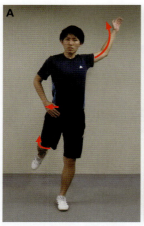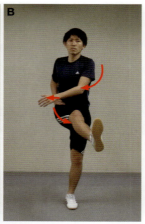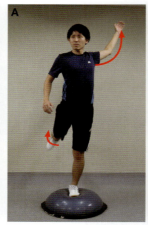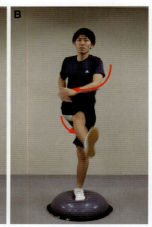

図10　キック時の骨盤帯回旋トレーニング
蹴り足の骨盤の前の骨に手を当てて後方に抵抗をかける．抵抗に対してアクセレレーション以降の骨盤帯の回旋を意識してキックモーションを行う．

図11　バランストレーニング
BOSU®やバランスディスクなど不安定なサーフェスで身体を安定させて上下肢を動かす．上下肢を同時に動かすことで協調性も意識する．難しければ平地から始める．

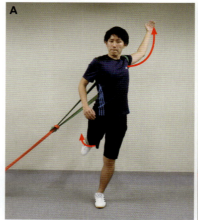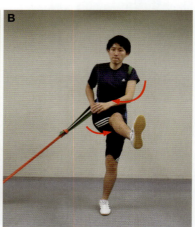

図12　チューブを使った体幹トレーニング
チューブの抵抗に対して身体が乱れないようにしながらキックモーションを行う．腹圧を意識する．

4　競技復帰

段階的復帰の考え方

サッカーの練習はウォーミングアップから始まり，基礎的な練習，対人メニューなどを経て最後にゲームという流れで行われることが多い．病態や受傷（発症）機転に合わせ，部分復帰 → 全体復帰，対人メニューなし → 対人メニューあり，といったように段階的に復帰をすることが，再発や二次受傷のリスクを低下させるために必要である．

■ 復帰基準

キック動作や軽いジョギングに痛みがなければ，基礎的な練習は可能である．足関節後方インピンジメントの場合のインステップキックや，膝内側側副靱帯（MCL）損傷の場合のインサイドキックなど，キックの種類や距離に留意して負荷量を決定する必要がある場合もある．ターンや切り返しなどの動作が可能になったら対人メニューへの復帰が可能だが，部分復帰の時期に並行して受傷（発症）機転となる動作の改善を図り，完全復帰となる．

■ 再発予防

◎キック動作

サッカーにおいては，さまざまなシチュエーションでのキック動作が反復される．そのため，基本的なキック動作はもちろんのこと，体勢を崩した状態でも体幹・下肢の連動を行えることと，体幹固定，股関節屈曲，膝関節伸展筋力を確保しておくことが再発防止に繋がる．また，ロングキックの練習量のコントロールも必要となる．

◎サッカーに特徴的なその他の動作

① **方向転換動作**：サッカー競技では，トップスピードからのストップや方向転換が特有の動作のひとつであり，膝前十字靱帯（ACL）損傷の発生も報告されている．したがって，競技復帰前に正しい方向転換動作を習得することは必要不可欠である．サッカーはスパイクを使用する競技であるため，細かなステップで足の踏み替えを行う方法で減速や方向転換動作の習得を目指す（**図13**）[8]．方向転換動作練習の開始基準は，その場での足踏み替え・サイドキック・片脚ジャンプにおける動作の安定とする．動作時は，下肢の屈曲により重心を落とすこと，カットする方向へつま先・膝を向けることを意識させる（**図14**）[8]．

② **着地動作**：サッカー競技ではヘディングの競り合いでジャンプをし，体勢を崩しながら着地するシーンも散見される．ジャンプ着地によるACL損傷などに多くみられる姿勢の特徴は，膝関節軽度屈曲位，体幹前傾不足，体幹と下肢の異なる方向への回旋とされている．したがって，膝関節屈曲・体幹前傾となるように股関節の屈曲を意識し，下肢がknee-in，toe-outの不良肢位とならない姿勢が理想的な着地姿勢となる．前方・側方・後方へのホップなどを行うなかで片脚での正しい着地姿勢を習得した後，両脚ジャンプからの片脚着地，ジャンプヘッド後の着地，空中で競り合いをした後の着地動作（**図15**）[8]などの練習を行う．

③ **リアクション動作**：より実践的な練習としてリアクションのステップを

● 文献

8) 清水邦明, 鈴木仁人：サッカー選手のACL再建術後リハビリテーションと競技復帰. 臨床スポーツ医学, 2014；31（11）：1062-1068.

● 膝内側側副靱帯：medial collateral ligament（MCL）
● 膝前十字靱帯：anterior cruciate ligament（ACL）

導入する．サッカー競技では，ボールを足でコントロールしながらリアクション動作を強いられることが多いため，キックとリアクションステップを組み合わせた練習も必要である（図16）[8]．骨盤後傾，後方重心の踏み込みでは次の動作へスムーズに移行することが困難であるため，キック後にリアクションステップを行いやすい位置に重心を置くことを意識させる．

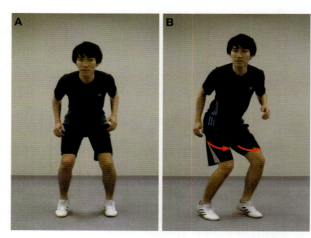

図13 減速動作からの踏み替え
減速時にハーキーのように細かいステップを踏みながら（A），股関節の内旋を利用して進行方向に下肢を向ける（B）．この際にknee-in姿勢とならないように注意する．サッカーでは芝生とスパイクの組み合わせ上，バスケットボールのようなピボット動作ではなく，踏み替え動作により方向転換を行う．

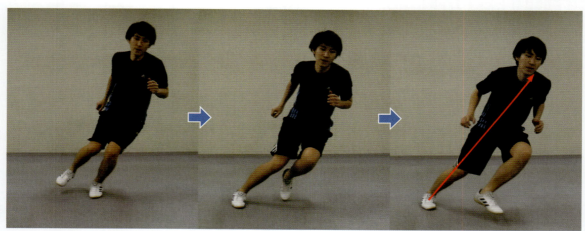

図14 カッティング動作
進行方向に向かって体幹・下肢を向けて接地することで，knee-inなどの不良姿勢の抑制とスムーズな重心移動が可能となる．また，図の右下肢で受ける床反力のベクトル方向に重心があることが望ましい．

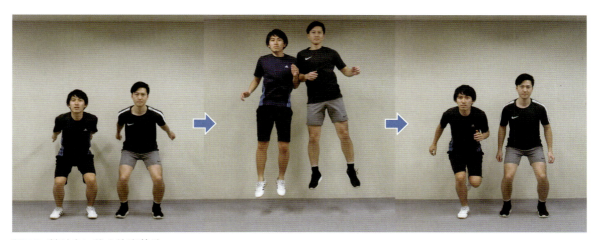

図15 競り合い後の片脚着地
空中で相手と競り合い，体勢を崩した状態でも安定した着地を目指す．

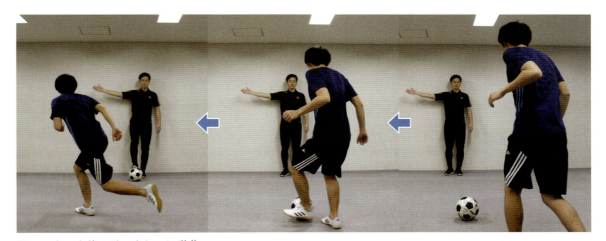

図16 キック後のリアクション動作
キック直前に移動方向の指示を受け，その方向への移動をスムーズに行う．キックの軸足の安定性や重心のコントロールが必要とされる．

競技別

第13章 野球

1 はじめに

投球は，下肢により身体を前方に移動させ，骨盤・体幹・上肢の回転運動へと運動を連鎖させることでボールに高速の運動を生じさせる動作である．その過程で肩関節や肘関節には大きな関節トルクや関節間力が加わる．投球における下肢・骨盤・体幹の運動メカニズムの破綻は，結果として上肢の異常運動や過剰な力発揮を要求することとなり，傷害を引き起こすと考えられる．

2 競技動作のバイオメカニクス

投球動作はその位相により，運動の主体となるセグメントが変化するため，動作の観察には，下肢から体幹，肩，肘の連動を理解する必要がある．加えて，各セグメントを連結する股関節，肩甲骨周囲の筋活動の理解も重要となる．

投球動作の位相

投球動作の位相は分類が多く存在するが，本稿ではDillmanら[1] の報告を元にする（図1）．

1. wind-up 相

    wind-up 相は投球の開始から非投球側下肢を持ち上げるまでを指す．投球動作の準備期であるこの相は，投球側下肢に荷重を移し，この後の重心移動による運動エネルギー産出の "タメ" をつくる．バランスのとれた良好な姿勢で片脚立位を行う必要がある．

2. stride 相

    stride 相は wind-up 相の終了から非投球側の足部が地面に接地するまでを指す．投球側下肢でバランスをとりながら地面を蹴り，重心を前方に移動することで運動エネルギーを産出する．投球側では，股関節の内旋[2] と伸展[3] および膝関節の伸展により重心を前方へ移動する．同時に非投球側では股関節の伸展と外転および膝関節の伸展により下肢が前下方に移動

● 文献
1) Dillman CJ, et al : Biomechanics of pitching with ephasis upon shoulder kinematics. JOSPT 1993 ; 18 : 402-408.
2) Fleisig GS, et al : Proper mechanics for baseball pitching. Clin Sports Med 1989 ; 1 : 151-170.
3) Jacobs P : The overhand baseball pitch : A kinesiological analysis and related strength-conditioning programming. NCSA J 1987 ; 9 : 5-13.

● 位相：phase

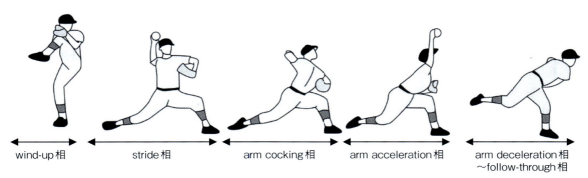

図1 投球相の分類

する．肩関節の外転運動も開始し，次の相での回旋運動に備える．

3. arm cocking相

arm cocking相はstride相の終了から投球側肩関節の最大外旋までである．非投球側へ荷重を移す並進運動を，骨盤・体幹・上腕の水平面での回旋運動に置き換える．骨盤の回旋はstride相より起こり，投球方向に正面が向くように回旋する．わずかに遅れて体幹の回旋も生じ，体幹がホームベースに正対する時期に肩関節はおよそ160°～180°の最大外旋に達する[1,2,4]．

4. arm acceleration相

arm acceleration相はarm cocking相の終了からボールリリースまでである．体幹から上腕までで生じたエネルギーを，より質量の小さい前腕，手部の運動に置き換えることで腕の振りの速度を生む．肩関節の最大外旋前から肘関節伸展運動が生じ，同時に肩関節の内旋運動が生じる．肘関節伸展により上腕長軸周りの慣性モーメントを減少させることで，肩関節の回旋運動を高速化させ，ボールリリース付近では肩関節内旋角速度は最大で6,000～8,000 deg/secに達する[1,2,5]．肘関節の伸展は最大外旋前約85°からボールリリース付近での20°まで急激に伸展が生じ，角速度はおよそ2,200～2,300 deg/secに達する[6,7]．

5. arm deceleration相～follow-through相

arm deceleration相はarm acceleration相の終了から投球側の最大内旋まで，follow-through相はarm deceleration相の終了から投球の終了までである．投球の最終局面で，ボールリリースまでで生じた全身の運動を減速させる．特に肩関節は上肢のブレーキのため長軸方向に対し，大きな力発揮を行う．

●文献

4) Wight J, et al : Influence of pelvis rotation styles on baseball pitching mechanics. Sports Biomech 2004 ; 3(1): 67-83.

5) Pappas AM, et al : Biomechanics of baseball pitching. A preliminary report. Am J Sports Med 1985 ; 13 : 216-222.

6) Feltner M : Dynamics of the shoulder and elbow joints of the throwing arm during a baseball pitch. Int J Sport Biomech 1986 ; 2 : 235-259.

7) Werner SL, et al : Biomechanics of the elbow during baseball pitching. JOSPT 1993 ; 17 : 274-278.

■ 投球動作におけるバイオメカニクス

◎身体重心運動と床反力

MacWilliamsら[8]によれば，stride相においては投球側で大きな床反力が生じ，arm cocking相以降は非投球側で大きな床反力が生じる．stride相において投球側では体重のおよそ0.35倍の前方床反力が生じ，前方への床反力の最大値はボールリリース時の手部の速度と関連がみられた．McNallyら[9]はarm cockingからacceleration相における踏み込み足床反力の垂直・後方分力が高いほど，ボールリリース時の手部の速度と関連がみられたとしている．地面からの反発をもらうことで，より高いパフォーマンスを発揮することが可能となる．

◎セグメント別の運動観察

1. 肘

acceleration相での肘伸展運動は筋活動による自動的な伸展でなく，体幹，上腕からの運動連鎖により生じ[6]，内的トルクとしては肘屈曲トルクを発揮しており，肘屈筋によるブレーキングを行っている[10]．加えて投球時，肘関節には外的な外反トルクが生じている[11]．肘外反トルクは2峰性をとり，肩最大外旋の直前とリリース直後に増大し，野球肘発生の要因とされている．肘関節伸展運動と肘外反トルクには関連もみられ，最大外反トルク発生時の肘関節角度との間に有意な負の相関があり，肘関節角度が小さいほうが大きな外反トルクが生じやすい[12]．

2. 肩

前述のように，投球時，肩関節は内外旋や水平面での内外転など広範囲の運動を行う．加えて，非常に大きなトルクを生じさせる[11]．arm cocking相においては，肩関節の内的な水平内転および内旋トルクが生じる．内的な長軸方向への圧迫力発揮はarm deceleration相において生じる．

3. 体幹

投球時のarm cocking相以降，体幹は側屈，回旋，前傾する．この体幹運動の増減やタイミングにより，球速などの投球パフォーマンスや肩，肘のトルク発揮に多大な影響を及ぼす．体幹の側方傾斜角度の増大は球速を増大させ，最大肩関節内旋トルクも増大させる[13]．肩最大外旋時の体幹側屈角度が10°増大すると，球速は0.5 m/sec，肩関節内旋トルクは2.5 Nm（%BWH）増大するとの報告がある．体幹回旋は，骨盤回旋運動との分離やタイミングが重要となる．Sgroiら[14]は，骨盤の回旋と体幹回旋の分離運動が可能な選手は球速が速いと報告している．Oyamaら[15]は体幹回旋角速度のピークが骨盤回旋角速度のピークより早いと，肩関節の内的な圧迫力発揮が増大するとしている．また，足接地時の体幹の早期回旋は球

●文献

8) MacWilliams BA, et al : Characteristic ground-reaction forces in baseball pitching. Am J Sports Med 1998 ; 26 (1) : 66-71.

9) McNally MP, et al : Stride leg ground reaction forces predict throwing velocity in adult recreational baseball pitchers. J Strength Cond Res 2015 ; 29 (10) : 2708-2715.

●文献

10) Naito K, et al : Contributions of the muscular torques and motion-dependent torques to generate rapid elbow extension during overhand baseball pitching. Sports Eng 2008 ; 11 : 47-56.

11) Fleisig GS, et al : Kinetics of baseball pitching with implications about injury mechanisms. Am J Sports Med 1995 ; 23 (2) : 233-239.

12) Aguinaldo AL, et al : Correlation of throwing mechanics with elbow valgus load in adult baseball pitchers. Am J Sports Med 2009 ; 37 (10) : 2043-2048.

13) Solomito MJ, et al : Lateral trunk lean in pitchers affects both ball velocity and upper extremity joint moments. Am J Sports Med 2015 ; 43 (5) : 1235-1240.

14) Sgroi T, et al : Predictors of throwing velocity in youth and adolescent pitchers. J Shoulder Elbow Surg 2015 ; 24 (9) : 1339-1345.

15) Oyama S, et al : Improper trunk rotation sequence is associated with increased maximal shoulder external rotation angle and shoulder joint force in high school baseball pitchers. Am J Sports Med 2014 ; 42 (9) : 2089-2094.

速を低下させ，肘関節への外的外反トルクを増大させる．

4. 下肢

投球時の投球側下肢の役割について，Kageyama ら[16] は，床反力の前方分力が最大となったときの投球側下肢における股関節外転および内旋トルク，膝関節伸展トルクが大きいほど，球速が速いと報告している．加えて，足接地直前においては内的股関節内転モーメントが急激に増大するとされ，股関節最大外転位での姿勢保持に関与していると考えられる[17]．非投球側下肢の役割について，内田ら[18] は，arm cocking 相において内的股関節内転・伸展・外旋トルクを発揮しており，内転トルク発揮による骨盤回旋運動と伸展・外旋トルク発揮による骨盤回旋の制御を行っていると報告している．足接地時の非投球側下肢における股関節内転トルクが，球速の速い群で高いことも報告されている[16]．以上より，投球時には投球側下肢股関節内転トルク発揮により姿勢を保持しながら，股関節伸展において足接地以前に大きな投球方向への推進力を生み出し，非投球側下肢の股関節内転により並進運動から回転運動に変換させ，踏み込み足の股関節伸展・外旋トルク発揮によりそれらを制御し，上肢の高速運動へつなげる役割を果たしているといえる．

◎投球動作の筋活動

投球時の肩甲骨周囲筋活動について，arm cocking 相では前鋸筋の活動が最大となり，arm acceleration 相においては前鋸筋活動に加え，菱形筋と僧帽筋下部の筋活動が増大する．arm deceleration 相では，引き続き，僧帽筋下部の活動が高い状態が続く．Miyashita ら[19] は，肩甲骨は肩最大外旋に先行して後傾すると報告しており，筋電図の結果と合わせると，それらは前鋸筋によるものが大きいと考えられる．そのまま前鋸筋・菱形筋・僧帽筋下部により肩甲骨は後傾・上方回旋位で固定されてリリースを迎え，その後，僧帽筋下部線維によってブレーキがかかると考えられる．

股関節周囲筋の活動については大殿筋および内転筋機能が重要となる．stride 相から arm cocking 相にかけて，軸足大殿筋は 100%MVC を超える活動をし，その筋活動が大きいほど，肩最大外旋時の骨盤回旋角が大きいとしているとの報告[20] があり，股関節伸展機能により骨盤・体幹回旋運動が引き起こされると考えられる．軸足内転筋の筋活動を調べた報告では，arm cocking 相から arm acceleration 相まで股関節の長内転筋，薄筋，大内転筋には高い筋活動が示されており，体幹の回転運動を生み出す作用も有するとされる[21]．Campbell ら[22] は踏み込み足大殿筋が足接地からフォロースルー後まで高い筋活動を維持していることを報告している．踏み込み足内転筋も同様に足接地以降，高い活動が続くとの報告もあり[23]，踏み込み足股関節周囲筋機能の重要性が示されている．

● 文献

16) Kageyama M, et al : Kinematic and kinetic profiles of trunk and lower limbs during baseball pitching in collegiate pitchers. J Sports Sci Med 2014 ; 13 (4) : 742-750.

17) 瀬尾和弥ほか : 高校野球選手における投球側下肢に着目した投球動作解析. 臨スポ会誌 2013 ; 21 (3) : 618-622.

18) 内田智也ほか : 中学野球選手のステップ脚股関節動作に関する生体力学的分析. 臨スポ会誌 2018 ; 26 (3) : 410-416.

● 文献

19) Miyashita K, et al : Glenohumeral, scapular, and thoracic angles at maximum shoulder external rotation in throwing. Am J Sports Med 2010 ; 38 (2) : 363-368.

20) Oliver GD, et al : Gluteal muscle group activation and its relationship with pelvis and torso kinematics in high-school baseball pitchers. J Strength Cond Res 2010 ; 24 (11) : 3015-3022.

21) 長谷川伸 : 投球動作における軸脚の股関節周囲筋の筋電図学的分析. 九共大紀要 2014 ; 5 (1) : 23-28.

22) Campbell BM, et al : Lower extremity muscle activation during baseball pitching. J Strength Cond Res 2010 ; 24 (4) : 964-971.

23) Yamanouchi T : EMG analysis of the lower extremities during pitching in high-school baseball. The Kurume Medical Journal 1998 ; 45 (1) : 21-25.

● 最大随意収縮 : maximal voluntary contraction (MVC)

競技別 第13章 野球

3 競技動作と外傷・障害

疫学

投球動作を繰り返す野球競技においては，どの年代においても肩・肘の傷害発生率が高い．年代別に肩・肘の傷害発生率を比較すると，高校生年代では，投球障害肩のほうがその発生率が高く，肘の傷害発生率は低い[24]．一方で，小学生では，肘の傷害率が高く，投球障害肩の発生率が低いことがわかっている[25]．

典型的な不良動作の特徴

投球動作を観察する際，疼痛発生場面における上肢の異常運動の有無を観察することが重要である．特に肩最大外旋時やリリース時には，前述のとおり肘関節や肩関節にかかるトルクの多くが最大となる．このような場面において異常な動作が起こると，非生理的なストレスが関節や周辺組織に加わり，疼痛が出現する．

◎肩最大外旋付近で疼痛を生じる動作の特徴

① "肘下がり"

肩最大外旋付近で問題となる動作の代表例としては，"肘下がり"が挙げられる（**図2C，G**）．"肘下がり"とはarm cocking相に両肩のラインよりも肘の高さが下がるフォームを指し，肘内側障害の発生要因となる[26]．

② hyper angulation

hyper angulationも問題となる動作として挙げられる（**図2D，H**）．hyper angulationとは，arm acceleration相において肩水平外転が増大することを指す．肩最大外旋時にhyper angulationが起こると，上腕骨頭への前方剪断力が増加し，上腕骨頚部の関節内部分と臼蓋後上方部の間に後上方関節唇や腱板が挟み込まれて損傷する，インターナルインピンジメントの要因となる[27]．

◎リリース付近で疼痛を生じる動作の特徴

リリース付近の動作の異常として，"手投げ"の動作が挙げられる（**図3**）．"肘の突き出し"や"肘が垂れる"ともいわれ，arm acceleration相において肩水平内転が増大し，上腕が肩甲平面上から逸脱した状態でリリースする[28, 29]．この動作はリリース時の肘内側の痛み[29]や離断性骨軟骨炎[28]の要因になるほか，小円筋や棘下筋による肩周囲筋のブレーキング作用が増大する．これにより肩後方タイトネスが生じ，肩峰下インピンジメントを引き起こす要因となる．

● 文献

24) Shanley E, et al : Shoulder range of motion measures as risk factors for shoulder and elbow injuries in high school softball and baseball players. Am J Sports Med 2011 ; 39 (9) : 1997-2006.

25) Sakata J, et al : Physical risk factors for a medial elbow injury in junior baseball players. Am J Sports Med 2017 ; 45 (1) : 135-143.

● 文献

26) 坂田 淳ほか：少年野球選手における肘内側障害の危険因子に関する前向き研究．整スポ会誌 2016 ; 36 (1) : 43-51.

27) Davidson PA, et al : Rotator cuff and posterior-superior glenoid labrum injury associated with increased glenohumeral motion : a new site of impingement. J Shoulder Elbow Surg 1995 ; 4 (5) : 384-390.

28) 坂田 淳ほか：投球フォームからみた上腕骨小頭離断性骨軟骨炎の危険因子の検討．整スポ会誌 2014 ; 34 (2) : 173-178.

29) 坂田 淳ほか：内側型野球肘患者の疼痛出現相における投球フォームの違いと理学所見について．整スポ会誌 2012 ; 32 (3) : 259-266.

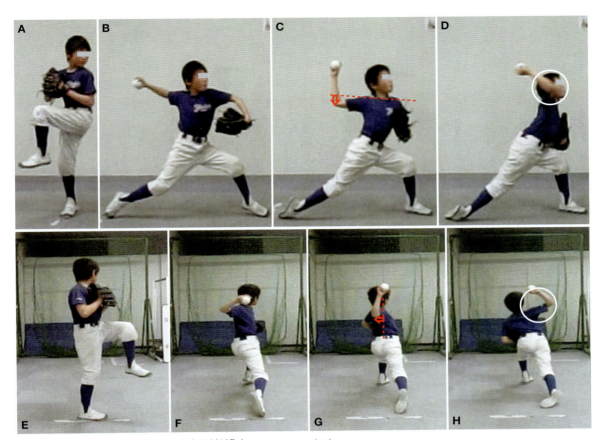

図2 arm cocking 相における"肘下がり"と hyper angulation

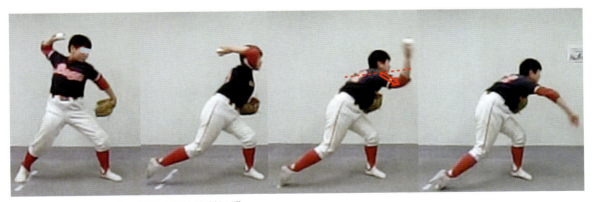

図3 arm acceleration 相における"手投げ"

不良動作の原因

上肢の異常動作は，その場面やその前の場面の体幹運動に起因する．さらにそれらは下肢や骨盤帯機能に起因する（図4）．加えて，投球動作は前額面上での並進運動から水平面上での回旋運動に転じており，問題となる動作も大きく前額面上の問題と水平面上の問題に分けられる．

◎前額面上の問題

"肘下がり"とhyper angulationの原因は，arm cocking相に骨盤に対し体幹が投球方向に早期あるいは過剰に側屈する前額面上の問題が大きい[29]．体幹が側屈することで両肩のラインが傾き，相対的に肘が下がり，かつ後方に留まることとなる．arm cocking相の体幹側屈がみられる場合には，投球開始時の立位姿勢や軸足の片脚立位姿勢および片脚スクワット動作を確認する（図5A）．骨盤に対し胸郭が後方に引けたsway backの姿勢や，片脚立位からスクワットまでに骨盤が後傾すると，stride相にも骨盤が後傾し，その後の体幹側屈を誘発する[29]（図5B）．また骨盤の並進運動が十分に行われているかも股割りテスト（図6）を行い確認する．骨盤並進運動が不足し，体幹による代償がみられると，足接地以降の体幹側方偏位を伴う早期の体幹側屈が起こる．

◎水平面上の問題

"手投げ"は，体幹の早期回旋にみられる水平面上の問題が大きい[27]．早期に体幹回旋が開始されると，arm acceleration相にて体幹回旋による貢献が減少し，肩水平内転による代償が生じ，手投げとなる．体幹の早期回旋がみられる場合

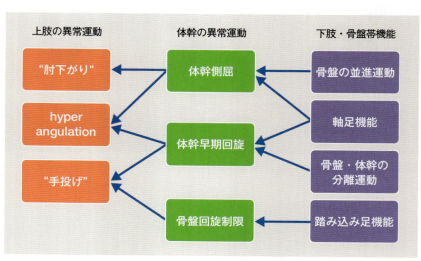

図4 投球動作破綻のフローチャート

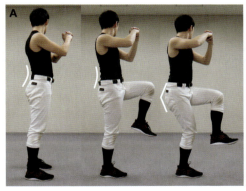 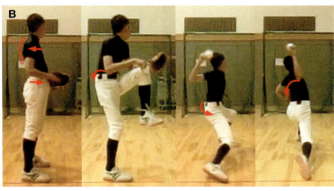

図5 立位姿勢から片脚立ち，片脚スクワットの評価
立位姿勢から骨盤前傾位を保持し，片脚立位となれているか，股関節の屈曲で重心を下げられているかを確認する（A）．
sway back姿勢と骨盤後傾により，体幹の左側屈がみられる（B）．

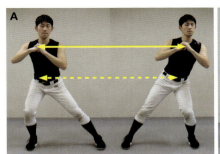 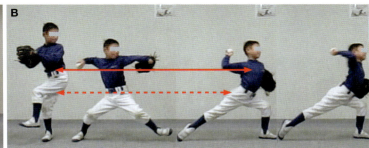

図6 骨盤並進運動の評価
重心を落とし，骨盤を投球側から非投球側に移動させる（A）．骨盤の並進運動が十分でないと，体幹側方偏位が起こる（B）．

には，軸足機能の確認として片脚立位から踏み込み足を外方にリーチを行うlateral slide test[30]を行う（図7）．リーチが下肢長の80％未満の場合や，軸足の大腿骨内旋・下腿内傾が強まる場合には，骨盤回旋を制御できず，体幹が早期に回旋する[30]．骨盤と体幹の分離運動の未熟な場合も体幹の早期回旋を引き起こす．座位において体幹を回旋させ，回旋側と同側坐骨に荷重をかけられるかを評価する（図8）．加えて，肩甲骨内転保持のまま対側に回旋可能かを評価することで，体幹と肩甲骨の協調性も同時にみる．

　arm acceleration相に骨盤の回旋が減少する場合も，肩水平内転が増大し，"手投げ"となる．骨盤回旋の減少がみられる場合には，踏み込み動作としてfollow-through reach test[31]を評価する（図9）．投球の踏み込み動作のように足を前後に開き，投球側上肢を側方にリーチする．側方へのリーチ減少は骨盤回旋の減少を意味し，骨盤の回旋が十分に行えないと，投球時においても骨盤の回旋が減少する可能性が高い．

● 文献
30) 坂田 淳ほか：投球時体幹回旋のタイミングに対する下肢バランス機能の重要性．整スポ会誌 2015；35（1）：56-62．

● 文献
31) 松井知之：投手に対する新しい下肢・体幹機能評価の試み―投球障害選手の身体特性に着目して―．体力科学 2014；64：463-468．

競技別　第13章　野球

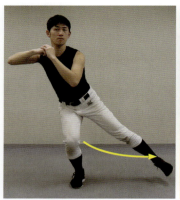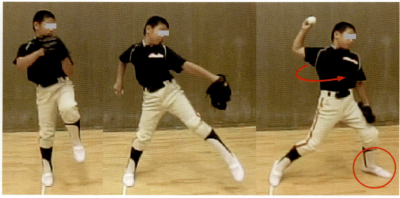

図7　lateral slide test と投球動作の異常
下肢外方リーチ動作で下腿の内傾がみられると，stride 相における体幹の早期回旋が起きる．

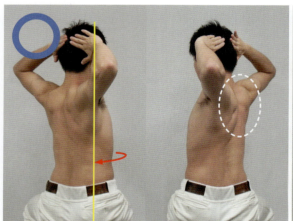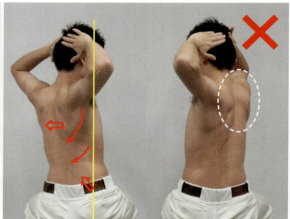

図8　骨盤・体幹分離の評価
体幹を回旋させた際の胸郭の偏位を評価する．骨盤と体幹の分離運動が不十分な場合，回旋方向と対側に胸郭が偏位し，骨盤が挙上する．

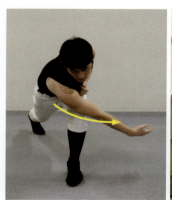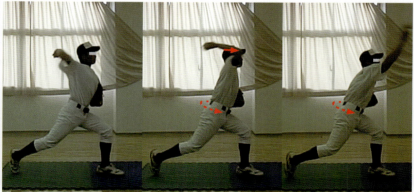

図9　follow-through reach test と投球動作の異常
上肢側方リーチ動作が不十分であると，arm acceleration 相における骨盤回旋の減少が起きる．

354

動作の修正方法

股関節のストレッチや骨盤・体幹エクササイズを行い，原因となる骨盤・体幹の異常運動を改善させることで，"肘下がり"やhyper angulation，"手投げ"といった上肢の異常運動改善を図る．

◎軸足機能の改善（図10）

骨盤前傾位を保持したままの体幹保持や股関節屈曲運動を行いやすくするため，四つ這いでの上下肢同側挙上やヒップヒンジを行う（図10A）．次に軸足内転筋の収縮を行わせながら体幹安定性を改善させるため，スタビリティのトレーニングを実施する（図10B）．最後に片脚立位にて遊脚を外方リーチし，骨盤回旋をコントロールする（図10C）．十分な骨盤・体幹の安定性が得られたら，上肢の運動も加え，投球動作に近づける．

◎骨盤並進運動の改善（図11）

十分な骨盤並進運動を行うことができるだけの柔軟性を得るため，両側股関節外転可動域を改善させる（図11A）．次に体幹を骨盤上に常に保ちながら，スムーズな骨盤の並進移動を学習させる（図11B）．最後に軸足から踏み込み足へのスムーズな体重移動を学習させるため，ケンケンをさせながらシャドウを行う（図11C）．

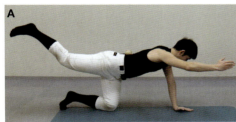
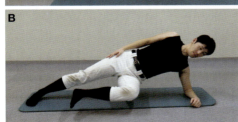
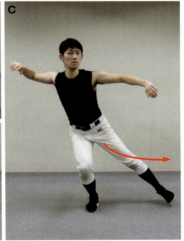

図10 軸足機能の改善
A：片手・片足を挙げたまま（同側），前後に運動する．
B：サイドベンチで上方の下肢で体を支え，下方の下肢股関節を屈曲・伸展させる．
C：軸足で片脚立ちとなり，外方リーチし，元の姿勢に戻る．

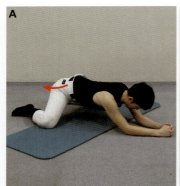
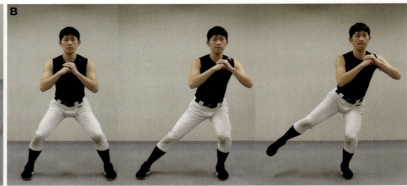
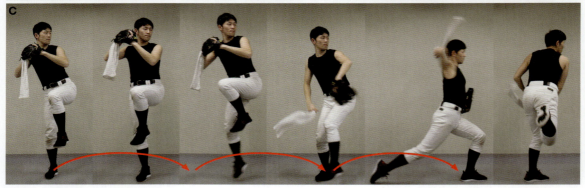

図11　骨盤並進運動不良の改善
A：四つ這いから股関節を外転させ，骨盤を後方に引き，股関節内転筋のストレッチを行う．
B：足を左右に開き，骨盤の並進運動を行い，移動側と反対側下肢を挙上したままキープする．
C：ライン上をケンケンしながら進み，シャドウをする．

◎骨盤・体幹の分離運動の獲得（図12）

側臥位で体幹を回旋させながら，肩甲骨を内転させ，十分な体幹回旋と肩甲骨内転可動性を獲得する（図12A）．次にランジ肢位にて，骨盤を前に向けたまま体幹を回旋させる（図12B）．最後に座位にてシャドウを行い，グローブと体幹回旋のタイミングを学習する（図12C）．

◎踏み込み足機能の改善（図13）

踏み込み足股関節の内旋可動域を改善させる（図13A）．次に，サイドベンチの姿勢で骨盤を回旋させながらリーチをする運動を行わせる（図13B）．最後に壁に後ろ足をつけたままシャドウを行い，踏み込み足への荷重を学習させる（図13C）．

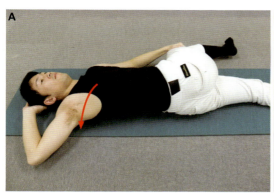
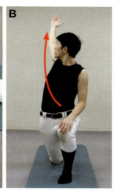

図12 骨盤・体幹の分離運動の獲得
A：側臥位で体幹を回旋させながら，肩甲骨を内転させる．
B：同一ライン上に下肢を前後にし，上肢挙上と同時に体幹を回旋させる．
C：座位でシャドウをする．

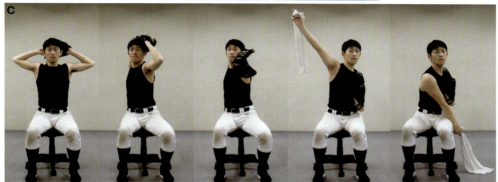

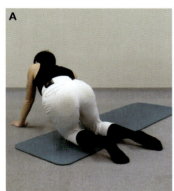
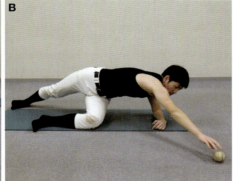
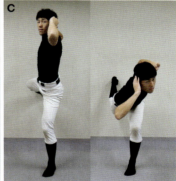

図13 踏み込み足機能の改善
A：四つ這いで骨盤を側方に移動させ，股関節外側にストレッチが得られたところで，やや後方に引き，股関節後方をストレッチする．
B：サイドベンチで下方の股関節を屈曲させ，上方の下肢は後方に広げた姿勢をとる．上肢を前方にリーチする．
C：壁に足をかけ，胸を張ったまま骨盤ごと踏み込み足方向に回旋させる．

4 競技復帰

段階的復帰の考え方

スローイングプログラムを図14に示す．
- 投球開始は，動作の修正を目的とし，キャッチボールではなく，コントロールを意識しなくてもよい壁投げやネットスローを行わせる（ステージ1）．
- 上肢の異常運動が消失後よりキャッチボールを開始し，徐々に投球数×投球負荷（距離・力の入れ具合）を増やす（ステージ2〜）．
- 組織治癒や投球中および投球後の痛みが出ていないことを確認しながら，ポジション別の練習に進む（ステージ4〜）．

復帰基準

- 各種の疼痛誘発テストによる陽性所見消失，および，疼痛出現場面における上肢の異常運動の消失が復帰基準となる．

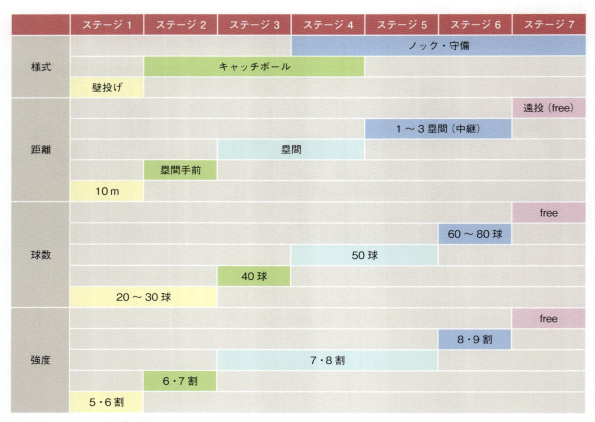

図14　スローイングプログラム

■ 再発予防

投球運動は繰り返し行われるため，反復運動に耐えうる機能を有することが必須である．局所的に負荷が集中している場合，改善した機能が再度低下することがみられる場合が多い．特に肩甲骨周囲筋出力の低下，肩後方タイトネス，肘伸展制限などが投球後にみられた場合，投球負荷のコントロールに加え，必要な機能や動作の確認を再度行う必要がある．

競技別

第14章

陸上競技（ランニング）

1 はじめに

ランニングは，足の接地を繰り返し地面からの反力を利用して前方に推進する移動動作であり，基本的なスポーツ動作といえる．陸上競技のような移動速度を争うスプリント，サッカーのような広いフィールドの移動にみられるジョギング，ラグビーやバスケットボールのような対戦相手との駆け引きで用いる切り返しや左右への移動を含むランニング，バレーボールのようなボールや目標地点への移動のためのダッシュなど，競技ごとに運動様式は異なるものの，さまざまな競技でみられる．ランニングは，多くのスポーツで競技復帰に向けたプロセスの初期段階で行うため，その特性を理解しておくことは重要である．

また，近年はランニングを運動として楽しむ愛好家も非常に多い．一方で，接地の反復という動作の特性から障害の発生が起こりやすく，ランニング動作を受傷メカニズムという観点から分析する機会も多くある．膝関節と足関節，あるいは足部のなかでも複数の箇所が痛いなど，多数の症状を併発しているケースや，時期ごとに次々と症状や痛みの出る部位が変化しながらも走っているというケースもある．現症にかかわる疾患像を評価し治療するだけでなく，ランナーとして機能や動作の面で局所に負担をかける要素がないかという視点が重要となる．これらの点を踏まえ，本章では陸上競技に代表される最も基本的なランニング動作について扱う．

2 競技動作のバイオメカニクス

ランニング動作の位相

ランニング動作の周期は，一方の足が接地してから，ふたたび接地が行われるまでの期間と定義される．1周期は支持相（support phase）と回復相（recovery phase）に大きく分けられ，support phase は右足（あるいは左足）が地面に接地してから離地するまでであり，recovery phase は右足（あるいは左足）が離地

● 支持相：support phase
● 回復相：recovery phase

360

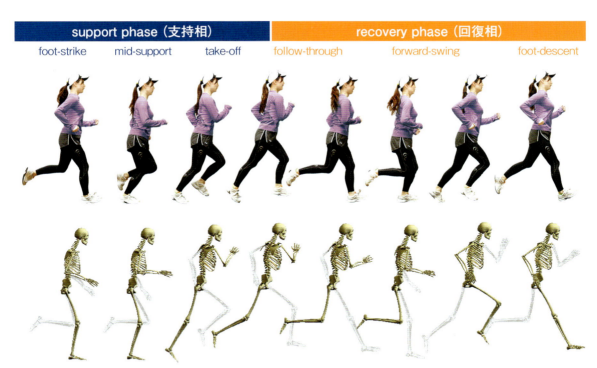

図1 ランニング動作の位相（文献1をもとに作成）

した時点から開始する．同じ移動動作である歩行動作は立脚相（stance phase）と遊脚相（swing phase）に分類され，歩行動作では両脚とも接地した状態となる両脚支持相が存在するが，ランニング動作では両脚支持相は存在せず，反対に両脚が同時に離地した状態となる両脚同時遊脚相（double float）がある．また，歩行動作では1周期に占める支持相の割合は約60％，回復相は約40％であるのに対し，ランニング動作ではsupport phaseの割合は約20～40％，recovery phaseは約60～80％であり，速度が増すに従ってsupport phaseの割合が減り[1]，総じて支持相の割合は歩行動作に比べて小さい．また，歩行動作に比べて1周期が非常に短い時間で行われ，support phaseとrecovery phaseが短時間で交互する点が特徴的である．

　ランニング動作の位相はsupport phase，recovery phaseのそれぞれを3つに分類することができる（図1）[2]．support phaseは足部の接地場面であるフットストライク（foot-strike），体重を支持し踵が離地するまでのミッドサポート（mid-support），足部全体が離地するまでのテイクオフ（take-off）である．recovery phaseは離地後に脚が後方へ移動するフォロースルー（follow-through），後方の脚を前方へ振り戻すフォワードスイング（forward-swing），前方に出た脚を地面に向けて振り下ろすフットディセント（foot-descent）である．

● 立脚相：stance phase
● 遊脚相：swing phase
● 両脚同時遊脚相：double float

● 文献

1) Vaughan CL : Biomechanics of running gait. Crit Rev Eng 1984 ; 12 (1) : 1-48.
2) Slocum DB, et al : Biomechanics of running. JAMA 1968 ; 205 (11) : 721-728.

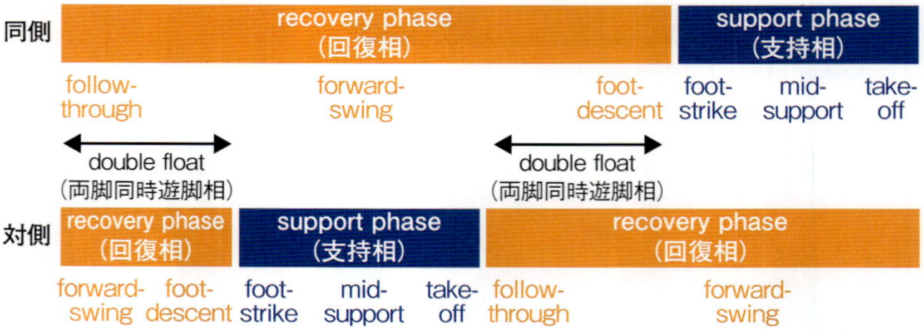

同側	recovery phase (回復相)				support phase (支持相)		
	follow-through	forward-swing		foot-descent	foot-strike	mid-support	take-off

double float（両脚同時遊脚相）　　　double float（両脚同時遊脚相）

対側	recovery phase (回復相)	support phase (支持相)			recovery phase (回復相)	
	forward-swing　foot-descent	foot-strike	mid-support	take-off	follow-through	forward-swing

図2　ランニング動作の位相の左右差（文献1をもとに作成）

位相を左右でみると，一側がforward-swingの間，対側はfoot-descentからsupport phaseを経てfollow-throughに至り，forward-swingに移行すると，元の側はfoot-descentからsupport phaseへと移行する（**図2**）[2]．全体としては，一側の脚が前方移動をする間，対側は後方移動を行い，前後運動の切り返し（あるいは左右運動の入れ替わり）は両脚同時遊脚相で起こる．

ランニング動作は循環運動であり，前の位相が次の位相に影響を及ぼし，対側の位相にも影響を及ぼす．たとえば，右足のsupport phaseの運動は同時に行われる左足のrecovery phaseの運動に影響し，さらに左足の接地後のsupport phaseに影響する．ランニング動作の位相分類はあくまで一側の位相を示すものだが，運動連鎖の観点からは一側の位相の移行に加えて，対側との連動も念頭に置いて動作を確認する必要がある．

■ ランニング動作におけるバイオメカニクス

◎身体重心運動と床反力

ランニング動作の全身運動は身体重心（COG）の運動で捉えることができる．COGの運動を3つの方向に分解すると，矢状–水平面上では一様な前方への運動，前額–水平面上では繰り返す左右運動，矢状–前額面上では繰り返す上下運動となる．ランニング中のCOGの運動（厳密には加速度）は，身体に加わる外力である地面反力によって変化する．上下運動は地面反力の垂直成分，左右運動は地面反力の左右成分，前方への運動は地面反力の前後成分によって変化する（**図3**）[3]．

図3Aはランニングを行ったときの上下方向の地面反力の時系列変化である．地面反力は一様に正で，身体に対する上方への外力を示す．外力の作用によりrecovery phase後半におけるCOGの下方運動に対して，support phase前半では落下速度を減少させ，support phase後半では逆にCOGは上方運動に転じて離地が起こる．

● 文献

3) Wannop JW, et al : Normalization of ground reaction forces, joint moments, and free moments in human locomotion. J Appl Biomech 2012 ; 28 (6) : 665–676.

● 支持相：support phase
● 回復相：recovery phase
● 両脚同時遊脚相：double float
● 身体重心：center of gravity（COG）

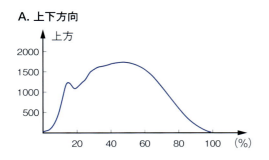
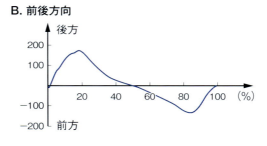
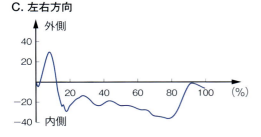

図3 ランニング動作時の床反力
（文献3をもとに作成）

図3Bはランニングを行ったときの前後方向の地面反力の時系列変化である．負の地面反力は身体に対する後方への外力を示しブレーキとなり，正の地面反力は前方への外力を示し推進力となる．foot-strikeからCOGが足部上にくるまでのsupport phase前半では，後ろ向きの反力がブレーキとなり，support phase後半では前方への反力が生じて推進力を得られる．

図3Cはランニングを行ったときの左右方向の地面反力の時系列変化である．正の地面反力は身体に対する外側への外力を示す．recovery phase後半におけるCOGのsupport phase方向への運動に対して，support phase前半では外方への移動速度を減少させ，support phase後半では逆にCOGは内方運動に転じて反対側への荷重につながる．

ランニング動作においては前方への移動が主たる目的である．一方で上下や左右への運動は，左右の脚で交互に接地するというランニング動作の性質によるもので，主目的からすれば副次的な運動といえる．COGの上下や左右運動は左右の脚に荷重するために必要な運動であるものの，過度に大きな運動は鉛直方向あるいは側方の床反力を増し，骨や関節への負荷を増す可能性がある．

◎セグメント別の運動観察

COGの運動は身体全体の運動を象徴しているが，各セグメントのCOGの動態を確認することも重要である．各セグメントのCOGは，特に左右方向の運動におけるセグメントごとのCOG移動量の差と，骨盤の移動開始のタイミングについて確認する（図4）．移動量の差では，他と比較して胸郭の移動量が小さい

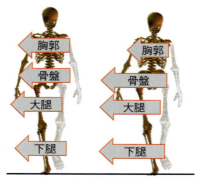
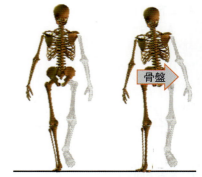

各セグメントの移動量の差　　　骨盤セグメントの移動開始のタイミング

図4　セグメント別にみる運動観察のポイント

場合がある．このとき骨盤は側方に偏位して体幹はやや側屈位となり，股関節は内転位をとる．また，下腿の移動量に対して，骨盤・胸郭の移動量が小さい場合がある．このとき下腿は外方に傾斜して，膝はやや内反位をとる．移動開始のタイミングでは，骨盤の側方移動の開始が早い場合がある．mid-supportからtake-offにかけて体幹より先に骨盤が側方に移動し，股関節は外転位，体幹は側屈位をとる．このとき対側のmid-supportでは，骨盤以下のCOG移動量が大きくなりやすい．

　セグメントCOGの運動に異常がみられる場合，関節運動やアライメントの異常も合わせて生じることが多い．ただし，関節でなくセグメントのCOGという視点で観察することには，いくつかメリットがある．まず，平面内の一方向の運動として捉えることができるため，比較的観察が容易である．全身のCOGの観察と着眼点が同じであり，全身運動の特徴を捉えながら合わせて実施できる．また，最も重要な点は，ランニング動作の本質であるCOGの前進移動と付随する左右移動の動態を直接観察することで，ランニングのメカニズムと異常運動の因果関係を考察しやすくなる．

◎関節運動

一般的な下肢の関節運動は割愛し，ここでは短距離と長距離の動作の違いと体幹運動について述べる．いずれも不良動作の判断や修正のための指導において理解が必要となる．

　短距離と長距離のランニング動作で特徴が異なるのは，mid-supportからforward-swing前半にかけての下肢の運動である．短距離では，mid-supportから股関節は膝屈曲位のまま伸展し，接地時の移動を大きくする．膝を伸展することで下腿の後傾が生じると，移動範囲が小さくなる．あるいは大腿前傾が生じる場合は，脚が流れてピッチが下がり，走速度に影響する．一方で長距離は多少膝を伸展し，脚が流れても短距離ほどにピッチは要求されないため，大

●身体重心：center of gravity（COG）

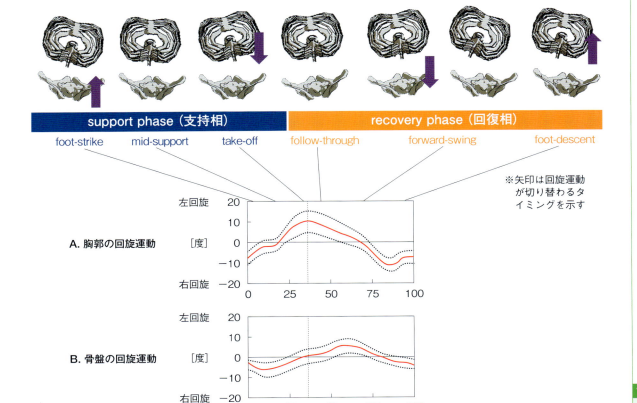

take-off：骨盤はほぼニュートラル．
follow-through：骨盤は後方に移動する下肢と同側の寛骨が前方に出る方向に回旋．
forward-swing：骨盤は前方に移動する下肢と同側の寛骨が後方に引ける方向に回旋．
foot-descent：接地する下肢と同側の寛骨がわずかに後方に位置する回旋．

図5 ランニング動作時の骨盤と下位胸郭の回旋運動（文献4より）

● 文献

4) Schache AG, et al：Three-dimensional angular kinematics of lumbar spine and pelvis during running. Hum Mov Sci 2002；21：273-293.

きなデメリットにはならない．

　通常のランニング動作においては，寛骨が同側下肢にわずかに先行して前後移動するような位相ずれをもって運動をしている（図5）．歩行で下肢の移動と骨盤の回旋が同期しているのと対照的であり，ランニングでは胸郭がさらに先行した位相ずれをもって運動するのが特徴的である（図5）．このような運動により下肢に対して骨盤，骨盤に対して胸郭は常に先行して前後移動が生じる運動連鎖となっている．このメカニズムはsupport phaseに下肢からの力を瞬時に前方推進力として伝え，recovery phaseに下肢の運動を制御しつつも滑らかに行うために重要と考えられる．オーバーストライドなどの不良動作ではこの

運動連鎖が破綻し，結果的に下肢の動作にも影響が及ぶ．

◎ランニングの動力学と筋活動

ここでは前方への推進運動に最も重要な下肢関節トルクについて述べる．図6は短距離ランニング動作中の下肢関節の関節トルクを示している．長距離ランニング動作でもほぼ同様の傾向を示すが，発揮する関節トルクは半分程度となる[5]．

股関節は主にrecovery phaseで大きなトルクを発揮する．recovery phase前半では大きな屈曲トルクが発揮され，後方へ脚が流れる股関節伸展運動を制動し，屈曲運動へと切り替えてforward-swingのもも上げ動作を行う．recovery phase後半ではもも上げにより前方へ振り出された脚の股関節屈曲運動を制動するために伸展トルクが発揮され，さらに伸展運動へと切り替えてfoot-descentを行う．

膝関節はrecovery phase前半で伸展トルクを発揮し，recovery phase後半の脚が前方にある場面で屈曲トルクが優位となる．recovery phase前半ではforward-swing時の膝屈曲運動を調整し，後半では過度の膝伸展を防ぎ，下腿を直立位に戻す働きがあると考えられる．recovery phase後半の屈曲トルクの発揮は，膝伸展運動に対するハムストリングのエキセントリックな筋活動となる．接地後は伸展トルクを発揮して床反力を生じ，COGの降下を防ぎ上昇および前進運動につながる．

足関節はrecovery phaseではトルクの発揮は小さく，主にsupport phaseで底屈トルクを発揮する．support phaseの前半では足関節背屈運動に抗し，膝関節同様にCOGの低下を防ぎ身体を支えており，後半では足関節底屈運動を

●文献
5) 阿江通良：ランニング動作のバイオメカニクス．増田雄一・編：ランニング障害のリハビリテーションとリコンディショニング．文光堂，2012：30-36.

6) 阿江通良ほか：機械的パワーからみた疾走における下肢筋群の機能および貢献．筑波大学体育科学系紀要 1986；9：229-239.

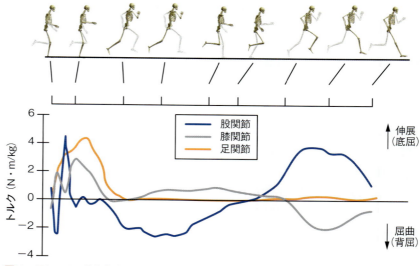

図6 ランニング動作中の関節トルクの変化（文献6をもとに作成）

● 身体重心：center of gravity（COG）

伴いCOGの上昇および前進運動に貢献する.

◎ランニング動作のメカニズムと運動機能

ランニングにおいて重要な重心の前方移動にかかわる運動は，① foot-descent
から mid-support における股関節伸展運動，② mid-support から take-off にお
ける股関節伸展運動，③ follow-through から forward-swing における股関節
屈曲運動によるもも上げ動作である．foot-descent から mid-support における
股関節伸展運動は，股関節伸展筋による能動的な運動である．空中での股関節
伸展運動により足を身体に近い位置に接地することでブレーキングの作用を抑
制する．続く mid-support 以降の受動的な股関節伸展運動につながる．
mid-support 以降の股関節伸展運動は，十分なストライドを確保するために重
要である．股関節伸展可動域を必要とし，さらに骨盤を前進させるための股関
節内旋運動も生じる．地面反力を受けながら COG を前方に移動する位相であ
り，骨盤を含む体幹の姿勢を保持して反力を受ける．もも上げ動作は，一側下
肢を前方に振り出して COG を前方に移動させる．素早く脚を引き付けること
が動作全体の運動速度を高めることにつながる．follow-through から forward-
swing の初期にかけて両脚同時遊脚相となる位相であり，空中での股関節伸展
運動から股関節屈曲運動への切り返しが重要となる．

　副次的に生じる左右への荷重移動について，必要な機能は COG の外方移動
の制御と COG の内方移動のための運動に分けられる．COG の外方移動を制動
し内方に運動を変化させるために，身体に作用する内側方向の力が必要となる．
地面反力を内方へ転換するには，後足部回内運動が必要となる．また骨盤の外
方移動を制動するために股関節外転筋の遠心性収縮が必要となる．COG の内
方移動に特に重要な運動は，足部回内運動，骨盤内の仙骨傾斜運動，胸郭の回
旋運動である．足部については後足部，中足部が回内に運動することで，足圧
中心は母趾球側へ移動し，COG の内方移動にもつながる．骨盤・腰椎について
は，支持期で股関節が伸展することで，寛骨は前傾し，仙骨は対側へ傾斜する
運動が生じる．この運動により体幹は対側へシフトし，COG は内方へ移動する．
胸郭については，体幹を股関節が伸展する側の対側へ回旋させることで胸郭セ
グメントの COG は対側へ移動し，全身の COG も対側へ移動しやすくなる．こ
のように，運動のなかでは足部，骨盤，胸郭の順に上記の運動が生じることで，
全身の COG の内方移動（対側移動）がスムーズに行われる．

● 位相：phase

競技別 第14章 陸上競技（ランニング）

3 競技動作と外傷・障害

■ 疫学

長距離ランナーにおいては障害発生の大部分を下肢が占める．障害発生部位としてよくみられるのは膝関節であり，次いで下腿，足部，大腿などに多い．膝関節の障害では膝蓋靱帯炎，腸脛靱帯炎，膝蓋骨周囲の疼痛などがよくみられる．下腿の障害ではシンスプリントが圧倒的に多く，脛骨疲労骨折も比較的多い．足部の障害では足底腱膜炎や中足骨疲労骨折などが多いが，その他にも細かく触診を進めると，細かな関節や筋腱，靱帯に痛みを有する例は多くあり，多くの骨で構成される足部の障害は多様な疾患像を示す．

　短距離ランナーやその他の競技でのランニング中の疾患としては，肉離れや捻挫などの急性外傷も多くみられる．肉離れの多くはハムストリングに生じ，捻挫は足関節外側靱帯損傷が多い．肉離れは全力疾走時の発症を除けば，フィールド競技で不意に体幹前傾姿勢をとったり，急に切り返し動作を行ったりする場面でよく生じ，単純なランニングでの発症ではない場合もあるので確認を要する．足関節捻挫は不整地や床のスリップなど環境因子が加わることでの発症が多い．

■ 典型的な不良動作の特徴

ランニングは繰り返し地面からの反力を受けて行う循環運動であるため，運動量が増すことで特定の部位に負荷が蓄積しやすい．ここでは動作の特徴によって説明可能ないくつかの障害について述べる．加えてバイオメカニクスの指標と関連する動作の特徴について説明する．

◎腸脛靱帯炎と関連する動作の特徴

腸脛靱帯炎の発症に関連する動作の特徴に股関節内転，膝関節内旋が挙げられる[7]．さらに，骨盤が支持脚対側に下がるpelvic dropや，体幹の対側側屈によって腸脛靱帯のスティフネスは増加し[8]，負荷を増すと考えられる．また，足部を内側に接地するクロスオーバーサイン（cross-over sign）では股関節が内転位となり，腸脛靱帯の歪みや歪み速度が増加する（**図7**）[9]．腸脛靱帯の歪み速度は障害の発生要因であり[10]，cross-over sign に特徴づけられる動作も発症に関連すると考えられる．股関節内転位が生じる原因は，股関節筋力の不足，足部の過剰な回内運動による knee-in，COG の左右移動に伴う骨盤の外側偏位などがある．また，後足部回内制限を伴う mid-support の膝内反に股関節内転が加わることで腸脛靱帯が伸張され，発症する場合もある．

● **文献**

7) Noehren B, et al : Prospective study of the biomechanical factors associated with iliotibial band syndrome. Clin Biomech 2007 ; 22 : 951-956.

8) Tateuchi H, et al : The effect of angle and moment of the hip and knee joint on iliotibial band hardness. Gait Posture 2015 ; 41 (2) : 522-528.

9) Meardon SA, et al : Step width alters iliotibial band strain during running. Sports Biomech 2012 ; 11 (4) : 464-472.

10) Hamill J, et al : A prospective study of iliotibial band strain in runners. Clin Biomech 2008 ; 23 (8) : 1018-1025.

● **身体重心**：center of gravity（COG）

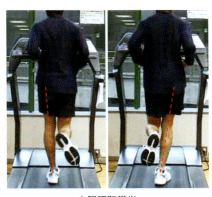
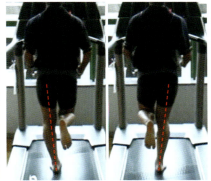

右腸脛靱帯炎　　　　　　　　左腸脛靱帯炎

図7　腸脛靱帯炎症例のランニング動作の典型例

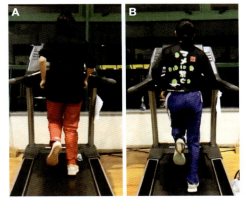

図8　シンスプリント症例のランニング動作の典型例

軽症例（A）ではダイナミックアライメントの不良が顕著である場合が多く，症状も筋，筋膜や骨膜などに生じやすい．
重症例（B）では接地時の膝屈曲角度が小さく，衝撃の緩衝が十分ではないことがある．

◎シンスプリントと関連する動作の特徴

シンスプリントの発症メカニズムとしては，脛骨への力学的負荷[11]と筋膜の牽引[12]の2つが考えられている．脛骨の力学的負荷は動作との関連が強い．脛骨の後方の歪みは走行速度に比例し[13]，後足部接地より前足部接地で大きい[14]．また，脛骨に対する捻りモーメントは，カーブ走や切り返しなどで脛骨の内方傾斜角度が大きくなることにより大きくなる[15]．一方，筋膜の牽引に関連する動作の特徴としては，接地後の急激な後足部回内（と結果的なknee-in），接地時のtoe-outなどが挙げられる（図8）．さらにバウンディングや接地時の膝屈曲減少などの動作の特徴により，接地時の衝撃が増加することで負荷はさらに増大する．バウンディングは少し前の位相である対側支持相の運動の影響が大きく，対側の特徴も確認し，関連性を考察する必要がある．比較的軽度なシンスプリントは筋膜や骨膜などに病変がみられ，筋膜の牽引に関連する動作の特徴に接地の衝撃増加が加わることで発症しやすいと考えられる．一方でダイナミックアライメントに目立つ特徴がなく，接地時の衝撃増加が主因と考えられる場合は注意を要する．接地時の過剰な衝撃は疲労骨折の発症者でみられる傾

文献

11) Beck BR : Tiibal stress injuries: an aetiological review for the purposes of guiding management. Sports Med 1998 ; 26 : 265-279.
12) Bouché RT, et al : Medial tibial stress syndrome (tibial fasciitis) : a proposed pathomechanical model involving fascial traction. J Am Podiatr Med Assoc 2007 ; 97 : 31-36.
13) Yang PF : Torsion and antero-posterior bending in the in vivo human tibia loading regimes during walking and running. PLoS One 2014 ; 9(4) : 14.
14) Ekenman I, et al : Local bone deformation at two predominant sites for stress fractures of the tibia: an in vivo study. Foot Ankle Int 1998 ; 19(7) : 479-484.
15) Kawamoto R, et al : Primary factors affecting maximum torsional loading of the tibia in running. Sports Biomech 2002 ; 1(2) : 167-186.

競技別　第14章　陸上競技（ランニング）

● 文献

16) Milner CE, et al : Free moment as a predictor of tibial stress fracture in distance runners. J Biomech 2006 ; 39 (15) : 2819-2825.

17) Dierks TA, et al : Lower extremity kinematics in runners with patellofemoral pain during a prolonged run. Med Sci Sports Exerc 2011 ; 43 (4) : 693-700.

向であり[16]，シンスプリントでも骨髄内に病変を有するような重症例にみられる特徴である．

◎膝蓋大腿関節痛と関連する動作の特徴

膝蓋大腿関節痛の発症に関連する動作の特徴にはさまざまなサブタイプが存在する．ひとつは膝関節屈曲角度の低下[17]に代表される，膝関節スティフネスを上昇させるタイプである．膝関節スティフネスを上昇させることで瞬間的な力学的負荷は増すため，危険因子となる．もうひとつは膝関節のスティフネスを高められず，膝屈曲運動をコントロールできないタイプである．膝関節の屈曲運動が過剰に生じ，膝関節による仕事量が相対的に高まることが負荷となる．いずれも膝蓋骨の外側偏位などのアライメント異常や，股関節外転・外旋筋力の低下による knee-in などの要因が加わることで，関節の特定部分に対して負荷が増大し，障害につながると考えられる．いずれのタイプも体幹・股関節機能の問題による荷重姿勢の不良や，足部・足関節アライメントの不良を抱えているケースが多い．膝関節を安定化できる場合は代償的にスティフネスを高め，膝関節を安定化できない場合に過剰に運動が生じる．膝を自然な屈曲角度で安定させるには，他の関節や体幹からの影響について関連を検討する必要がある．

◎バイオメカニクスの変化と関連する動作の特徴

foot-strike から mid-support にかけての特徴的な動作パターンは，フットストライクパターン，足部傾斜角，脛骨傾斜角がある．フットストライクパターンは前足部接地，中足部接地，後足部接地とある．前足部接地は後足部接地に比較して脛骨後方の歪みが生じやすいという特徴がある[14]一方で，クロスカントリー競技では後足部接地は前足部接地に比較してオーバーユース障害が発生しやすい[18]．それぞれのパターンに特徴があり，特定のパターンが必ず障害をもたらすというものではない．足部傾斜角は，接地時に地面と足部の長軸が矢状面上でなす角であり（図9A，B），後足部接地のランナーにのみ観察可能な動作パターンである．角度が大きいパターンの場合，膝伸展モーメント，鉛直床反力ピーク値，エネルギー吸収量，力積が増加する[19]ため，あまり大きな足部傾斜角での接地は負荷となる．脛骨傾斜角は，接地時に地面と脛骨の長軸が矢状面上でなす角であり（図9C〜E），脛骨の後方傾斜は接地の衝撃が大きくなる．疲労骨折のような衝撃と関連する疾患に対しては，脛骨の後方傾斜は望ましくないと考えられる．

　mid-support から take-off にかけての特徴的な動作パターンには股関節伸展運動の不足がある．股関節伸展は十分なストライドを確保するために重要であり，股関節伸展運動が不足することで，① 腰椎の過伸展（股関節可動域に対する補償），② バウンディング（滞空時間に対する補償），③ 対側の過剰なリーチングによるオーバーストライド（ストライドに対する補償），④ ケイデンスの

● 文献

18) Daoud AI, et al : Foot strike and injury rates in endurance runners: a retrospective study. Med Sci Sports Exerc 2012 ; 44 (7) : 1325-1334.

19) Wille CM, et al : Ability of sagittal kinematic variables to estimate ground reaction forces and joint kinetics in running. J Orthop Sports Phys Ther 2014 ; 44 (10) : 825-830.

● 膝蓋大腿関節痛：patello-femoral pain syndrome

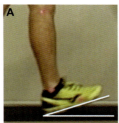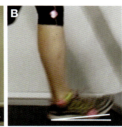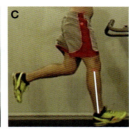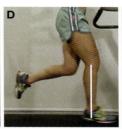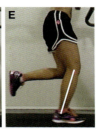

図9 足部傾斜角と脛骨傾斜角
A：足部傾斜角が大きい例．B：足部傾斜角が小さい例．C：伸展位の脛骨傾斜角．D：垂直位の脛骨傾斜角．E：屈曲位の脛骨傾斜角．

増加（速度に対する補償）などの代償動作が生じる．さらにバウンディングは膝伸展モーメントのピーク値，鉛直床反力ピーク値，ブレーキ時の力積が増加し[19]，オーバーストライドは膝伸展モーメントやブレーキ時（後方床反力の発生時）の力積の増大に関連し[19]，脛骨の後方傾斜にもなりやすい．

不良動作の原因

ランニングは循環運動であり，ひとつの問題が連鎖的に影響を及ぼして動作のなかで不良なパターンを形成しうる．そのため不良なパターンと関連がみられる現象を問題点として治療することで，ある程度不良なパターンは修正できる．たとえば，アライメント，筋力，荷重姿勢の制御などさまざまな視点から治療が可能である．これは裏を返せば，どのようなアプローチをしてもある程度変化が出るために，不良なランニング動作の根本的な原因を特定することは難しいともいえる．

こうしたなかで，ランニング動作の不良なパターンの原因分析に関するひとつの方針として，問題点をランニング動作のメカニズムの視点から捉える方法がある．ランニング動作の本質は端的にいえば，「荷重の左右移動」のなかで「重心の前方移動」を行うことであり，左右移動をスムーズに，前方移動を力強く行うことが動作を効率よく行うメカニズムといえる．関連する運動や機能に問題があると理想的なメカニズムは破綻し，代償的な方法で動作が行われる．すなわち，ランニングのメカニズムの破綻から動作の不良なパターンが生じるという考え方である．

◎重心の前方移動

foot-descent から mid-support における股関節伸展運動，mid-support から take-off における股関節伸展運動，follow-through から forward-swing における股関節屈曲運動のそれぞれの運動について，問題を抱えた場合の影響について触れる．

foot-descent から mid-support における股関節伸展運動が不十分なまま足部

が前方で接地する場合，オーバーストライドとなって過剰なブレーキングが生じる．また空中で前方への脚の振り出しが不十分である場合，股関節伸展運動が消失する．この相の能動的な股関節伸展運動が不十分の場合，take-off にかけて股関節や膝関節で伸展筋力発揮を要するため，follow-through で脚が後方へ流れたり，バウンディングが生じたりしやすい．

可動域の不足や体幹の姿勢不良によりmid-supportからtake-offにおける股関節伸展運動が不十分であると，すでに述べたとおり対側のオーバーストライドなどのさまざまな代償動作を生じる．オーバーストライドは力学的な問題以外に，下肢を前方に振り出すための下肢の前方移動と同期した骨盤回旋運動が生じ，胸部，骨盤，下肢の運動連鎖に破綻が生じる．結果的に接地時の骨盤のダイナミックアライメントや体幹の姿勢が不良となり，下肢の動作やダイナミックアライメントにも不良パターンが生じやすくなる．

follow-throughからforward-swingにおける股関節屈曲運動においては，空中での体幹姿勢保持が安定しない場合や，股関節屈曲筋力発揮が不十分な場合，代償的に骨盤の側方回旋や水平回旋などが生じやすくなる．

◎左右への荷重移動

左右への重心移動のための外方移動の制御に関連する足部の可動性や股関節外転筋の機能が不十分であると，下腿の外傾や骨盤の外方偏位などのセグメントごとの左右移動の大きさにばらつきが生じる．また，足部，骨盤帯，胸郭が可動性や運動中の不良アライメントの問題を抱えていると，COG の内方移動は滞る．その場合，外側へのfollow-through，骨盤の前額面での傾斜（pelvic drop），体幹の対側への側屈など，COG を対側へ移動させるための代償動作が結果的に生じることになる．

■ 動作の修正方法

ランニング動作の不良なパターンが身体機能の治療のみでは修正されない場合，動作自体への介入が必要となる．ただし，動作の修正は時に選手の混乱を招き，パフォーマンス低下を招く可能性もある．スポーツ動作とはパフォーマンスと結びついた合目的的な運動であり，障害予防の観点から問題点の指摘を行うことで，動作のメカニズムや運動連鎖に狂いが生じパフォーマンスに影響することが少なくない．単に問題と捉えた動きを変えるために指摘するのではなく，動作のメカニズムを考慮して運動を採用し，トレーニングを行い，負担の少ない動作の再学習を行うことが望ましい．ランニング動作では，前方移動と関連した動作の選択が合理的である．また，左右移動や体幹回旋運動など，ランニング動作に付随して必要な運動を選択し，接地や荷重移動に伴う姿勢制御，筋収縮のタイミングなど，実際の動作中でなければ再現できない要素を再学習する．

● 身体重心：center of gravity（COG）

◎重心の前方移動

主に foot-descent から mid-support を想定した踏みつけ運動，mid-support から take-off を想定した蹴り出し運動，forward-swing を想定したもも上げ運動の3種類がある．不良動作の原因を動作のメカニズムの観点から分析したうえで運動を選択する．踏みつけ運動では能動的な股関節の伸展を意識する．空中から足を振り下ろし，接地以降では股関節伸展を強く意識する（図10）．蹴り出し運動では受動的な股関節の伸展を意識する．接地する足部を支点に骨盤を水平に保ったまま前方に移動する（図11）．もも上げ運動では股関節の屈曲運動を意識する．実際には空中で行う動作であり，体幹や骨盤の姿勢保持，対側の運動との協調を意識する（図12）．いずれの動作においても骨盤の水平を保ち，膝，足が正面を向くように行う．最終的にはスキップやバウンディング走などランニングに近いダイナミックな運動で，踏み込みや蹴り出し，もも上げなどの動きを確認する．

◎左右への荷重移動

左右への荷重移動をスムーズに行うためには，COG の側方運動の制御と足部・股関節・胸郭の可動性がポイントとなる．側方への移動における運動制御は，

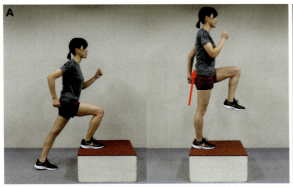
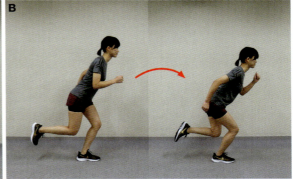
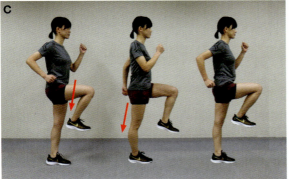

図10 踏みつけ運動のトレーニング
A：ステップアップ：接地後の股関節伸展運動により重心（骨盤）の上方移動を素早く行う．
B：ホップ：前方に踏み込み動作を行い，瞬間的な力発揮や骨盤，体幹の姿勢保持を意識する．
C：踏みつけウォーク：Aの股関節伸展に伴う重心移動とBの姿勢保持を合わせて行う．

競技別 第14章 陸上競技（ランニング）

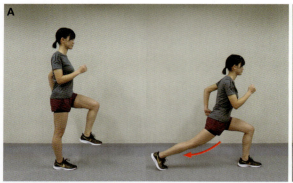
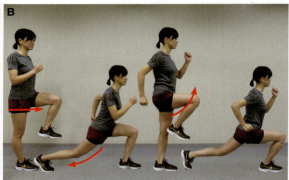
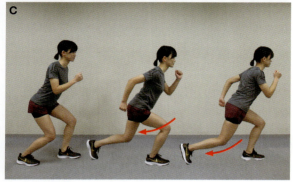

図11 蹴り出し運動のトレーニング
A：フォワードランジ：骨盤水平を保ちながら重心（骨盤）の前方移動を行う．
B：ランジウォーク：前方移動を行いながらAの動きを繰り返す．
C：ニーベントウォーク：重心の上下動を減らし，股関節伸展を意識しながら前方移動を行う．

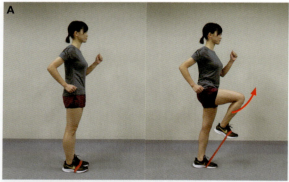
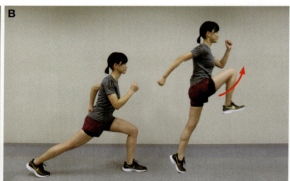
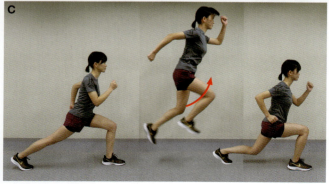

図12 もも上げ運動のトレーニング
A：ニーアップ＋チューブ：体幹の姿勢を保って股関節屈曲を行うことを意識する（慣れてきたら体幹回旋や腕振りを加える）．
B：ランジウォーク＋もも上げ：股関節伸展位からの股関節屈曲運動を意識する．
C：シザースジャンプ：ランジポジションからジャンプをして空中で素早く前後の下肢を入れ替え着地する．

実際に側方への重心移動を強調する形で動作パターンを学習する．荷重位での股関節運動による股関節筋活動への刺激や側方へのホップ運動などを実施する．側方へのホップは最初短い距離から始め，徐々に距離を伸ばす．感覚がつかめたら，左右で連続して行い，徐々に真横だけでなく前方への移動も伴いながら行う（図13）．また，体幹の回旋運動はすでに述べたとおりランニングの動作メカニズムにおいて重要な役割を果たし，さらに左右への荷重移動にも貢献する．下肢の前後開脚と体幹回旋の運動を組み合わせることで，骨盤のねじれ運動と体幹回旋運動を同時に行うことができる．また，前後の脚を挟むように動かすシザース動作は，回復期における素早い下肢運動にとって重要である．体幹回旋時の姿勢や体軸の保持，前方移動や着地時の骨盤の水平位の保持，外方偏位や回旋の抑制ができていることを確認する（図14）．

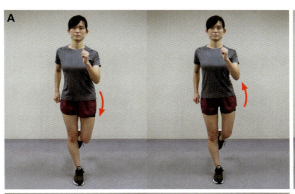
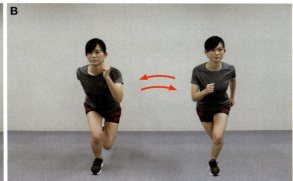
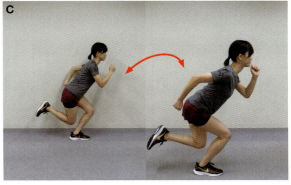

図13 左右への荷重移動のためのトレーニング
A：骨盤下制・挙上運動：片足立ちで遊脚側の骨盤の下制，挙上を意識する．
B：サイドキック：着地時に体幹・下肢が側方に傾斜しないように股関節で衝撃を吸収する．
C：連続サイドキック：サイドキックを前方へ移動しながら行う．

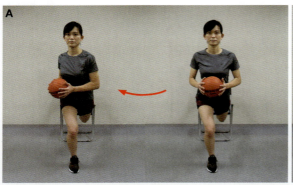
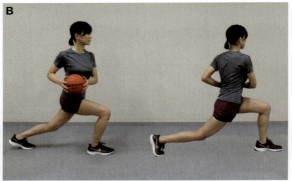
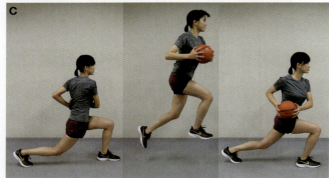

図14 下肢前後開脚と体幹回旋を組み合わせたトレーニング
メディシンボールを把持して
A：ブルガリアンスクワット＋体幹回旋：骨盤の水平位を保持し，体幹回旋を行う．
B：ランジウォーク＋体幹回旋：ランジウォークの接地時に体幹を回旋させる．
C：シザースジャンプ＋体幹回旋：空中で体幹を回旋し，着地する．

4 競技復帰

段階的復帰の考え方

ランニング障害からの復帰プロセスでは，運動による負荷の調整が必要となる．運動休止をした場合のリハビリテーションのプロセスでは，ジョギングの再開は重要なマイルストーンであるが，詳細な内容は「部位別」の章に譲る．ここでは主にジョギング開始以降の復帰への段階づけの考え方について整理する．ジョギング開始以前では，主にどのような運動をどの程度行うかというトレーニング因子が負荷の調整項目であるが，ジョギング開始以降ではこれに環境因子が加わる〔「総論」の図2（p.4）〕．

◎環境因子

環境因子についてはランニングを実施する路面の影響が挙げられる．アスファルトの硬いサーフェイスでは着地衝撃が大きくなりやすい．通常は下肢関節のスティフネスを低下させ，衝撃を緩衝するようにサーフェイスに適応するが，動作パターンにスティフネスを高める傾向がある場合や，接地の負荷が患部に影響する疾患の場合では注意を要する．そのような場合では，初期は芝生や土

の路面を選択し、シューズもミッドソールの衝撃吸収能が高い製品を選択するなどの配慮が必要となる。

アスファルト舗装された路面を走る場合に注意を要するのが左右の傾斜である。通常、舗装路は水はけに考慮して道路中央から端にかけて下がるように設計されている。たとえば、道路の右側を走る場合は、右側が下がる傾斜により右足部は回外方向、左足部は回内方向に関節運動が増加し、接地時のアライメントも変化する。足部のダイナミックアライメントの変化により、左膝では knee-in、股関節では内転角度の増加が起こりやすくなるため、負荷やアライメントへの影響を考慮する必要がある。またカーブ走行を行う場合に体軸はやや内方へ傾斜するため、外側の足に回外方向、内側の足に回内方向の運動増加、アライメントの変化が生じる。たとえば、陸上競技のルールに則る反時計回りの走行では、右足部の回外、左足部の回内が生じる。傾斜のある路面やカーブでランニングを行う必要がある場合は、走行方向を適宜変えるなどして負荷の分散に配慮するほうがよい。

◎トレーニング因子

ジョギング開始以降のトレーニング因子としては運動量と強度を設定するが、ジョギング開始直後は主に時間による運動量の調整が中心となる。最初は5～10分程度から開始し、様子をみながら慎重に行う場合は5分×2セットとして、セット間で具合を確認して継続を判断する方法もある。ランニングは距離による負荷の蓄積が問題となるため、できるだけ複数回同じ設定で運動を行い、問題なければ次のステップに進める。ジョギングの最終的な目標時間は、これまでの競技練習において行ってきたランニングの経験によって設定する。たとえば、長距離選手など普段から距離を走る競技の選手では60分とし、それ以外の競技の選手では30分を目安にする。競技だけでなく、普段から長い時間を走っている習慣があれば、40分や60分と設定してもよい。最終的に、ある程度の時間をジョギングで走れるようになったらランニング強度を上げる。

強度の設定は主に走速度と路面の勾配である。走速度の増加に伴い、地面反力は増大し、筋腱の張力や関節間力などの内力も増大する。また、路面が下り坂となる勾配をもつ場合、スピードがつきやすく、ブレーキング時に必要な膝関節周囲筋の筋力発揮が増す。これらの要素を考慮しながら、長距離系あるいは短距離系のトレーニングのための運動内容を決めていく。

長距離系のトレーニングとしては、目標タイムを設定して走るペース走、徐々にペースを上げるビルドアップ、一定距離のランとジョグを繰り返すインターバル走、山や丘陵地を走るトレイルランニングやクロスカントリーなどがある。最初はペース走で速度を調整し、ある程度タイムを上げられた段階で、その他のスピード練習にも取り組む。トレイルランニングやクロスカントリーなどの実施を選手が希望する場合、不整地もあり筋力的な負荷も大きいことを

考慮して，疾患の機序や回復状況に応じて実施を検討する．どの練習も体の負担となるため，実施翌日は軽いジョギングにするなど，強度の高い運動の実施頻度にも配慮して行う．

短距離系のトレーニングは流しから開始し，徐々に速度を上げて徐々に速度を落とす形でランニングを行う．距離は30 m程度から100 m程度まで実施環境との兼ね合いで徐々に伸ばしていく．走速度も感覚的ではあるが50～60%程度の軽いランニングから70～80%程度のやや速度を上げた形，80～90%程度のフォームを意識できる範囲の全力に近い形まで速度を上げていく．ある程度最高速度を上げられた段階で，インターバル走やレペティションなどの実施による専門体力の増強や加速場面の確認へと移る．加速の確認では，最高速度までを徐々に短い距離で行うようにし，最短時間で行えるようになればスタート練習などを開始する．スタート練習では大きな可動域と筋力発揮が求められるため，筋損傷後の開始時期は慎重に設定する．

■ 復帰基準

ランニング障害の復帰過程では，患部の組織治癒の程度，改善された身体機能に対して，負荷が見合うように運動強度を設定できているかがポイントとなる．ランニング開始以降は接地の繰り返しが飛躍的に増え，症状の再発や痛みや疲労に伴う機能低下が生じやすい．

組織治癒に対する運動強度の影響は，症状を確認する．復帰プロセスを進めるには，運動強度を上げても症状が出ないことが必要となる．現段階の運動後に症状を確認し，痛みが出る場合は所見を確認し，急性症状であれば運動を休止して医師に相談をする．急性症状がなく，痛みが安静時や日常生活では消失する場合は，運動量や強度を落としてみる．段階を落としても引き続き痛みが出る場合は，いったん運動を休止して医師に相談する．段階を落として痛みがなければ運動を継続可能だが，強度を上げるためには身体機能に改善の必要な要素がないか確認する．

運動強度を高めると症状が出現する場合，患部の治癒が十分でないという可能性以外に，応力を分散して運動するための身体機能が不十分である可能性がある．特にジョギング開始以降は，改善されたはずの関節アライメントに再び問題が認められる場合が多く，結果として症状の誘発，可動域低下，荷重時の安定性低下などが生じやすくなる．運動強度を上げる段階では，アライメント維持のための機能（筋機能や動作パターンなど）が十分であるかがポイントであり，関節アライメントの確認は運動強度に見合う機能を獲得できているかの指標となる．アライメントに問題が認められる場合，症状に対する影響の度合いを考慮して，復帰プロセスを進めるかいったん止めるかを判断する．

■ 再発予防

復帰段階の運動管理は，症状と機能に見合う運動内容に制限を加えるものである．運動内容の上限と期間の設定については，できるだけ具体的に共有する．曖昧な伝達で選手が独自に判断をして練習内容を管理できず，症状を再発するケースもある．競技復帰以降の運動管理は，運動量や強度の増減を適切に調整することである．負荷を上げることはトレーニングのうえで重要であるが，ランニングでは過負荷の状態を続けてしまうことがよくある．短期的には，高強度（長距離あるいは高速）のトレーニングを続けすぎず回復日を考慮すること，中期的には，適度にトレーニング内容を変えて加わる負荷を変化させること，長期的には，月あたりの走行距離を目安に量が過剰な状態を続けないことなどが挙げられる．トレーニング内容の設定については，競技レベル，年代や経験，既往などを考慮すべきであり，通常行ってきた練習量や障害発生時期のトレーニング状況などを詳細に確認したうえで検討する．

競技別

第15章

ラグビー

1 はじめに

ルール上コンタクトが認められており，意図的にコンタクトを行うスポーツを
コリジョンスポーツといい，代表的なものとしてラグビーやアメリカンフット
ボールが挙げられる．コンタクト動作は，目標物との間合いを詰め，接触の瞬
間に体幹から上肢までを剛体として固定させ，目標物に運動量（質量×速度）を
与えることで，相手をコントロールする動作である．接触する部位が身体中心
より遠位であり，接触時の関節間の固定が不十分であると，関節に対し強大な
外力が加わり，外傷の大きな要因となる．

2 競技動作のバイオメカニクス

コンタクト動作はその位相により，運動の様式が異なる．動作の観察には，各
相における下肢，体幹，上肢の運動学的な理解が重要となる．

コンタクト動作の位相

コンタクト動作は大きく，approach，impact，post impact の 3 相に分かれる
（図1）．
- ① approach 相（図1A）：approach 相は，次の接触に向けて相手との距離
  を詰め，適切な間合いに入るまでを指す．相手を追い詰めるスキルに加え，
  相手の動きに合わせて動く反応やスピードが求められる．
- ② impact 相（図1B）：impact 相は相手に接触する場面を指す．下肢を速く
  強く踏み出し，体幹から上肢までを瞬間的に剛体として固定する．相手と
  の接触面積を広くすることで衝撃を和らげることが重要となる．
- ③ post impact 相（図1C）：インパクト後に相手をコントロールすること
  で，相手の動きを止める，転倒させる，ボールを奪うといった目的を達成
  させる．特にラグビーでは，接触後に相手を自分の体に引きつけ，そのま
  ま前に推進力を落とさずに進むことで相手を倒す動作となる．

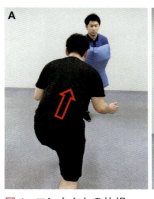 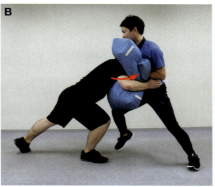 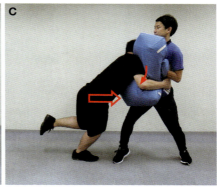

図1 コンタクトの位相
A：approach相．B：impact相．C：post impact相．

コンタクト動作におけるバイオメカニクス

◎身体重心運動

特にapproach相では重心を低くしすぎると相手との間合いを詰めるスピードが遅れるため，体幹の前傾姿勢を維持しながら，重心は低くせず，相手との間合いを詰める．インパクト直前に一度細かくステップを踏みながら減速し，重心を落としながら，再度強く踏み込んで加速し，インパクトする．タックル時にかかる接触部への衝撃は接触後0.082秒でピークとなり[1]，その強さは1.95〜2.31 N/体重比との報告がある[2]．

◎セグメント別の運動観察と筋活動

① **頸部・体幹**：approach相では体幹は軽度前傾位をとり，まっすぐ相手を見ることでインパクト時の頭が下がること（ヘッドダウン）を防ぐ．インパクトにおける瞬間的な体幹および頸部の固定により体幹を正中位に保つことが，相手に衝撃を強く与えるだけでなく，肩や腰部にかかる負担も減少させる．頭部とタックルバックとの接触時の筋電学的解析では，ヘッドアップと比べ，ヘッドダウンにおいて，僧帽筋上部および下部の筋活動が低下するとの報告もあり[3]，頸部の十分な固定性発揮のためには，ヘッドアップ姿勢を維持することが必要となる．

② **上肢**：インパクトに向けての上肢の軌道は，腕をラリアットのように回す水平面上の運動でなく（図2A），最短距離で相手に手を伸ばす矢状面上の運動が推奨される（図2B）．筋電図の研究[4,5]では，タックル前より，大胸筋，二頭筋，広背筋，前鋸筋，僧帽筋の活動が始まっており，なかでも前鋸筋が最も早く活動を開始する．そのため，インパクト直前からの肩甲

文献

1) Pain MT, et al：In vivo determination of the effect of shoulder pads on tackling forces in rugby. J Sports Sci 2008；26（8）：855-862.
2) Usman J, et al：An investigation of shoulder forces in active shoulder tackles in rugby union football. J Sci Med Sport 2011；14（6）：547-552.
3) Morimoto K, et al：Electromyographic study of neck muscle activity according to head position in rugby tackles. J Phys Ther Sci 2013；25（5）：563-566.
4) Herrington L, et al：Electromyographic analysis of selected shoulder muscles during a rugby football tackle. Sports Med Arthrosc Rehabil Ther Technol 2009；1（1）：10.
5) Seminati E, et al：Specific tackling situations affect the biomechanical demands experienced by rugby union players. Sports Biomech 2017；16（1）：58-75.

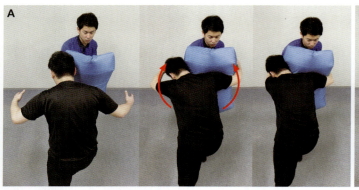 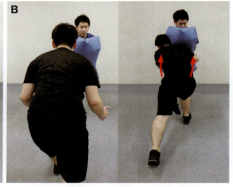

図2 コンタクト時の上肢の軌道
A：上肢の軌道が水平面となり，肩の水平内転でコンタクトを行っている．B：上肢の軌道が矢状面となり，肩の屈曲でコンタクトを行っている．

骨・肩関節周囲筋の同時収縮による上肢固定が重要といえる．

③ **下肢**：前述のとおり，相手に近づく動きのあと，インパクトの直前に，相手の支持基底面の中に強く踏み込む動きが重要となる．加えて，post impact 相でも足を止めずに前方への推進力を維持する．筋電図による解析によると，タックルと反対側の脊柱起立筋および大殿筋の活動がタックル前より高まるとされており[5]，骨盤固定下での股関節伸展筋発揮の重要性が示唆される．また，体幹の側屈は，コンタクト側と反対側下肢を踏み込んだ際に増大するとの報告があり[6]，コンタクト側の踏み込みによるタックルを行うことが推奨される．

3 競技動作と外傷・障害

疫学

ラグビー競技の試合における外傷の8割はコンタクトの場面で起こり，その4割は頭頸部・肩の外傷であるとされる[7]．高校生における肩関節脱臼後（保存）の再脱臼率は 54.3% と報告されており，非常に高い[8]．初期治療の選択時の重要性に加え，タックル時の身体の使い方の修正が重要であるといえる．

典型的な不良動作の特徴

コンタクト動作では，そのほとんどがインパクトの瞬間に外傷が生じる．そのため動作を観察する際には，はじめにインパクト時の姿勢や，接触部位およびその面積を評価することが重要となる．次に impact 相から post impact 相にかけての体幹軸の乱れと身体の運動方向を確認する．最後にアプローチについて

● 文献

6) Kawasaki T, et al : Kinematics of rugby tackling: A pilot study with 3-dimensional motion analysis. Am J Sports Med 2018 ; 46 (10) : 2514-2520.

● 文献

7) Roberts SP, et al : Epidemiology of time-loss injuries in English community-level rugby union. BMJ Open 2013 ; 3 (11) : e003998.
8) Kawasaki T, et al : Incidence of and risk factors for traumatic anterior shoulder dislocation: an epidemiologic study in high-school rugby players. J Shoulder Elbow Surg 2014 ; 23 (11) : 1624-1630.

確認をし，その姿勢や上肢の軌道，踏み込み足の位置とタイミング，相手との距離について確認する．

◎インパクト時の不良動作の特徴

① **ヘッドダウン**：インパクト時あるいはその直前に頚部の伸展が減少し，頭が下がった状態でタックルをする動作を指す（図3）．頚部や肩甲骨の固定力が低下することで，頚部や肩の外傷発生リスクが増大する．また，非利き腕でのタックルで頭が下がりやすいとの報告もあり，両側のタックル動作を評価する必要がある[5]．

② **逆ヘッド**：相手の進行方向に対し，頚部が入った状態でインパクトを迎える動作を指す（図4）[9]．頚部の外傷リスクが増大するほか，頚部と上肢の距離が離れることで肩甲骨の固定ができず，肩の外傷発生リスクも高まる．逆ヘッドでのタックルでは，ヘッドダウンも起こるとの報告もあり[10]，頚部や肩甲骨の固定性がさらに低下する可能性が高い．

③ **アームタックル**：耳や頚部，肩が相手と接触せず，より遠位の上腕や前腕のみで接触してしまう動作を指す（図5）[11]．肩関節よりも遠位で接触することで肩関節に対し強大な外力が生じ，肩関節脱臼などの原因となる[12]．インパクト時の上肢の軌道が肩水平内外転を伴う水平面上の運動となると，アームタックルを助長しやすい．

④ **肩甲骨前突でのインパクト**：肩甲骨が前傾・外転し，前方突出した状態でインパクトすると（図6），肩峰付近の狭い範囲での接触となり，肩鎖関節での脱臼を生じる原因となる．また，肩関節は相対的に水平外転位となり，脱臼のリスクも高まる．

● 文献

9) Sobue S, et al : Tackler's head position relative to the ball carrier is highly correlated with head and neck injuries in rugby. Br J Sports Med 2018 ; 52(6) : 353-358.

10) Tanabe Y, et al : The kinematics of 1-on-1 rugby tackling: a study using 3-dimensional motion analysis. J Shoulder Elbow Surg 2019 ; 28(1) : 149-157.

11) Burger N, et al : Mechanisms and factors associated with tackle-related injuries in South African Youth Rugby Union players. Am J Sports Med 2017 ; 45(2) : 278-285.

12) Maki N, et al : Video analysis of primary shoulder dislocations in rugby tackles. Orthop J Sports Med 2017 ; 5(6) : 2325967117712951.

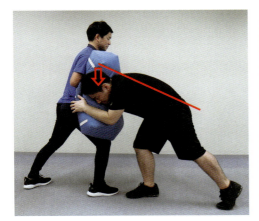

図3 ヘッドダウン
体幹のラインよりも頭部の位置が下がり，インパクトを迎えている．

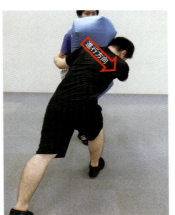

図4 逆ヘッド
相手の進行方向に対し，頚部が入り，インパクトを迎えている．

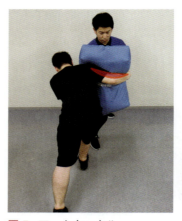
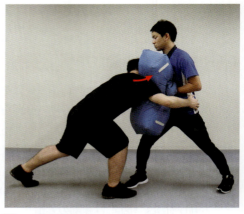

図5　アームタックル
上腕や前腕のみでインパクトしている．

図6　肩甲骨前突でのインパクト
肩甲骨が前傾・外転し，前方突出したインパクトをしている．

◉ポストインパクト時の不良動作の特徴

impact相からpost impact相にかけての体軸の乱れをみる．体幹が正中位で維持できず，インパクト後に接触側への体幹側屈が起きると，接触側のバーナー症候群や腰痛の原因となる．反対に，接触側と対側への側屈が起きると（図7），頭部が離れ，より遠位での接触や肩甲骨前突でのインパクトを引き起こしやすい．肩甲骨の固定性低下や肩関節水平外転位となりやすく，肩関節外傷の要因となる．またpost impact相の進行方向が相手の中心からずれることも外傷発生リスクとなる[13]．進行方向が身体中心からずれると，相手を止められずに腕が後方に持っていかれるなど，その後の上肢の不良肢位へとつながる．加えて，タックル後の相手の引きつけが不十分であると，相手を倒せないだけでなく（図8），外傷リスクが増大するといわれており[13]，押し動作からの引き動作への変換ができているかも確認する必要がある．

◉アプローチ時の不良動作の特徴

アプローチ時には，構えの姿勢からインパクトにかけて，骨盤位置が下がらず頭が最も低くなっていないかを確認する（ヘッドダウンの原因）．また相手との距離が遠いあるいは踏み込みが浅いなどで，飛び込んだタックルになりやすい場合（図9A）や，あるいは踏み込み足とインパクトのタイミングが合わず（図9B），上体を中心としたタックルとなることも，上肢への負担を増大させることになる．加えて，相手との間合いを詰める際に，ステップを細かくすることで外傷発生リスクが低下する[13]といわれており，加速からの直前の減速，方向転換への対応のためのステップも重要となる．

●文献

13) Burger N, et al : Tackle technique and tackle-related injuries in high-level South African Rugby Union under-18 players: real-match video analysis. Br J Sports Med 2016 ; 50 (15) : 932-938.

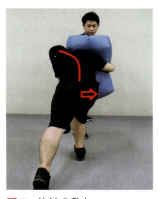
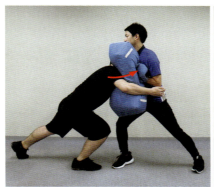

図7 体軸の乱れ
インパクト時やポストインパクトに体幹が側屈し、正中位でなくなっている。

図8 引きつけの不足
ポストインパクトで肩屈曲動作が減少しており、相手の体勢が崩れず、下肢が伸びあがる動作になっている。

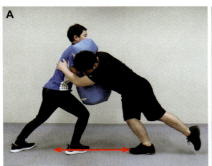
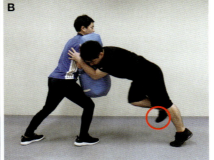

図9 踏み込み足の不良
A：踏み込みが浅く飛び込んだタックルになっている。
B：踏み込み足が接地する前にインパクトしている。

不良動作の原因

上述のように、コンタクトの不良動作は、体軸の固定性の問題、上肢の固定性と軌道の問題、踏み込みの位置・タイミング・方向および相手との間合いの問題に大別できる。3つの問題について機能的に評価する方法を述べる。

◎体軸の固定性の問題

体軸は腰椎の自然な前弯から胸郭拡張、肩甲骨内転・下制、チンインの良姿勢が重要となる。

　良姿勢での固定性の評価として、頸部を用いたブリッジを評価する（図10）。まず頭部・肘・骨盤のみで上体を支持し、腰椎から頭部までの緩やかなCカーブの良姿勢をとれるかを確認する（図10A）。腰椎の過前弯が起きている場合（図10B）は、胸骨を挙上させた際の胸椎伸展可動性を評価する（図11A）。顎

が浮いた姿勢（チンアウト）がみられる場合（図10C），頭部の後方可動性を評価する（図11B）．次に骨盤を浮かせた際にCカーブが維持できるかどうかを確認し，良姿勢での体軸の固定性を確認する．体幹と骨盤の固定性は，壁を両手で押した姿勢で殿部を後方より押した際の骨盤挙動で評価する（図12）．骨盤の挙上などがみられる際は骨盤帯の固定性が低下している．加えて，足踏みをさせることで骨盤が回旋する場合には，股関節も含めた機能異常がある．

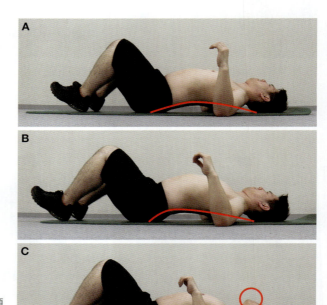

図10　頚部ブリッジの評価
A（良い例）：腰椎・頭部・両肘の4点で支え，胸椎部に頂点がある．
B（不良例）：腰椎過前弯が起こり，腰椎部に頂点がある．
C（不良例）：顎が浮き，チンアウトした姿勢となる．

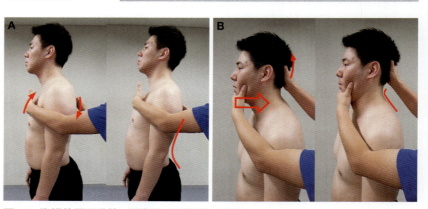

図11　胸椎伸展可動性・頭部後方可動性の評価
A：胸骨を上方，胸椎を下方に動かす．胸椎伸展の代償として腰椎の前弯による代償が起きている．
B：顎を後方に引くように頭部を後方に動かす．下位頚椎の伸展が減少し，頭部後方可動性が減少している．

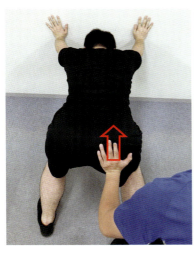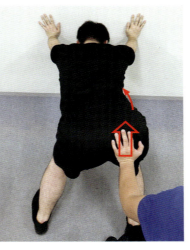

図12 壁押しによる体幹・骨盤安定性の評価
壁を手で押した姿勢をとり，骨盤を後方から押し，押した側の骨盤挙上の有無を評価する．

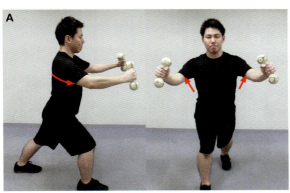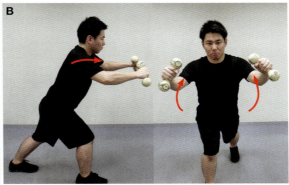

図13 立位でのダンベルプレス
A：肩甲骨内転・下制位より，肩甲骨の前傾が伴わないよう肩を屈曲させる．
B：肩屈曲に伴い肩甲骨が前傾すると，肩水平内転を伴う運動となる．

◎上肢の固定性と軌道の問題

上肢の軌道は，肩甲骨内転・下制位より，胸から上腕までのフラットなラインを保ちながら前方に腕でプッシュする動きが必要となる．そのような上肢の軌道の評価として，立位でのダンベルプレスの動作を確認する（図13）．前鋸筋より大胸筋が優位となると（図13B），肩甲骨が前傾し，肩峰での接触とインパクト時の肩水平外転を助長させる．また，ダンベルの距離が縮まり，肩水平内転を伴う運動になっていないかを確認する．上肢の固定性は，腕でプッシュした状態より，上腕部に対しさまざまな方向に外乱を加えることで評価する（図14）．僧帽筋・前鋸筋・広背筋・大胸筋の同時収縮ができていないと，ある方向への外乱で上肢の肢位が崩れることとなる．

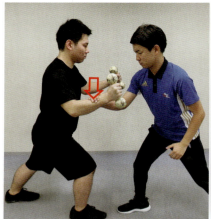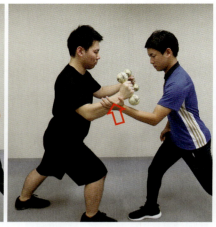

図14　外乱による上肢固定性の評価
ダンベルプレスの最終肢位にて，上腕や前腕に外乱を加え，上肢の動揺の有無をみる．

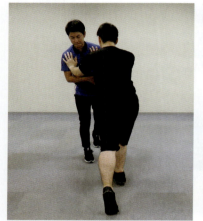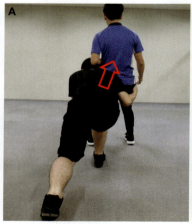

図15　アプローチの評価
相手との距離を詰めながら，両手で相手の両肩にタッチする．

図16　押し動作の評価
A：相手の骨盤に肩をあて，中心に向かい，真っ直ぐ押す．
B：耳が相手の骨盤から離れ，外方に向かって押している．

◎踏み込みの位置・タイミング・方向の問題，間合いの問題

実際のアプローチにおいて，両手で相手にタッチする動作を行う（図15）．両手が伸びきってタッチしていないか，両手の触れるタイミングにずれがないか，両手の触れるタイミングと足を踏み込むタイミングにずれがないかを確認する．また，相手の殿部を後方から押す動作を確認し（図16），体軸の崩れ（体幹側屈や骨盤側方偏位）や押す方向（相手の中心からずれていないか：図16B），足の運び（後ろ足で地面を押せているか，前足は踏み込めているか）を確認する．

動作の修正方法

◎体軸の固定性の改善

頚部屈筋群のストレッチを行い，頭部後方への可動性を改善させる（図17A）．また上位胸郭の可動性を改善させ，Cカーブの獲得を目指す（図17B）．

四つ這いにて肩甲骨を内転させた肢位より頭部を後方に引く（図18）．さらに前述の頚部ブリッジ（図10）を行い，頚部から胸椎，腰椎までのゆるやかなCカーブを保持させ，骨盤を浮かす．その姿勢が保持できるようであれば，肘の支えを外す，足踏みをさせる，体幹を回旋させるなどで，動揺を加え，体軸の固定性を向上させる（図19）．

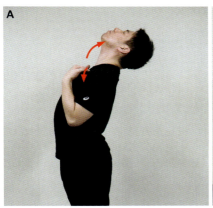 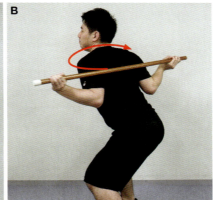

図17　頚椎伸展，上位胸郭可動性の改善
A：両側の鎖骨下を抑え，体幹および頚部を伸展させる．
B：肩甲骨下角までバーを下げ，骨盤を正中位に保ちながら，体幹を回旋させる．

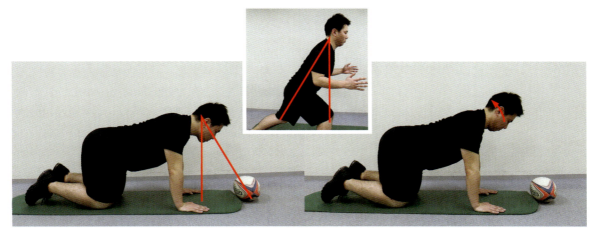

図18　チンインエクササイズ
体幹前傾角と同じ角度で前方を見ながら，顎を引く．

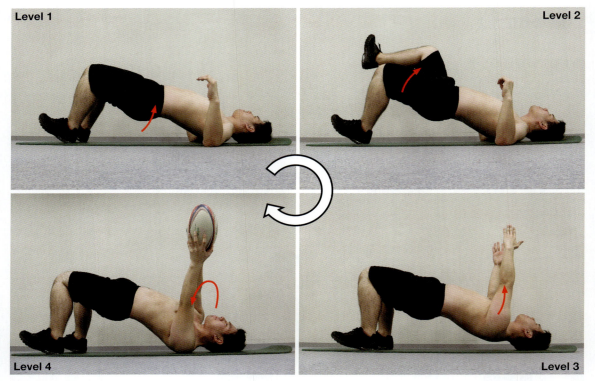

図19　ネックブリッジ
レベル1：頭・両肘・両下肢の5点で体を支える．レベル2：足踏みを行う．レベル3：上肢を挙上させ，頭と両下肢の3点で支える．レベル4：体幹を回旋させながら，頭と両下肢の3点支持を維持する．

前述の壁押しの姿勢（図12）から足踏みをし，骨盤の挙動を押さえながら行うことで，骨盤帯の安定性を改善させる．最後に背中にボールを載せ，落とさずに前方に移動する．体軸を保ちながら，股関節を屈曲させるトレーニングとなる（図20）．

◎上肢の固定性と軌道の改善

前述のように立位でのダンベルプレスにより，肩甲骨の前傾を抑制しながら肩全体としての前方突出の運動を行う（図13）．次にロディオの姿勢から，体幹を前後させ，良姿勢を保持しながら肩の屈曲・伸展運動を行う（図21）．腕立て伏せの姿勢となり，そのまま腕をプッシュして飛び上がり，着地で支える（図22）．

◎踏み込みの改善

評価同様，相手の殿部を押す動作を行う．一定の圧で押すことができれば，対象が左右に移動をし，常にその中心を捉え，押すことができるかを確認する（図23）．

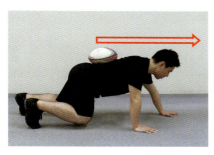

図20 カメエクササイズ
ロディオの姿勢のまま腰椎部にボールを載せ，前方に移動する．

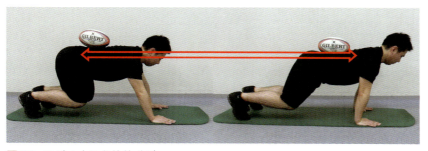

図21 ロディオエクササイズ
ロディオの姿勢から，体幹を地面に平行に保ち，体幹を前後する．

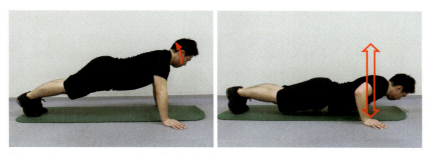

図22 プッシュアップエクササイズ（プライオメトリック）
腕立ての姿勢から上肢を使いジャンプをし，支える．

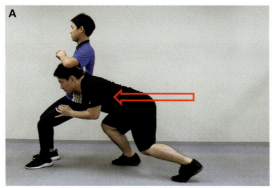
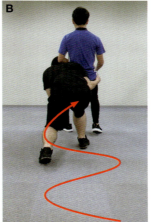

図23 押し動作トレーニング
A：相手の骨盤を腕と頚部で挟み，前方に押す．
B：蛇行しても常に相手の中心を押し，前に進む．

またこれも評価と同様，両手のタッチによるコンタクトへのアプローチを練習する（**図15**）．正面から始め，次に斜めに動く選手に対し，アプローチを行う．次に切り返す動きに対しアプローチを行う．これらができるようになれば，距離を徐々に開けるようにし，スピードもつける．加えて，背中を向けた状態から合図で振り向くようにしてからアプローチを行うことで，瞬時に相手の位置を把握し，アプローチを行うスキルを身に付ける．しっかりとアプローチができることを確認できれば，徐々にコンタクトに戻っていく．

4 競技復帰

段階的復帰の考え方

コンタクトの強度は，対象（ダミーから対人），人数（1対1から複数），スピード（歩きから加速），距離（短い距離から離れた距離），空間（直線から斜め），反応（一方向から切り返し）と徐々に課題を増やしていく．

具体的な復帰段階について，**表1**に示す．

復帰基準

コンタクト開始時には，疼痛誘発テスト（頚部であれば神経症状も）による陽性所見消失が条件となる．完全復帰には，上記に挙げた体軸の安定や上肢の軌道・固定力のほか，絶対的な筋力も必要となる．自分の体重を超えたベンチプレスの実施が疼痛なく可能であることも重要な指標となる．

再発予防

すべてのコンタクトが理想に近い形でできるとは限らない．相手への反応が遅れたなど，エラーが起こりやすいシチュエーションであれば，コンタクトと反

表1 段階的競技復帰

トレーニング		練習・ゲーム		
ネックブリッジ	プレス	全体	バックス	フォワード
レベル1	ベンチプレス 自体重挙上	インパクトのみ （ダミーへの肩当て）		
レベル2	外乱による上肢固定	コンタクト （ダミー）	ライン練習 （ホールド）	スクラムマシン （1人）
レベル3	プッシュアップ（プライオ）固定可	コンタクト （対人）	ライン練習 （コンタクト）	スクラムマシン （複数）
レベル4		アタック　& ディフェンス		スクラム（対人）
		ゲーム		

対側上肢の使い方も重要となる．具体的には，遅れてタックルに入った場合は，反対側の腕を相手の背中側に回し，ぶら下がることで相手の動きを遅らせることに終始すべきであり，指導者や選手との密な連携が重要である．また，コンタクトをされることでの外傷も多く発生しているとの報告もある[7, 14]．特に，肩関節脱臼術後では，転倒での再損傷が最も多いとの報告[15]があり，手をつく位置を体の近くにつくことなど，コンタクト以外にもさまざまなシチュエーションに備えた確認をし，再発予防に努めるべきである．

World Rugby では，Rugby Ready というテキストを製作し，プレー中の安全対策やスポーツ損傷後の対応から復帰までを学習することの重要性を説いている．全身の予防プログラム実施により，下肢や頭部外傷予防効果がでたとの報告[16, 17]もあり，全身のコンディションも再発予防に重要であることがわかる．

● 文献

14) McIntosh AS, et al : Head, face and neck injury in youth rugby: incidence and risk factors. Br J Sports Med 2010 ; 44 (3) : 188-193.

15) Kawasaki T, et al : Midterm clinical results in rugby players treated with the bristow procedure. Am J Sports Med 2018 ; 46 (3) : 656-662.

16) Attwood MJ, et al : Efficacy of a movement control injury prevention programme in adult men's community rugby union: a cluster randomised controlled trial. Br J Sports Med 2018 ; 52 (6) : 368-374.

17) Hislop MD, et al : The efficacy of a movement control exercise programme to reduce injuries in youth rugby: a cluster randomised controlled trial. BMJ Open Sport Exerc Med 2016 ; 2 (1) : e000043.

競技別

第16章

テニス

1 はじめに

テニス競技は，幅広い年齢層のプレーヤーによって実施され，その競技レベルもさまざまである．ラケットやストリングスなどの道具の発展も目覚ましく，より高い競技レベルの選手はテニスの技術も変化しており，身体への負担も増大している．対戦型の競技のため，相手との相性やコートサーフェスによる技術的な使い分けも重要となる．多くの外的因子が加わるなかで，技術的に良い動作を1つに絞ることは難しく，競技レベルや体力レベルに合わせた効率のよい動作の習得が求められる．本章ではテニス競技で重要なサーブとストロークにおける基本的な動作について扱う．

2 競技動作のバイオメカニクス

サーブ動作やストロークはその位相により，運動の主体となるセグメントが変化する．動作の観察には，下肢から体幹，上肢の連動を理解する必要がある．加えて，ラケットを握るスポーツであるため，前腕周囲の筋活動の理解も重要となる．

■ 動作の位相

テニスのサーブの位相は4相，ストロークの位相は3相に分けられる．
サーブ（図1）
 ① preparation 相：始動からボールトスまでを指す．
 ② cocking 相：ボールが手から離れたところから利き手側肩が最大外旋位になるまでを指す．
 ③ acceleration 相：肩最大外旋直後からボールインパクトまでを指す．
 ④ follow-through 相：ボールインパクトから前腕回内運動終了までを指す．
ストローク（図2, 3）
 ① preparation 相：構えの姿勢からラケットを後方まで引いた姿勢までを

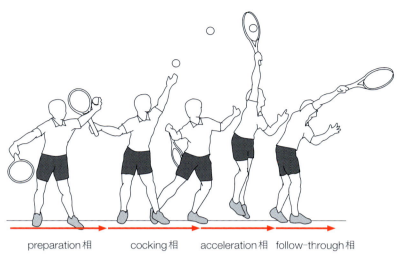

図1 サーブの位相

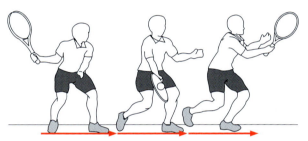

図2 フォアハンドストロークの位相　　図3 バックハンドストロークの位相

　　指す．
② **acceleration 相**：後方まで引いたラケットを前方に振り出すところから
　　ボールインパクトまでを指す．
③ **follow-through 相**：ボールインパクトからストロークの最終姿勢までを
　　指す．

全身運動におけるバイオメカニクス

◎身体重心運動と床反力

サーブ
サーブ時のラケットスピードは時速100〜130 km，球速は時速130〜245 km
にまで達する．ボールの回転数はサーブの種類により異なる．Sakuraiら[1]はフ
ラットサーブが127.4 ± 56.3 rad/秒，スライスサーブが232.1 ± 34.8 rad/秒，キ

● 文献

1) Sakurai S, et al : Ball spin in the tennis serve: spin rate and axis of rotation. Sports Biomech 2013 ; 12 (1) : 23-29.

競技別 第16章 テニス

● 文献

2) Girard O, et al : Lower-limb activity during the power serve in tennis: effects of performance level. Med Sci Sports Exerc 2005 ; 37 (6) : 1021-1029.

3) Girard O, et al : Influence of restricted knee motion during the flat first serve in tennis. J Strength Cond Res 2007 ; 21 (3) : 950-957.

4) Martin C, et al : Professional tennis players' serve: correlation between segmental angular momentums and ball velocity. Sports Biomech 2013 ; 12 (1) : 2-14.

5) Takahashi K, et al : The role of upper limb segment rotations in the development of spin in the tennis forehand. Aust J Sci Med Sport 1996 ; 28 (4) : 106-113.

ックサーブが 336.5 ± 51.5 rad/秒であったと報告している．ボールスピードは 52.0 ± 2.9 m/秒，46.0 ± 3.4 秒，40.8 ± 2.8 m/秒と回転数が高いほど遅くなるとされる．垂直成分の最大床反力と打点の高さ[2]や球速[3]に関連がみられており，地面を押す下肢の機能がパフォーマンスに大きく影響を与えることが示唆される．加えて，preparation 相での体幹回旋モーメント，preparation 相後半での上腕回旋モーメント，preparation 相後半から acceleration 相での前腕回旋モーメントが球速と関連するという報告[4]もあり，体幹・上腕・前腕の運動連鎖がサーブのパフォーマンスに重要であることがわかる．

ストローク

Takahashi ら[5]は，フォアハンドストロークのフラット，トップスピン，トップスピンロブのキネマティクスの違いを報告している．各関節の最大角速度のピークのタイミングは，異なる運動連鎖を示す（**表1**）．フラットでは，肩水平内転 → 前腕回内 → 肘屈曲 → 肩内旋 → 手関節掌屈 → 手関節尺屈の順に，トップスピンでは肩水平内転 → 前腕回内 → 肩内旋 → 手関節掌屈・尺屈 → 肘屈曲の順に，トップスピンロブでは肩水平内転 → 手関節尺屈 → 肩内旋 → 手関節掌屈 → 肩内旋 → 前腕回内 → 肘屈曲の順である．

◎セグメント別の運動観察

サーブ

① 上肢：cocking 相における肩最大外旋からボールインパクト時の各関節角

表1 acceleration 相における各関節の最大角速度となるタイミング（インパクトの瞬間を 0 とする）

体幹側屈	－ 0.076 秒
体幹回旋	－ 0.058 秒
骨盤回旋	－ 0.048 秒
肘伸展	－ 0.038 秒
手屈曲	－ 0.026 秒
肩内旋	－ 0.018 秒
インパクト	0 秒

（文献 5 より）

表2 肩関節最大外旋時とボールインパクト時の各関節角度

肩関節最大外旋時	
肩関節外旋（°）	172 ± 12
肩関節外転（°）	101 ± 13
肩関節水平内転（°）	7 ± 9
肘関節屈曲（°）	104 ± 12
手関節伸展（°）	66 ± 19
水平面に対する体幹の前屈（°）	66 ± 9
膝関節屈曲（°）	13 ± 8
ボールインパクト時	
肩関節外転（°）	101 ± 11
肩関節水平内転（°）	5 ± 10
肘関節屈曲（°）	20 ± 4
手関節伸展（°）	15 ± 8
水平面に対する体幹の前屈（°）	48 ± 7
膝関節屈曲（°）	24 ± 14

（文献 6 より）

表3 サーブ動作時の各関節の最大関節角速度

膝関節伸展（°/秒）		800 ± 400
体幹角度減少（°/秒）		280 ± 40
股関節回旋（°/秒）		440 ± 90
上肢回旋（°/秒）		870 ± 120
肩関節内旋（°/秒）*	男子	2,420 ± 590
	女子	1,370 ± 730
肘関節伸展（°/秒）		1,510 ± 310
手関節屈曲（°/秒）		1,950 ± 510

*P＜0.01 男女間の有意差あり.
（文献6より）

度を**表2**に示す．肩最大外旋角度は172 ± 12°，外転101 ± 13°，水平内転7 ± 9°，肘関節屈曲104 ± 12°，手関節伸展66 ± 19°である[6]．acceleration 相における各関節の最大角速度をみると（**表3**），肩関節の最大角速度は肩関節内旋は男子で2,420 ± 590°/秒，女子で1,370 ± 730°/秒，肘関節の肘関節伸展速度は1,510 ± 310°/秒，手関節屈曲角速度は1,950 ± 510°/秒となり，上肢の高速運動が行われている．肩内旋トルクはacceleration 相で最大となる[6]．

② **体幹**：preparation 相からacceleration 相において，体幹は側屈，回旋，前屈する．肩最大外旋時の体幹前屈角度は66 ± 9°，最も力の加わるインパクト時には体幹の前屈角度が48 ± 7° となる[6]．投球動作とサーブ動作の体幹運動を比較した報告によると，側屈角の違いはみられないが，回旋角速度が有意に高かった[7]．

③ **下肢**：膝屈曲角度の違いによって肩内旋トルクに差が生じる．膝屈曲角度を14°でカットオフ値とし比較した研究によると，膝屈曲の大きい群と小さい群の肩内旋トルクは63.3 Nm，55.6 Nm，肘内反トルクはそれぞれ73.9 Nm，62.7 Nm であった．つまり膝関節屈曲の減少により肩および肘関節のへのストレスが増大する可能性がある．

ストローク

① **上肢**：近年ストロークにおいて，厚い当たりでトップスピンをかけた力強いボールを打つ機会が増えている．そのために，多くの選手がウェスタングリップまたはセミウェスタングリップでフォアハンドストロークを打つことが多い．これらのグリップでは，特にインパクト付近からフォロースルーにおいて，急激な前腕回内と肩関節の内旋が要求される．バックハンドストロークには2種類あり，片手で打つシングルハンドと両手で打つダブルハンドがある．シングルハンドは，preparation 相のテイクバックにおいてダブルハンドよりも回旋する肩の回旋アライメントが大きく，ま

● **文献**

6) Fleisig G, et al : Kinematics used by world class tennis players to produce high-velocity serves. Sports Biomech 2003 ; 2（1）: 51-64.

● **文献**

7) Reid M, et al : A kinematic comparison of the overhand throw and tennis serve in tennis players: how similar are they really? J Sports Sci 2015 ; 33（7）: 713-723.

競技別　第16章　テニス

文献

8) Reid M, et al : The one- and two-handed backhands in tennis. Sports Biomech 2002 ; 1 (1) : 47-68.

9) Kawasaki S, et al : The lower lumbar spine moment and the axial rotational motion of a body during one-handed and double-handed backhand stroke in tennis. Int J Sports Med 2005 ; 26 (8) : 617-621.

10) Akutagawa S, et al : Trunk rotation torques through the hip joints during the one- and two-handed backhand tennis strokes. J Sports Sci 2005 ; 23 (8) : 781-793.

11) Morris M, et al : Electromyographic analysis of elbow function in tennis players. Am J Sports Med 1989 ; 17 (2) : 241-247.

た，ボールインパクトにおいては，ダブルハンドと比べてシングルハンドは打点が前方となる[8].

② **体幹**：ストロークでは，acceleration 相において体幹回旋伸展と同時に体幹側屈が起こる．特に両手バックハンドストロークでは非利き手も用いるため，肩関節から骨盤の動きが制限されることで腰椎への負荷が大きくなる．具体的には，インパクト時に肩・骨盤の回旋モーメントと腰椎の左回旋および右側屈モーメントが大きくなり，腰椎への伸展・回旋の負担が最大になるといわれている[9].

③ **下肢**：バックハンドストロークにおいて，骨盤回旋運動への貢献として，ダブルハンドでは後ろ足が，シングルハンドでは前足の貢献が高いとの報告[10]もあり，下肢機能の重要性も示唆される．

◎筋活動

サーブ

cocking 相後半から acceleration 相にかけて，短橈側手根伸筋，総指伸筋，長橈側手根伸筋，橈側手根屈筋の筋活動が高いと報告されている[11].

ストローク

preparation 相では長橈側手根伸筋は比較的高い筋活動（25 ～ 40％MVC）を示し，それ以外のすべての筋は低い筋活動（25％MVC）を示す．acceleration 相では，上腕二頭筋，長橈側手根伸筋，短橈側手根伸筋，総指伸筋がより高い筋活動（40％MVC）を示す．follow-through 相早期では，短橈側手根伸筋，総指伸筋，上腕二頭筋の筋活動が継続する．follow-through 相後期では，すべての筋の筋活動は低い（25％MVC）が，例外的に長橈側手根伸筋と短橈側手根伸筋は比較的高い筋活動を示す[11].

　シングルハンドのバックハンドストロークの acceleration 相において，長橈側手根伸筋，短橈側手根伸筋，総指伸筋の高い筋活動（40％MVC 以上）がみられ，特に短橈側手根伸筋，総指伸筋の活動は 60％MVC 以上を示す．follow-through 相において，短橈側手根伸筋の高い筋活動（40％MVC 以上）は継続し，長橈側手根伸筋，総指伸筋，上腕二頭筋，円回内筋も比較的高い筋活動（25 ～ 40％MVC）を継続すると報告されている[11].

文献

12) Fu MC, et al : Epidemiology of injuries in tennis players. Curr Rev Musculoskelet Med 2018 ; 11 (1) : 1-5.

13) Sell K, et al : Injury trend analysis from the US Open Tennis Championships between 1994 and 2009. Br J Sports Med 2014 ; 48 (7) : 546-551.

3　競技動作と外傷・障害

▌疫学

テニスにおける傷害発生は急性外傷では下肢が多く，慢性障害では上肢，体幹が多いと報告されている[12]．Sell ら[13]は，1994 ～ 2009 年の全米オープンの大会期間に外傷調査を行い，大会期間では慢性的な障害に比較して急性的な外傷

● 最大随意収縮：maximum voluntary contraction（MVC）

が多かったことを報告している．1,000試合当たりの発生率を部位別にみると，下肢23.0/1,000MEs，上肢17.7/1,000MEs，体幹6.12/1,000MEsである．下肢のなかでは捻挫が最も多く，続いて手関節，膝関節，足関節，肩関節であった．障害には筋腱の障害が多く含まれ，急性外傷では84.0％，慢性障害では87.7％であった．続いて関節や靱帯，皮膚，骨の傷害であった．

典型的な不良動作と原因

◎テニス肘および手関節尺側部痛

テニス肘は一般にバックハンドストロークと関連がみられる．特に競技レベルの低いプレーヤーにおいて，バックハンドストローク時に手関節掌屈・尺屈位でインパクト（図4）することが多く，短橈側手根伸筋の伸長ストレスが増大することで生じると考えられる．手関節が掌屈・尺屈位になる原因としては，インパクトが後方になることが挙げられる．その原因は以下の3つが挙げられる．

① 骨盤・体幹回旋の不足（図5）
　・フォロースルーにて，胸を張る形で打球方向に身体（臍）が向いているか確認する．
　・可動域として，踏み込み足の股関節内旋可動域不足がないか確認する．

② 骨盤の前方偏位（図5）
　・preparation相において特に軸足安定性が低下し，acceleration相早期に骨盤が前方偏位する．

③ 初心者の場合，ボールインパクトに間に合わず，いわゆる手打ちになることも含まれる．

一方，フォアハンドストロークでは，手に対して肘が先行し，手関節背屈位からインパクト付近で急激な掌屈，前腕回内運動を行うことも報告されている．

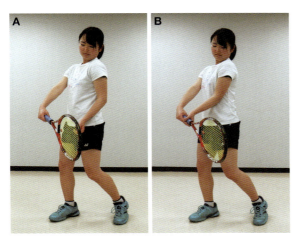

図4 手関節掌屈・尺屈位でのインパクト
A：シングルハンド，B：ダブルハンド．

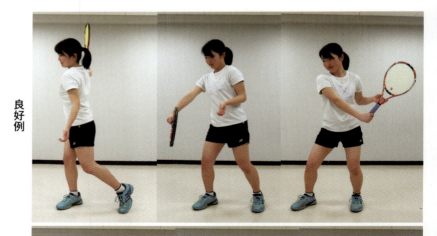

良好例

不良例

図5 バックハンドストロークの評価
軸足（左足）の安定性，インパクトの位置，振り切った際の体幹の回旋をみる．不良例では，テイクバックで軸足に体重が乗らず，骨盤が前方に移動し，インパクトが後方になっている．振り切った際の体幹の回旋も不十分である．

いわゆる手打ちの動作である．短橈側手根伸筋はグリップしながらの前腕回内外の際，前腕回内時には手関節の安定化作用として機能し，前腕回外時には主動作筋として働く[14]．肘が先行する手打ちの結果，掌屈・回内は短橈側手根伸筋の遠心性収縮による過活動を惹起させる．肘が先行し手関節掌屈でのインパクトとなる原因は，次の3つがある．

① 骨盤・体幹の回旋不足（図6）
・preparation 相において，打球方向に対して両肩のラインがほぼ平行に向いている．
・フォロースルーで身体（臍）が打球方向へ向き，両肩のラインが preparation 相と入れ替わる程度に回旋しているか確認する．

② テイクバック時の軸足の安定性低下（図6）
・preparation 相の軸足安定性低下により，acceleration 相早期に踏込み

● 文献
14) Kelley JD, et al : Electromyographic and cinematographic analysis of elbow function in tennis players with lateral epicondylitis. Am J Sports Med 1994 ; 22(3) : 359-363.

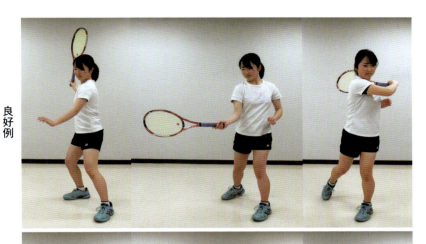
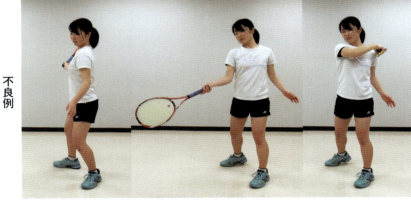

図6　フォアハンドストロークの評価
軸足（右足）の安定性，振り切った際の体幹の回旋をみる．不良例では，テイクバックで軸足に体重が乗らず，インパクトでは後方で手関節掌屈・尺屈位となり，振り切った際の体幹の回旋も不十分である．

　　足に荷重が移動し，早期に身体が開いてしまい，インパクト付近で体幹の回旋運動が減少する．
③ 踏み込み足の安定性が低下することで，骨盤が過度に側方に偏位し，骨盤の回旋が十分にできないため関節内転が増大し，肘が先行する

◎足関節捻挫

テニスにおいて足関節捻挫は，プレー中に突然ストップしたり，方向転換などの動作，サーブの着地でバランスを崩すなどの場合に起こる．コートおよび地面の不整や凸凹などのアクシデントが加わることで，さらに生じやすくなる．バイオメカニクス的要因としては，足部アライメント不良・外側荷重，外側への移動動作により内反モーメントが高くなる．テニスの試合中70％以上が側方への動作であり，練習中や試合中に内反捻挫が多く発生し，外側の前距腓靱帯

や踵腓靱帯損傷が多いとも報告されている．そのため，ストップ，サイドステップ，クロスステップ，方向転換などの正しい動作習得が必要となる．

◎腰痛

テニスプレーヤーの80～90％が腰痛を経験するといわれている．腰痛には，姿勢の不良，筋の機能不全，腰椎の構造的破綻による不安定性などさまざまな原因がある．特にサーブ動作では，腰背部の伸展，回旋，屈曲が繰り返し起こり，しばしば障害を引き起こす．特に，cocking相において，腰椎へ回旋・伸展の負荷がかかり，代表的な疾患としては，筋筋膜性腰痛，椎間関節の障害，椎間板ヘルニア，腰椎分離症・すべり症が挙げられる．これらは，胸郭の拡張を伴った胸椎伸展や股関節の十分な伸展可動性が不足した結果，腰椎への伸展・回旋ストレス増大が一因となる．また Campbell ら[15]は，腰痛群のサーブ動作の特徴として，cocking相での骨盤の後ろ足側への傾斜，後ろ足膝の早期伸展がみられ，acceleration相での骨盤前方偏位と腰椎の左側屈が増大しているとしており，下肢からの運動連鎖の破綻が腰痛の原因となることを示唆している．

■ 動作の修正方法

サーブ

最も問題として多いcocking相の体幹の伸展動作は，胸郭の拡張を伴った胸椎伸展可動性（上肢挙上位）と体幹回旋可動性，股関節伸展可動性を獲得する．次に，肩甲帯と体幹の協働した運動を行い，体幹・肩甲骨周囲筋機能を改善させる（図7）．最終的に，動作練習として，肩甲骨平面上でのボールインパクトを意識させ，座位にて体幹と上肢の連動（図8），立位にて下肢からの体幹上肢の正しい連動を獲得する．

・cocking相：トロフィーポジションにおける骨盤偏位がなく，十分な下肢

● 文献

15) Campbell A, et al：Back pain in tennis players: a link with lumbar serve kinematics and range of motion. Med Sci Sports Exerc 2014；46（2）：351-357.

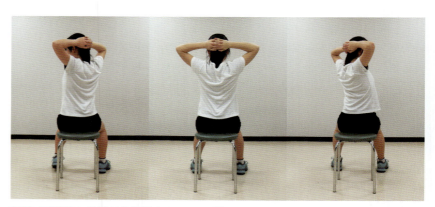

図7　肩甲骨と体幹の協調性トレーニング
肩甲骨内転位保持での体幹回旋運動．

屈曲と体幹の回旋，肘下がりにならないよう左肩-右肩-右肘が一直線となる（図9B）．
- acceleration相：下肢からの運動連鎖による股関節・体幹伸展と肩関節内旋・前腕回内（図9C）．

ストローク（図5，6）

インパクトでラケット面に抵抗を加え，しっかり手関節が固定できていることを確認する（図10）．尺側グリップで手関節回内外を行い，手関節固定下で前腕の回内外（図11）ができていることを確認する．ランジ動作や片脚スクワッ

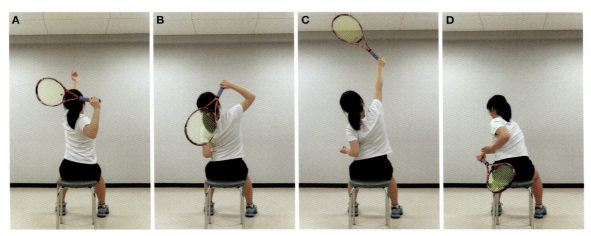

図8 肩甲骨と体幹の協調性トレーニング
A：肩甲骨内転位保持での体幹回旋運動＋トスアップ，B：左手の引き＋体幹左回旋，C：インパクトでの肩甲骨安定性，D：十分な体幹回旋．

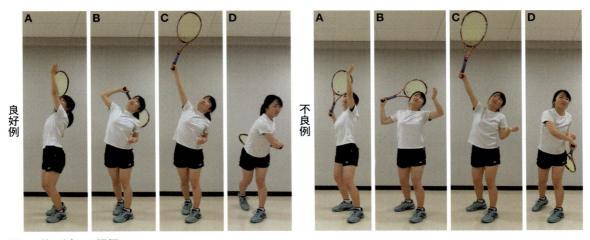

図9 サービスの評価
良好例　A：preparation相での体幹の回旋と軸足（左足）の安定性，B：cocking相での両肩と右肘を結んだラインが一直線，C：acceleration相での下肢から体幹，上肢への運動連鎖，D：follow-through相での体幹の回旋．
不良例では，体幹の回旋が減少し，軸足にしっかりと体重が乗らず，振り切りも正面を向いている．

競技別 第16章 テニス

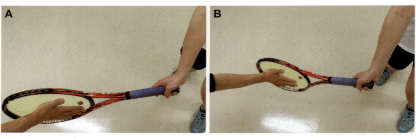

図10 手関節安定性
インパクトの場面でラケット面に抵抗をかけ，安定性を評価する．
A：尺側グリップで安定し理想的な形，B：橈側グリップとなり安定していない．

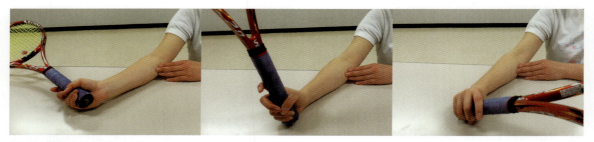

図11 尺側グリップで前腕回内外

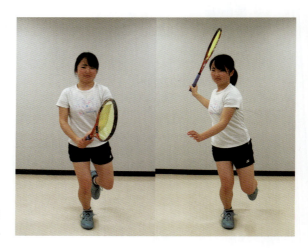

図12 軸足安定性トレーニング
軸足の上でテイクバックを行う．骨盤の横への偏位を抑えながら，十分に膝を屈曲させ，つま先と膝の向きを同じ方向とする．

トにおける knee in-toe out を修正する．その後，片脚スクワット＋体幹回旋（図12）を行い，体幹と下肢の連動性を獲得する．加えて，上肢と体幹の協調性を獲得するために，四つ這い上下肢挙上，プランクからサイドベンチへのローテーション（図13）を行う．最後にストローク動作を模してメディシンボール投げ（側方）を行う（図14）．

・軸足の安定性
・肩甲骨と体幹の協調性

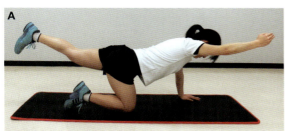
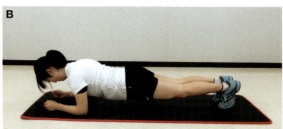
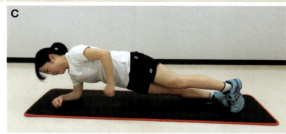
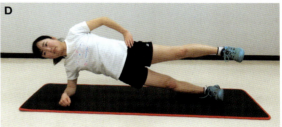

図13　体幹と下肢の連動
A：四つ這い上下肢挙上
B：プランク
C：プランク→サイドベンチ
D：サイドベンチ

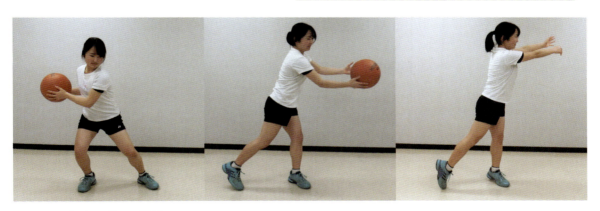

図14　メディシンボール投げ
軸足の安定性と体幹の回旋，骨盤の並進運動と股関節伸展による力の発揮．

・尺側グリップによる手関節の固定
・十分な体幹の回旋

フットワーク

側方への切り返しやストップ動作では，片脚立位での動作が重要となる．片脚立位，片脚スクワット，片脚カーフレイズで安定性を向上させ，サイドステッ

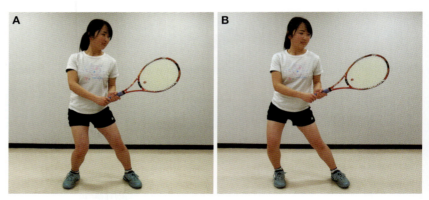

図15　外側荷重での切り返し動作
A：knee in-toe out．B：knee out-toe in．

プやクロスステップの動作練習を行う．股関節屈曲・骨盤前傾位でのステップで次の動作への反応準備をすることと，基本的な knee in-toe out や外側荷重に注意し，すべて母趾球荷重で行う．また，急激なストップ動作や側方への切り返しでは，toe-in を伴う外側荷重（図15）に注意し，サイドホップ・サイドキックの練習をする．動作が獲得できたら，フットワークの他にタスクを増やし，キャッチボールやボレーなどを同時に行っていく．

4　競技復帰

段階的復帰の考え方

サーブでは，素振りで疼痛がなくできること，また素振りにおいてポイントが修正されていれば，セカンドサーブから軽く打ち始める．その際，壁打ちやサーブの打ちっぱなしから開始することが望ましい．その後，ファーストサーブに向けて徐々に強度を上げていく．回転数の少ないフラットより開始し，スライス，キックサーブと徐々に回転数の高い打ち方を行う．

　ストロークでは，局所の理学所見が改善した段階で，必要なフォームの修正を行い，段階的にテニスに復帰する．壁打ちや手出しのボールを打つことから開始し，疼痛が出現しないことを確認してストロークのラリーをミニラリー，ロングラリーと距離を伸ばし，コート使用範囲を定位置から半面，全面へと増やし，徐々に強度を上げる．そして，サーブを行い，試合に復帰する．

復帰基準

各種の疼痛誘発テストによる陽性所見消失および疼痛出現場面における異常運動の消失が復帰基準となる．

再発予防

テニスでは，相手のボールに応じてダッシュ，急激なストップ，方向転換が繰り返される．良い体勢で打つことが求められるが，必ずしも毎回同じ姿勢で打てるとは限らない．強いボールを打つには，どんな場合でも下肢・体幹・上肢の連動したフォームで打てることが望ましい．そのためには，フットワーク練習が必要となる．さらに，テニスの動作において，股関節・体幹の回旋が爆発的な力を生むために必要となるので，股関節周囲の筋力や使い方を向上させることが重要となる．

欧文索引

A

acceleration相　335, 394-396, 403
active knee extension test（AKET）　40, 41
anterior cruciate ligament（ACL）　343
　——損傷　325, 326
anterior superior iliac spine（ASIS）　29
apophyseal stage　100, 106
approach相　335, 380, 381
arm acceleration相　347, 350-352
arm cocking相　347, 351, 352
arm deceleration相　347
axially pouch　236

B

Bankart修復術　242
Bristow法　242
BTBグラフト　76, 78

C

cartilaginous stage　100
chronic ankle instability（CAI）　146
circumduction　117
closed kinetic chain（CKC）　44, 271, 311
　——運動　304
　下腿三頭筋ストレッチ　174
　肩甲骨機能の評価　241
cocking相　335, 394, 402
cross-over sign　368

D

deepest point　322
double float　361

E

extensor carpi radialis brevis muscle（ECRB）　293

ストレッチ　296
トレーニング　296
　——の走行の評価　293
　——収縮時の疼痛減弱テスト　291
extensor carpi ulnaris（ECU）
　—— synergy sign　312
　—— synergy test　311
　——腱炎　318
　——腱損傷　308
epiphyseal stage　100

F

figure-4 エクササイズ　73
follow-through　335, 361
follow-through相　347, 394, 395
follow-through reach test　353, 354
foot-descent　361
foot-strike　361
forward-swing　361

G

Gerdy tubercle　112

H

H/Q比（hamstring/quadriceps ratio）　48
hip apprehension test　26
hyper angulation（HA）　248, 350-352, 355
hyper external rotation test（HERT）　251, 253

I

impact相　335, 380, 381
infrapatella fat pad（IFP）　76
initial contact　322

J

Jones骨折　180
J-sign　67

K

Kager's fad pad　145
knee-in　328, 343, 368, 370, 377
knee-in toe-out　88, 94, 130, 168, 406
knee-out toe-in　406
knee swing　92, 140, 152, 154
knee swing test　93, 124, 138, 148-153, 164

L

lateral slide test　353, 354
leg heel alignment　167, 185
leg heel angle　141
LIPUS療法　188
Lisfranc関節　152

M

manual muscle test（MMT）　7
medial collateral ligament（MCL）　343
medial tibial stress syndrome（MTSS）　122
mid support期　110
mid-stance　361
moving valgus stress test　276, 277

N

navicular drop test　167
Noble compression test　112, 113, 115

O

open kinetic chain（OKC）　44, 311
Osgood-Schlatter disease（OSD）　54, 98, 107, 327, 338, 340

P

painful arc sign　137
Patrick test　26

pelvic drop 368, 372
pivot shift avoidance 60
posterior oblique ligament（POL）
　88
post impact相 380, 381
preparation相 394

Q

Q-angle 102

R

range of motion test（ROM-t） 6
recovery phase 25, 39, 51, 99, 360
rib hump 207

S

screw home movement（SHM） 65,
　80, 92
straight leg raising（SLR） 30, 40,

　41, 43
straight leg raising test（SLR-t）
　104
soft landing 323
ST腱 82
stance phase 361
STGグラフト 76
stiff landing 323
stride相 346, 352
support phase 25, 39, 51, 99, 360
surface 14
sway back 206, 352, 353
swing phase 51, 361

T

take back 335
take-off 361, 370
take-off期 110
tension arc 335, 336, 338, 340

tensor fasciae latae（TFL）ストレッ
　チ 35
triangular fibrocartilage complex
　（TFCC）損傷 308
toe-in 328
toe-out 343, 369
too many toes sign 166, 167
two-fingers squeeze test 137

U

ulnar collateral ligament（UCL）損傷
　284

V

Valsalva操作 209

W

wind-up相 346
winging 240, 255, 260, 280, 317

和文索引

あ

アームタックル　383, 384
アイシング　131
アキレス腱炎　134
アキレス腱滑走不全　144
アキレス腱周囲炎　134, 135
アキレス腱症　134-136, 138, 142
アキレス腱断裂　134, 136
アキレス腱付着部症　134, 138
圧縮ストレス　122
圧痛　311
圧迫応力　4
アライメント　5
アライメント評価　64
安静時痛　25, 61, 77

い

インソール　13, 145, 188
インターナルインピンジメント　248, 252, 350
インラインランジ　75, 330

う

ウィンドラス機構　141, 177
ウエイトトレーニング　17, 242, 271
烏口肩峰アーチ　252
烏口突起　251
腕立て伏せ　241, 304, 390
運動療法　16, 17

え

遠位脛腓関節離開　152
円回内筋　315
　　損傷　302
　　タイトネス　282
遠心性収縮トレーニング　145
エンドフィール　81, 90, 177, 238, 239, 282, 301

お

凹足　172, 176, 185
応力　3, 4, 10
オーバーストライド　38, 43, 365, 370
オーバーユース　110
押し動作トレーニング　391
押し動作の評価　388
オスグッド–シュラッター病　54, 98, 327, 338, 340

か

カーフレイズ　55, 129, 130, 161
　　片脚――　138, 157, 158, 164
カーフレイズ＋下肢踏み替え運動　171
カーフレイズ位での疼痛評価　184
カーフレイズスクワット　143
下位胸郭拡張不全　193
下位胸郭閉鎖　192, 193, 205
下位頚椎屈曲　228
下位頚椎伸展　221
外旋筋エクササイズ　35
外側上顆炎　288
外側縦アーチ降下　154
外側縦アーチ保持　139
外反捻挫　146
回復相　360
下角モビライゼーション　263
下後鋸筋　209
　　エクササイズ　215
　　評価　210
下後鋸筋・胸多裂筋トレーニング　230
下肢伸展挙上検査　104
下肢スイング　52, 53, 55
荷重時痛　52, 61, 183
下垂位肩外旋トレーニング　245
鵞足　113, 120
鵞足炎　110
鵞足滑液包　119

か（続き）

加速相　323
片脚ジャンプ着地動作　327
　　――の改善　330
片脚立ち上がりエクササイズ　37
片脚着地動作　324
片脚デッドリフト　49
片脚ブリッジ　74, 210
片脚ホップ　57, 130
片脚立位の評価　33
下腿　64, 80, 92, 151
　　アライメント評価　64
　　外方偏位　72, 85, 96
下腿外傾　117
　　アライメント　139
下腿外旋　72, 85, 96
　　アライメント　92, 139
　　　修正　72, 73, 97
　　　バリエーション　65
　　腓骨後方偏位　151, 159
下腿回旋運動　65, 116
下腿外側の後方偏位　72, 85, 96
下腿外側の前方可動性改善　72
下腿三頭筋肉離れ　134, 136
下腿前傾　102, 164
下腿前傾痛に対する疼痛操作　166
下腿内傾　117, 118
下腿内旋　81, 126, 140
　　可動性　67, 68
　　可動域　93
下腿内旋＋膝屈曲エクササイズ　74
下腿内旋の誘導　12, 92, 139
下腿内側
　　滑走性改善　133
　　――の後方可動性改善　73, 97
　　前方偏位　72, 85, 96
肩外転位外旋強制（HERT）　251
肩外転抵抗による肩甲骨機能評価　260
肩関節外傷　384
肩関節脱臼　234, 383
肩関節内腫脹の評価　237

和文索引

肩屈曲位内旋強制 253
肩屈曲強制 268
肩屈曲他動運動 239
肩屈曲抵抗 268, 269
肩後方タイトネス 256, 260
　評価 257
肩最大外旋角度 397
肩水平外転強制 239
肩水平内転強制 268
肩前面の圧痛 250
肩内旋トルク 397
肩背面の圧痛 250
滑液包炎 134, 136, 248
カッティング動作 344
可動域 6
可動域検査 6
壁押しカーフレイズ 161
壁押しスクワット 109
カメエクササイズ 391
環境要因 13
寛骨 202
寛骨アライメント
　操作 197, 198
　左右非対称性 116
　評価 29, 204
寛骨下方回旋 204
　修正 197, 198
　修正プログラム 213
寛骨後傾 34
　アライメント 30
　修正プログラム 213
寛骨前傾 34, 54, 102, 105
　アライメント 54, 55
　修正プログラム 213
寛骨前傾誘導 102
寛骨前後傾 204
　修正 197, 198
寛骨内外旋 204
　修正 197, 198
寛骨内旋
　修正プログラム 214
関節アライメント 5, 6
関節屈曲時の脛骨運動 103
関節唇損傷 249
関節トルク 3

き

キック動作 343
　位相 334, 336
機能評価の方法と解釈 5
逆ヘッド 218, 383
キャットアンドドッグ 264, 304
キャリー 75
急性外傷 3
　下肢 322
胸郭 203, 208
　修正プログラム 215
　アライメント操作 197, 198
　アライメントの評価 205
胸郭拡張 224, 225, 228
胸郭拡張位保持 216
胸郭拡張制限 226
胸郭拡張不全 192
胸郭隆起 207
胸郭ローリング 215
競技への復帰基準 18
強制呼気 215
胸椎 203
胸椎アライメントの評価 206
胸椎後弯 206, 223, 228
胸椎自動伸展 221
胸椎伸展可動性・頭部後方可動性の評価 386
胸椎伸展による疼痛減弱テスト 222
胸椎伸展不足 207
胸腰椎屈曲不足 207
胸腰椎後弯 193
棘下筋 258
棘下筋・小円筋・肩甲下筋の機能評価 259
棘上筋トレーニング 264
棘突起回旋 221
棘突起のアライメント操作 222
距骨アライメント 151
切り返し動作 323
切り返し動作改善エクササイズ 331
筋・筋膜性腰痛 192
近位手根横アーチ 309, 313, 315, 317
筋機能 7
筋収縮 47

筋スパズム 78, 207, 219
筋力 7

く

屈曲運動 290
屈曲トルク 366
屈筋支帯滑走性改善 159
首ブリッジ 241
クライムアップ 217
グローインペイン症候群 24, 25
クロスステップ 331, 332

け

脛骨過労性骨膜炎 122
脛骨傾斜角 371
脛骨後方可動性の評価 81
脛骨後方モビライゼーション 86
脛骨粗面の発育段階 100
脛骨内旋方向への可動性の評価 128
脛骨疲労骨折 122
脛骨へのストレスによる疼痛誘発 125
頚椎捻挫 218
頚部, 体幹, 上肢固定のトレーニング 232, 232
頚部ブリッジの評価 386
楔舟関節モビライゼーション 159
楔状骨回外アライメントの修正 159
楔状骨の下制 166
蹴り出し運動のトレーニング 374
肩甲下筋トレーニング 265
肩甲骨アライメント操作 202
肩甲骨アライメントの評価 256
肩甲骨可動性の評価 258
肩甲骨上角・下角可動性の評価 258
肩甲骨セッティング 201, 320
肩甲骨前突でのインパクト 383, 384
肩甲骨操作による疼痛減弱テスト 223
肩甲骨と体幹の協調性トレーニング 402, 403
肩甲骨内転・体幹回旋運動の評価 261, 294
肩甲骨内転・肘伸展トレーニング 287

和文索引

肩甲骨内転エクササイズ　231
肩甲骨内転時の疼痛誘発・減弱テスト　237
肩甲上腕リズムの評価　251
肩鎖関節脱臼　266
肩鎖関節適合性の評価　271
肩鎖関節の疼痛減弱テスト　269
肩鎖関節の疼痛誘発テスト　268
減速相　323
減速動作からの踏み替え　344
腱板損傷　262
腱板付着部の圧痛　250
肩峰下インピンジメント　248

こ

後脛骨筋腱炎　162
後脛骨筋腱の圧痛　164
後脛骨筋腱の滑走性改善　171
後足部外反方向への可動性　186
後足部内反/外反可動性の評価　141
後足部内反可動性改善のためのエクササイズ　145
ゴール設定　15
股関節　24
股関節インピンジメント　24
股関節外旋　200, 201
股関節外転　200, 201
股関節開排時の関節運動　31
股関節屈曲　200, 201, 207
股関節屈曲時痛　52
股関節屈曲不足　207, 211
股関節周囲筋　209
股関節伸展運動　367, 371
骨頭後方モビライゼーション　244
骨盤　24
骨盤・体幹の分離運動の獲得　356, 357
骨盤・体幹分離の評価　354
骨盤アライメント（空間内）の評価　205
骨盤下制・挙上運動　375
骨盤固定・体幹回旋　217
骨盤帯・腰椎固定機能の評価　56
骨盤並進運動の改善　355, 356
骨盤並進運動の評価　353

骨盤ローリング　215
コリジョンスポーツ　234, 266, 380
コンタクトスポーツ　14, 218
コンタクト動作　380
　位相　381
コンビネーションカーフレイズ　59, 189

さ

サーブ　394, 402
　位相　395
サーフェス　14
座位　226
最終域感　6
最終屈曲時痛　278, 290
最大関節角速度　397
最大吸気位　200, 201
最大膝屈曲　323
最大随意収縮　398
サイドステップ　331, 332
サイドブリッジ　75
サイドベンチ　37, 59, 405
サイドリーチ　330
坐骨アライメントの評価　29
坐骨結節　29, 40
鎖骨モビライゼーション　273
サッカー　334
左右寛骨非対称　192, 193
三角筋後部線維ほぐし　244
三角筋タイトネス　256
三角骨　309, 313
三角骨持ち上げ　312, 319
三角線維軟骨複合体（TFCC）損傷　308

し

軸足機能の改善　355
軸足のトレーニング　341
シザースジャンプ　374, 376
支持相　360
膝蓋腱炎　98
膝蓋腱滑走改善　86
膝蓋腱－脛骨間の可動性改善　86
膝蓋骨アライメントの評価　65
膝蓋骨可動性評価　68, 81

膝蓋骨下方誘導　68, 79
膝蓋骨の評価　103
膝蓋骨誘導　87
膝蓋大腿関節痛　370
膝蓋跳動　62
膝関節安定化筋機能改善　74
膝関節可動性評価　68
膝関節屈曲　201
膝関節のアライメント評価　116
地面反力　362
尺骨外旋誘導　286
尺側グリップ　288, 317
　前腕回内外　404
　回内外運動　297
尺側手根伸筋腱損傷　308
尺側優位のグリップ　320
灼熱痛　111
尺骨遠位端背側偏位の評価　313
ジャンパー膝　325-327
ジャンプ着地　322, 324
舟状骨高の計測　167
舟状骨の挙上　166
手根骨アーチ（解剖図）　310
手根骨アーチの評価　314
手根骨アライメント　318
手指のしびれ　275
シュラッグ　226, 231, 240
上位胸郭下制　205
小円筋　250, 259
　タイトネス　256, 257
　トレーニング　265
上角モビライゼーション　263
踵骨アライメント　151, 185
踵骨背屈可動性の評価　177
小指・環指PIP関節抵抗屈曲　316
小指・母指対立　316
小趾外転抵抗時痛の評価　184
小指球筋エクササイズ　320
小趾屈曲抵抗時痛の評価　184
小指伸筋エクササイズ　320
踵腓靱帯　148
上腕骨頭アライメントの評価　255
上腕骨頭異常運動の評価　257
上腕三頭筋セッティング　307
ジョーンズ骨折　180

413

ジョギング　76, 376
助走のとり方　336
ショパール関節　145
　内転ストレッチ　160
シングルハンド　399
シンスプリント　368, 369
身体重心運動　323, 337, 348, 362,
　381, 395
伸長応力　4

す

スイングトレーニング　217
スクワット　101, 102, 138, 210, 211
　片脚——　106, 329
　片脚——（パラレル）　332
　壁押し——　75, 109, 331, 332
　——の評価　211
　両脚——　90, 94, 96
ストレッチ
　アクティブ——　328, 329
　烏口腕筋——　246
　烏口腕筋・上腕二頭筋短頭——
　　263
　円回内筋——　319
　外側広筋——　72, 108, 120
　外側膝蓋支帯——　73
　外腹斜筋——　215
　荷重位足関節背屈——　174
　肩屈曲位外旋——　246
　胸鎖乳突筋——（セルフ）　229
　胸椎伸展——　229
　頚部の——　272
　肩甲挙筋——　244
　後頭下筋群——（セルフ）　229
　広背筋・小円筋——　264
　三角筋——　263
　三角筋前部線維——　272
　膝窩筋・ヒラメ筋間の——　121
　膝窩——　107
　斜角筋——（セルフ）　229
　小円筋——　263
　小胸筋・大胸筋——　244
　小趾外転筋——　189
　上腕筋——　306
　上腕三頭筋外側頭——　306

上腕三頭筋長頭——　263, 286
上腕二頭筋近位——　306
上腕二頭筋付着部——　319
上腕二頭筋——　296
脊柱起立筋——　213
前鋸筋・広背筋——　215
前脛骨筋——　133, 160
足底腱膜——　179
体幹回旋——　229
大胸筋——　215, 263, 264
大腿筋膜張筋——　213
大腿直筋——　58, 108, 213
大殿筋・中殿筋——　213
長母指屈筋——　296
長母趾屈筋——　159
内側広筋——　97
内転筋——　35
腓腹筋——　107
腓腹筋・ヒラメ筋間——　159
方形回内筋——　319
縫工筋——　214
梨状筋——　214
母趾外転筋——　159
ハムストリング（ス）——　36, 48,
　72, 213
腕橈骨筋——　285, 319
腕橈骨筋・円回内筋間——　285
ストローク　394, 403
スプリットスクワット　12, 44, 70, 94,
　171
スポーツ動作　3
スローイングプログラム　358

せ

脊椎　203
　矢状面アライメントの評価　206
　前額面アライメントの評価　206
前下脛腓靱帯損傷　146, 147, 149
前鋸筋トレーニング　264
前距腓靱帯損傷　157, 401
仙骨アライメント操作　198
仙骨アライメントの評価　204
仙骨後傾修正のプログラム　214
仙骨前額面傾斜修正のプログラム
　214

仙骨の前額面アライメント　191
前十字靱帯（ACL）再建術後　76
剪断応力　4
前方ホップ　84, 330
前腕回内アライメント　313
前腕回内外運動　319, 320
前腕回内外時の橈骨頭運動の評価
　282
前腕回内屈筋群の収縮時痛の評価
　301

そ

僧帽筋　282
　——付着部の滑走性改善　273
　トレーニング　264
足関節　116
　（距骨）可動性の評価　155
　（距腿関節）背屈位アライメント
　　105
足関節安定化筋機能改善のためのエク
　ササイズ　161
足関節内がえし抵抗（後脛骨筋）　155,
　156, 168
足関節外側靱帯損傷　368
足関節外転抵抗　182
足関節回内（腓骨筋）　186
足関節周囲の圧痛部位　148
足関節外がえし抵抗　150, 155, 156
足関節外がえし抵抗時痛　151
足関節他動底屈　138, 150
足関節底屈　142, 149
足関節底屈位での外がえし　154, 155
足関節底屈時の内反　128, 167
足関節底屈時の内反増大　152, 176
足関節内反運動＋カーフレイズ　171
足関節内反抵抗　16
足関節捻挫　146
足関節背屈　104, 140, 149, 164, 174
足関節背屈位　140, 154
足関節背屈時の足部外転　128, 152,
　167, 176, 185
足関節背屈制限　145
足趾屈曲抵抗　174
足趾屈筋群の過使用　122
足趾伸展　128

和文索引

足底筋膜付着部痛　172
足底腱膜　175
　タイトネス　177
　断裂　173
足底腱膜炎　172, 368
　圧痛　174
足底板　17
足底板療法　187
足部　116, 117, 127, 139
足部アライメント　139
足部外側縦アーチ挙上　114
足部傾斜角　370, 371
足部内在筋　142
足部内側/外側アーチ保持　126
足部内側縦アーチ挙上　114
足部内側縦アーチ低下　116
鼠径靱帯滑走性改善　214
鼠径部痛　24, 338

た

ダイアゴナルリフト　216
第1中足骨底屈　177
体幹回旋角速度　348
体幹回旋モーメント　396
体幹後屈運動パターンの評価　208
体幹剛体化能　209
　評価　210
体幹固定・骨盤回旋　217
体幹前屈　207
体幹前屈運動パターンの評価　207
大胸筋・小胸筋タイトネス　292, 302
第5中足骨　185, 309, 313
　近位骨幹部と軟部組織の圧痛の評価
　　182
　背屈可動性評価　185
大腿四頭筋収縮時の膝蓋骨運動　66
大腿四頭筋の過収縮　323
大腿直筋肉離れ　50
大転子アライメントの評価　31
ダイナミックアライメント　8
タオル挟み膝屈曲　86
タオル踏みスクワット　74, 145, 160
立ち上がりエクササイズ　109
タックル肢位　231
タックル動作　234, 241, 266

段階的競技復帰　392
短橈側手根伸筋（ECRB）　288
ダンベル　75, 231, 287, 330
ダンベルプレス　247, 387

ち

チネル（Tinel）徴候　276
肘関節　280, 292, 302, 313
　前腕アライメントの評価　313
肘関節外反　280, 302, 313
　アライメント　316
肘関節伸展運動の評価　303
肘関節伸展角速度　397
肘関節脱臼　298
肘関節内腫脹の評価　291
中足骨疲労骨折　368
中足部　151
中足部アライメント　151, 152
中殿筋　114
中殿筋・大殿筋ストレッチ　213
肘頭モビライゼーション　307
肘内側側副靱帯（MCL）　276
チューブトレーニング（肩甲骨）　246
長距離走　110
腸脛靱帯　113, 120
腸脛靱帯炎　110, 368, 369
腸骨アライメントの評価　29
長腓骨筋チューブエクササイズ　161
長腓骨筋のタイトネス　154
跳躍型脛骨疲労骨折　126, 130, 131
腸腰筋エクササイズ　36
腸腰筋筋力検査　33
チンアウト　228, 386
チンイン　225
チンイン＋ロディオ　273
チンイン保持エクササイズ　230

つ

椎間関節症　338
椎間板ヘルニア　402

て

底屈トルク　366
低力超音波パルス（LIPUS）療法　187
テーピング　166

手関節掌屈　316
手関節掌屈時痛　290
手関節橈側モビライゼーション　319
手関節背屈　316
デッドバグ　59
手投げ　350-353, 355
テニス　310, 317, 394
テニス肘　288

と

投球　346
投球時痛　274
投球障害肩　248, 350
投球相の分類　347
投球動作
　位相　346
　——の筋活動　349
　バイオメカニクス　348
　破綻のフローチャート　352
頭頚部外傷　218
橈骨頭　281, 304
橈骨頭後方誘導　286, 306
動作習慣　13
動作分析　7
橈側グリップ　288, 293, 317
橈側手根伸筋　315
疼痛回避性脊椎側弯　193
疼痛減弱テスト　34
疼痛性筋スパズム　192, 193
疼痛増悪　10
疼痛誘発　10
疼痛誘発テスト　11, 12
頭部屈曲　221
頭部屈曲サポート　222
頭部前方突出　223
　アライメント　224
頭部前方偏位　228
徒手筋力検査　7
トランジションスポーツ　322
トリガー筋鑑別テスト　112, 113
トレーニング要因　14
ドロップスクワット　87, 133

な

内旋＋伸展エクササイズ　74

和文索引

内側・外側ハムストリング筋間ほぐし 74
内側関節裂隙 90
内側コンパートメント 116
内側側副靱帯（MCL） 274
内側半月板後節損傷 112
内転筋タイトネス 31
内反・外反アライメント 139
内反捻挫 146, 326, 401
内力 4

に

ニーアップ 374
ニーベントウォーク 374
肉離れ 338, 368
二次骨化中心 100

ね

猫背姿勢 193
ネックブリッジ 390
ネットスロー 358
捻転応力 4
捻転ストレス 122

は

バードドック 36
バーナー症候群 218, 384
ハイアーチ 139, 140, 142, 152
背臥位での圧痛部位の確認 27
背屈 158
背屈位アライメント不良 150
背屈制限 144
背屈制限因子の確認 141
背部筋群 209
バスケットボール 322
薄筋 113
バックアーチ 216
バックハンドストローク 395, 397, 399, 400
パピーエクステンション 216
ハムストリング（ス）
　滑走性の評価 45
　筋力トレーニング 48
　内側—— 114
　　チューブトレーニング 97

──肉離れ 38, 52
──の触診 41
パラテノン 134
バランスディスク 342
バランストレーニング 340, 342
半月板損傷 61, 62
半腱様筋 113, 121
半膜様筋ほぐし 73

ひ

腓骨アライメント 151
腓骨外後方偏位 152
腓骨筋腱損傷 146, 148
腓骨前方誘導 150
腓骨モビライゼーション 159
膝外反 328
膝外反不安定性 95
膝屈曲 78
膝屈曲-伸展 92
膝屈曲角度 397
膝屈曲強制 62, 63, 78, 79, 90
膝伸展運動の正常化 74
膝伸展機構障害 98, 325-327
膝前十字靱帯（ACL） 343
　損傷 322, 343
膝屈曲位セッティング 74
膝内側側副靱帯（MCL） 343
　損傷 88
肘外側側副靱帯（LCL） 298
肘外側部の圧痛 277, 291, 301
肘外反強制 278, 279
肘外反トルク 348
肘外反不安定性の評価 301
肘屈曲トルク 348
肘後方関節包ストレッチ 306
肘下がり 350-352, 355
肘伸展時痛の疼痛減弱テスト 301
肘伸展抵抗 282, 290
肘伸展抵抗時の疼痛減弱テスト 279
肘内側側副靱帯（UCL） 298
肘内側部の圧痛 277
肘内反トルク 397
ヒップヒンジ 355
ヒップリフト 45
腓腹筋タイトネス 81

ピボット動作 323
ヒラメ筋 186
　──機能不全 122
疲労骨折 122, 195, 284, 369, 370

ふ

フォアハンドストローク 399
　位相 395
　評価 401
フォームローラー 215
フォロースルー 336, 339, 361
フォワードスイング 361
フォワードランジ 374
腹圧 43
　──保持 226
腹横筋下部収縮 215, 216
腹横筋下部線維 209
　機能改善プログラム 215
　機能の評価 210
腹腔内圧 209
腹直筋痛 24
プッシュアップエクササイズ 391
フットストライクパターン 370
フットディセント 361
フットワーク 405
物理療法 16, 118, 144
踏みつけ運動のトレーニング 373
不良アライメント 16
不良動作
　原因 327, 340, 352, 371, 385
　修正方法 402
　特徴 350, 368, 382
　──パターン 338
ブルガリアンスクワット 376
プロアジリティ 332, 333
フローチャート 9, 15
フロントベンチ 36

へ

ベアエクササイズ 97
ベアポジション 226, 227
ヘッドダウン 381, 383
ベリープレス 216, 245, 251, 252
ベンチプレス 240, 271, 392
扁平足 139, 140, 152, 162, 172, 176

和文索引

ほ

方形回内筋　315
方向転換相　323
方向転換動作　343
歩行　32, 46, 70, 157, 168, 170, 174, 178, 186, 188
歩行時痛　61, 173
補高　139, 145
母指外転　315
母趾外転筋付着部痛　172
母指外転抵抗　312
母趾球荷重　189
母指球筋　315
保存療法　242

ま

股割りテスト　352
慢性足関節不安定症　146
慢性外傷　3

み

ミッドスタンス　361
ミッドソール　377

め

メディシンボール　330, 376, 404, 405

も

もも上げ　367, 373, 374

や

夜間時痛　77, 235, 250, 267

野球　346
野球肘　274, 348

ゆ

遊脚相　46, 51, 89, 232, 361
有鉤骨　309, 313
床反力　323, 337, 348, 362, 395

よ

腰多裂筋　209
　エクササイズ　214
　機能の評価　210
腰椎　202, 203, 208
　アライメント操作　197, 199
腰椎過前弯　211, 338
腰椎椎間板ヘルニア　193, 195, 211
腰椎分離症　193, 195, 221, 338
腰痛　196, 402
腰部疾患　190
四つ這い　241
　上下肢挙上　210, 405
　大殿筋評価　33
　フロントレイズ　209
四つ這い位　32, 226, 227

ら

ラグビー　218, 234, 266, 380
ラテラルスクワット　331, 332
ランジウォーク　374, 376
ランニング　194, 360
ランニング障害　378
ランニング動作
　位相　360-362

バイオメカニクス　362

り

陸上競技（ランニング）　360
離断性骨軟骨炎　274, 350
立脚相　32, 46, 51, 89, 361
立方骨　185
　アライメントの修正　160
リハビリテーション
　計画と進め方　15
　構成要素　5
　進め方　16
　ツリーダイアグラム　34
両脚ジャンプ着地動作　327
両脚同時遊脚相　361

れ

レーンアジリティ　332, 333
レッグカール　48

ろ

ローテーションスクワット　331, 332
ロコモーショントレーニング　216
ロディオ　247, 273, 390, 391

わ

腕神経叢　218
腕橈関節アライメント　278
腕橈関節内インピンジメント　288
腕橈骨筋　274, 281, 315

スポーツリハビリテーションの臨床　　定価：本体7,000円＋税

2019 年 8 月29日発行　第 1 版第 1 刷©
2022 年 2 月 1 日発行　第 1 版第 4 刷

監修者　青木 治人
　　　　清水 邦明

編集者　鈴川 仁人

発行者　株式会社　メディカル・サイエンス・インターナショナル
　　　　代表取締役　金子 浩平
　　　　東京都文京区本郷1-28-36
　　　　郵便番号 113-0033　電話(03)5804-6050

印刷：日本制作センター／ブックデザイン：公和図書デザイン室

ISBN 978-4-8157-0155-0　C 3047

本書の複製権・翻訳権・上映権・譲渡権・貸与権・公衆送信権(送信可能化権
を含む)は(株)メディカル・サイエンス・インターナショナルが保有します.
本書を無断で複製する行為(複写,スキャン,デジタルデータ化など)は,「私
的使用のための複製」など著作権法上の限られた例外を除き禁じられていま
す.大学,病院,診療所,企業などにおいて,業務上使用する目的(診療,研
究活動を含む)で上記の行為を行うことは,その使用範囲が内部的であっても,
私的使用には該当せず,違法です.また私的使用に該当する場合であっても,
代行業者等の第三者に依頼して上記の行為を行うことは違法となります.

[JCOPY] 〈出版者著作権管理機構 委託出版物〉
本書の無断複製は著作権法上での例外を除き禁じられています.
複製される場合は,そのつど事前に,出版者著作権管理機構(電
話 03-5244-5088,FAX 03-5244-5089,info@jcopy.or.jp)の許諾
を得てください.